《行为与健康》编委会

主　　审　张　伟

主　　编　邱昌建

副 主 编　郭万军　刘可智　胡　雯　何红晨　朱鸿儒　张　骏

编写人员

邱昌建（四川大学华西医院心理卫生中心）
郭万军（四川大学华西医院心理卫生中心）
朱鸿儒（四川大学华西医院心理卫生中心）
李元媛（四川大学华西医院心理卫生中心）
司徒明镜（四川大学华西医院心理卫生中心）
张　霓（四川大学华西医院心理卫生中心）
张　骏（四川大学华西医院心理卫生中心）
刘可智（西南医科大学附属医院）
胡　雯（四川大学华西医院临床营养科）
何红晨（四川大学华西医院康复医学中心）
程　懿（四川大学华西医院临床营养科）
陈　娟（四川大学华西医院心理卫生中心）
蔡艳红（四川大学华西医院心理卫生中心）
李　斌（四川大学华西医院心理卫生中心）
李　静（四川大学华西医院心理卫生中心）
黄明金（四川省精神卫生中心）
张　岚（四川大学华西医院心理卫生中心）
孟雅婧（四川大学华西医院心理卫生中心）
殷　莉（四川大学华西医院心理卫生中心）
杨　杰（四川大学华西医院康复医学中心）
蒋红英（四川大学华西医院康复医学中心）
张建梅（四川大学华西医院康复医学中心）
刘　红（四川大学华西医院康复医学中心）
兰正燕（四川大学华西医院康复医学中心）
朱　亮（四川大学华西医院康复医学中心）

学术秘书　肖洪奇　马　尧

·四川大学精品立项教材·

行为与健康

Behavior and Health

主 审 张 伟
主 编 邱昌建

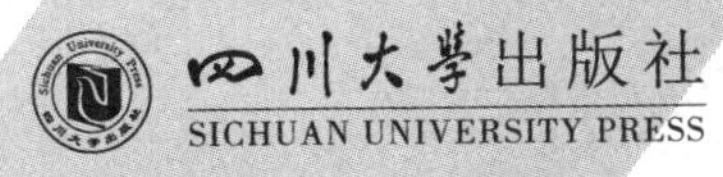
四川大學出版社
SICHUAN UNIVERSITY PRESS

项目策划：蒋　玙　龚娇梅
责任编辑：龚娇梅
责任校对：蒋　玙
封面设计：墨创文化
责任印制：王　炜

图书在版编目（CIP）数据

行为与健康 / 邱昌建主编. — 成都 : 四川大学出版社, 2021.8
ISBN 978-7-5690-4837-7

Ⅰ. ①行… Ⅱ. ①邱… Ⅲ. ①不良行为—关系—青少年—健康 Ⅳ. ①R179

中国版本图书馆CIP数据核字(2021)第144458号

书名　行为与健康
XINGWEI YU JIANKANG

主　　编	邱昌建
出　　版	四川大学出版社
地　　址	成都市一环路南一段24号（610065）
发　　行	四川大学出版社
书　　号	ISBN 978-7-5690-4837-7
印前制作	四川胜翔数码印务设计有限公司
印　　刷	成都金龙印务有限责任公司
成品尺寸	185mm×260mm
印　　张	14.5
字　　数	352千字
版　　次	2021年8月第1版
印　　次	2021年8月第1次印刷
定　　价	59.00元

版权所有◆侵权必究

◆ 读者邮购本书，请与本社发行科联系。
电话：(028)85408408/(028)85401670/
(028)86408023　邮政编码：610065
◆ 本社图书如有印装质量问题，请寄回出版社调换。
◆ 网址：http://press.scu.edu.cn

四川大学出版社
微信公众号

前 言

世界卫生组织（WHO）研究发现，个人行为与生活方式对健康的影响达到60%。1992年世界卫生组织总结了当前世界预防医学的最新成果，提出了“维多利亚宣言”：合理膳食、适量运动、戒烟限酒、心理平衡是健康的四大基石。它能使高血压减少55%、脑卒中减少75%、糖尿病减少50%、肿瘤减少1/3，平均寿命延长10年以上。随着人类疾病谱的变化，更突显出良好的行为方式与健康密切相关。

2015版《中国公民健康素养66条》中有29条涉及“健康生活方式与行为”，2016年10月25日，中共中央、国务院颁布了《“健康中国2030”规划纲要》，强调健康优先，要把健康摆在优先发展的战略地位，立足国情，将促进健康的理念融入公共政策制定实施的全过程，加快形成有利于健康的生活方式、生态环境和经济社会发展模式，实现健康与经济社会良性协调发展。明确提出要普及健康生活，加强健康教育，提高全民健康素养，加大学校健康教育力度；塑造自主自律的健康行为，引导合理膳食、开展控烟限酒、促进心理健康、减少不安全性行为和毒品危害；提高全民身体素质等等。2019年7月9日健康中国行动推进委员会颁布的《健康中国行动（2019—2030年）》中明确提出：到2022年和2030年，全国居民健康素养水平分别不低于22%和30%，其中健康生活方式与行为素养水平提高到18%以上和25%以上。

1977年2月在美国耶鲁召开的第一次国际行为医学大会标志着行为医学的诞生，1981年WHO在北京举办精神病学教学讲习班，强调在医学教育中讲授行为科学的重要性。20世纪80年代初，原华西医科大学开设行为科学课程，1984年国家卫生部委托原华西医科大学举办行为医学师资培训班。1987年湘雅医学院出版我国第一本《行为医学》教材，2007年、2013年、2018年先后出版了全国高等学校本科应用心理学专业第一轮、第二轮、第三轮规划教材《行为医学》，使用对象是应用心理学专业本科生和医学各专业本科生。

然行为与每一个人息息相关，每个人是自己健康的第一责任人，对家庭和社会都负有健康责任。在长期的教学及临床实践中我们发现，需要对每一个人普及良好的、健康的生活行为方式，而且未成年人、大学生一系列行为心理问题已成为关注对象，由此萌发了“不只是医学、心理学相关专业，应该是所有专业的大学生都应该了解、学习、掌握健康的生活行为方式，立足于先影响一批批的大学生，然后再由这些大学生影响周围的人、甚至影响其下一代人，从而尽可能让国人具有良好的、健康的生活行为方式”。基于此考虑，我们准备撰写一部适用于所有专业大学生的《行为与健康》通识教材，此次新冠肺炎疫情的流行以及到武汉抗疫的亲身经历，证明我国提出的“戴口罩、勤洗手、多通风、少接触”等良好的生活行为方式有助于防疫抗疫，更加坚定了我们组织撰写此书的信心。

本书由长期工作在临床、教学、科研一线的学者联手编纂，从生物、心理、社会角度出发，整合了行为与健康的重要理论和前沿知识。本着科普性、适用性、启发性原则，针对时下社会关注热点及与健康密切相关的人类行为展开论述，内容包括：行为与健康概述、进食行为、运动行为、睡眠行为、社交行为、性行为、成瘾行为与健康，以及自伤自杀、暴力行为的干预、行为矫正与行为调适等。本书深入浅出，通俗易懂，以健康行为、亚健康行为、病态行为为纵线阐述相关的进食、运动、睡眠、社交、性等行为，以识别、评估、干预为主线论述常见的成瘾、自伤自杀、暴力等问题行为，使大学生对常见行为有正确认识，也期望大学生尽可能远离或改变问题行为。基于大学生素质高、容易接受新知识，也容易身体力行的特征，希望大学生通过学习本书的知识“上”引导其父母长辈，“下”教育其子女，“左”影响其同龄人，“右”帮助社会人群，通过一代一代潜移默化的影响，理清各种行为与健康的关系，减少不良行为，纠正病态行为，培养科学、切实可行的健康行为模式，从而促进全社会形成健康行为的环境，促进社会、家庭、个体行为健康有序的发展。

本书撰写过程中召开了多次编委会，诚惶诚恐，希望能达到初衷。整体设计、章节安排、文字处理等方面若有不足、不妥之处，恳请广大教师、学生、读者不吝指教，以便今后修正，在此深表感谢！

邱昌建

2021 年 1 月 8 日

目　录

第一章　行为与健康概述

随着社会的发展，人们从只能为衣食住行不断奔波，逐渐进入有能力追求更高层次精神需要以及健康需要的时代。结合美国著名的人本主义心理学家马斯洛提出的需要层次理论可以发现，人们的需要正从金字塔的底层逐渐上攀，健康在人们心中越来越重要。人们的衣食住行、学习工作、人际交往，几乎都由其行为和健康所支持。1991 年世界卫生组织（World Health Organization，WHO）宣布，个人的健康和寿命 15％取决于遗传，10％取决于社会因素，8％取决于医疗条件，7％取决于气候影响，而 60％取决于自己的行为；科学研究也发现，目前人类 46.7％的疾病均与自身的生活习惯、行为方式等密切相关，不良的心理、行为因素成为除社会因素、自然因素和生物因素外导致疾病的重要因素。这些都不断提示我们：行为与健康密切相关。本章将分别从“行为”“健康”及“行为与健康”三个层面对行为与健康进行简单叙述，重点展示二者的关系，加强人们对健康与行为关系的认识，助力大众健康行为。

第一节　行为简介

一、行为的概念

行为（behavior）是指举止行动，即受思想支配而表现出来的外表活动；人们一切有目的的活动都算行为。行为是由一系列简单动作构成的，是在日常生活中所表现出来的一切动作的统称。我们可以将动作看作行为的基本单位。广义的行为既包括狭义的行为，又包括一切可以观察和测量的机体对内里和外界刺激的反应。因此，除我们常规理解的有目的的行为外，一些重要的健康指标，如血压、心跳、呼吸、血糖等也可以理解为广义的行为。习惯（habit）是指长时间逐渐养成的不易改变的动作、生活方式以及社会风尚等。人们常常说“习惯成自然”，其实就是说习惯是一种自然而然的动作行为，是不假思索就自觉、反复、经常去做的行为，比如每天要刷牙、洗脸、梳头发、洗澡等。习惯不是一般的行为，而是一种定型性行为。我国著名的儿童心理学家朱智贤教授认为，习惯是人在一定情境下自动化地去进行某种动作的倾向和需要。例如，儿童养成在饭前、便后或游戏后必须要洗手的习惯后，完成这种动作就成为他们的需要。朱智贤教授还指出，习惯就是长期养成的不容易改变的行为方式。习惯具有简单性、自然性、后天性、可变性和情境性。不良行为习惯有可能危害健康并导致疾病，比如挑食、偏食、饮食不规律、吃太烫或饭后缺乏运动等不良的饮食行为，可能造成营养不良、肥胖、消化系统疾病、心脑血管疾病甚至恶性肿瘤等；又如睡觉时张口呼吸、枕着手睡、枕头过高、被子蒙头睡觉、剧烈运动后睡觉、对着风睡觉、坐着睡觉、睡前生气、睡前饱餐或睡前饮茶等不良睡眠习惯，可能导致“落枕”、失眠、着凉等，从而影响工作或学习，甚至可能导致心理疾病的发生。

二、行为的生物学基础

行为的产生与发展具有一定的生物学基础，受到遗传、大脑及神经生化的调控。

第一，行为与遗传的关系。“龙生龙，凤生凤，老鼠生儿会打洞”是民间对遗传最形象的描述。众多学者经过实验与观察发现，遗传对行为有着很大的影响。何为遗传？父母把一部分遗传物质传给孩子，孩子按照所得到的遗传物质生长、发育，因此孩子和父母总是具有一些相同或相似的性状，这便是遗传。有关行为的遗传学基础的研究也证实了行为与遗传的紧密联系。此外，积极性、服从性及支配欲等行为表现也主要由遗传决定。但是在自然选择的作用下，人类的基因型（从父母遗传过来的基因）存在变异，而不同的基因型与特殊的环境相互作用导致了人们遗传表型（外在行为表现）的差异，人与人之间产生了区别，每个人的外在行为表现与其所具有的行为模式都各不相同。

第二，行为的触发。本章所强调的行为概念主要源自行为主义学派，是指人或动物对刺激所做的一切可以观察和测量到的反应，并用“刺激（stimulus）—反应（response）”（S—R）公式加以描述。比如苏联生理学家巴甫洛夫在其著名的条件反射试验研究中，给予动物食物，动物就会分泌出唾液。在试验中，食物可作为刺激（S），而动物分泌唾液可作为反应（R）。“刺激—反应”公式就可以表示为“给予食物—动物唾液的分泌”。那么由外界事物引起行为产生的基本的生理通路是怎样的呢？法国哲学家笛卡尔曾提出一个设想：人体是一种动物性机器，完全可以通过经验观察和发现科学规律的方式加以理解。人的动作是对环境刺激的机械反射活动，而反射活动的产生离不开反射弧。反射弧由感受器、传入神经、神经中枢、传出神经、效应器组成，是反射活动的结构基础，如果其中任何一个部分受损，反射活动就无法顺利产生。感受器是可以接受外界刺激的部分，它可以是眼睛、皮肤、耳朵等。感受器可将所看、所触、所听到的信号转化为机体能够识别的电信号，通过像电线一样的传入神经传送至最高司令部——神经中枢，再由神经中枢判断后下发指令，通过传出神经传至效应器（肌肉群、腺体等），从而产生可观察或者可测量的反应，如此一来，一个行为就产生了。条件反射的神经中枢即大脑，它好比一个司令官，掌管着身体所有的感觉与行为，包含记忆、思维、情感、运动、呼吸、感觉以及听、说、读、写等许多个功能区域，各功能区协调合作才能接受外界的信息并对之做出反应、发布命令。而命令的执行需要完整的神经通路以及执行命令的相应器官，这个过程便是由无数个神经生化变化组成的。

行为的神经生化基础中最重要的化学物质是神经递质，它是神经系统中传递信息的媒介。大脑中的神经递质有很多种，如多巴胺、乙酰胆碱、去甲肾上腺素、肾上腺素、5-羟色胺、谷氨酸和γ-氨基丁酸等，而与行为相关的神经递质主要是多巴胺。多巴胺能神经细胞系统在大脑内的分布最为广泛，普遍认为有以下四条通路：①黑质纹状体通路，也称为中脑纹状体系统，主要作用是运动控制和奖赏机制，奖赏机制的通路可以理解为有奖赏行为和兴奋药物使用时起到正向激励作用的通路。②中脑边缘系统，此条通路与精神分裂症的发病有关。③室周通路，此条通路和动机性的行为有关，这些行为包括性、欲望等。④结节垂体通路，这条通路的功能主要是在哺乳期调控乳汁的产生。其他神经递质也能影响人的行为，有研究发现，脑脊液中 5-羟色胺的代谢产物 5-羟吲哚乙酸的含量降低与抑郁症患者的自杀行为相关；去甲肾上腺素功能增强，在焦虑障碍患者中可体现为失眠等行为。除多巴胺能神经细胞系统外，大脑中和行为相关的功能系统还有许多，通常提及的有丘脑皮层系统、基底核系统、边缘系统和网状结构。丘脑皮层系统中的丘脑皮层运动系统可影响运动行为；丘脑皮层系统中的小脑丘脑皮质系统与运动控制、姿势调节、步法和随意运动相关；基底核系统或称基底神经节系统，有运动调节的功能，如急拉动作、有节奏运动和扭动运动等，但它不直接产生运动输出；网状结构中的网状上行激活系统也非常重要，它与觉醒和睡眠直接相关，可维持注意、意识、觉醒状态（清醒）和睡眠—觉醒周期等生理功能。

第三，行为的形成和发展与身体的生长变化同步进行。从婴幼儿时期开始，随着年龄的增长，人类的行为也在逐渐发育完善。0～3 岁的婴儿从抬头开始逐渐学会爬行、坐稳、站立到能跑能跳；从吮吸手指开始逐渐学会捏手、撕纸、拾物、拿勺、玩积木、翻书；从哭叫、咿呀发声到学会说“再见”，学会叫爸爸妈妈，学会认出简单的人、事、物。3～6 岁的幼儿从能说简单的歌谣到能唱歌、识字并开始讲故事；他们逐渐开始学习穿衣、系鞋带，参加家庭的简单劳动；同时这段时期游戏占儿童活动的主要部分，孩子在游戏中逐渐完善并精细化自己的行为。在儿童时期，生活从以游戏为主转变为以学习为主，孩子开始上学，主要通过学校教学系统地培养学习能力和学习态度，形成一定的学习习惯；开始摆脱对父母的依赖性，转而重视伙伴关系；此时的他们对是非的分辨还不是很清楚，行为很容易受到外界的影响，喜欢模仿他们所看到的行为或语言等。青少年期是儿童从童年向成年发展的过渡时期，分为少年期和青年期。少年期的发展充满矛盾，又称为“危机期”，此阶段主要存在的问题是身心发展不平衡，孩子处于自我成熟感和半成熟现状之间，错综复杂的矛盾给心理和行为都带来了特殊变化。青年期的人作为主体对自己和周围事物的关系有了判断，行为也逐渐趋于成熟和稳定。中年期是从青年期向老年期的很长一段过渡时期，包含生理成熟期、心理稳定期和行为稳定期。到了老年期，智力、记忆力、再认力、听力有所下降，感觉和知觉逐渐发生退行性改变。这些便是随着年龄不断变化的行为。

第四，行为也有性别差异。从出生就存在的性别差异，随着年龄的增长，在不同激素的作用下，逐渐发展形成了符合一定社会期望的品质特征、思维方式和行为模式。大众对男性的一般印象是家庭的核心和首要人物，有事业心、强壮、理性、有进取心和独立性、行为粗犷豪爽、争斗心较强；女性则柔弱感性、富同情心、比较敏感、善于照顾家人和教育子女、对人温柔体贴。但由于文化、家庭教育、大众媒体的影响，相同性别的人的行为方式也产生了一定的差异，逐渐出现了男性行为的女性化，以及女性行为的男性化。

三、行为的心理学基础

行为哲学认为，人的行为是人在意识指导下的、主动自觉的行动。人的意识由意向和认知两大因素构成，是这两大因素相互作用的结果。这就表明，行为与心理有着极为密切的内在联系，行为具有一定的心理学基础，而且心理学中有很多不同学派的学者也提出了关于行为的定义，如格式塔心理学家 Lewin K. 把人的行为看成人和环境相互作用的结果。目前很多学者给人类行为下了定义——行为是指人类在适应不断变化的复杂环境时，为了维持个体的生存和种族的延续所做出的反应。这种为了维持个体的生存和种族的延续的目标便是需要，为了满足这种需要便产生了相应的行为。需要的分类有多种，其中美国心理学家马斯洛的需要层次理论不仅描述了需要的分类也揭示了需要的发展情况，他将人的需要分为五个层次，从低到高依次是生理需要、安全需要、归属与爱的需要、尊重需要、自我实现需要。生理需要是指对食物、空气、水、性和休息的需要；安全需要是指对生命财产安全、秩序、稳定、免除恐惧和焦虑的需要；归属与爱的需要是指与他人建立情感联系，结交朋友追求爱情的需要；尊重需要是指包括自尊和受到别人尊重，这种需要得不到满足会使人自卑和失去信心；自我实现需要是指人希望最大限度地发挥自己的潜能，不断完善自己，实现自己的理想，这也是人类最高层次的需要。马斯洛的观点中，不论从进化的角度还是从个体发展的角度，层次越高的需要，出现得越晚。低层次的需要直接关系到个体是否能生存下去，所以它推动人去行动的力量更强，又叫缺失性需要。高层次的需要与健康和保持精力旺盛有关，所以又叫生长需要。只有当低层次的需要得到满足以后，高层次的需要才会出现。可见，人的需要永远不会停留在一个水平，而是不断发展的，需要是推动个体活动的动力。

与需要类似，和行为密切相关的另一个心理因素是动机。动机即为激发个体朝着目标不断靠近的内部动力，是在需要的基础上产生的，当人意识到自己的需要时，动机就会推动人去寻找满足需要的对象。除需要以外，内驱力、诱因和情绪也会激发活动的动机。内驱力是由生理需要引起，诱因是满足某种需要的外部条件，有了这种诱因，即使机体没有失去平衡，也会激发活动的动机；积极的情绪会推动人去努力获得某种对象，消极的情绪会促使人远离某个对象，所以情绪也具有动机的作用。动机和行为之间有复杂的关系，同一行为可以由不同的动机引起，不同的行为可能由相同或者相似的动机引起。一般情况来说，良好的动机产生积极的效果，不良的动机产生消极的后果，但是，在实际生活中，由于某种因素的作用，动机和效果也会出现不一致的情况。

在心理方面，性格特征与行为也有重要的关联。性格是一个人对现实的稳定的态度和习惯化的行为方式中所表现出来的人格特征。态度是一个人对人、物或思想概念的一种反应，在后天生活中习得，由认知、情感和行为倾向三个因素组成。行为方式则体现为在生活中追求什么或拒绝什么的过程中如何去做。总体上可将性格特征分为五种类型。①经验开放性（openness to experience），这种性格特征的人有活跃的想象力和审美感受性，对内心感受比较专注，对知识充满好奇心。②尽责性（conscientiousness），这种性格特征的人谨慎、自律、细心、有条理性，他们按照良心支配自己的行动。当这类性格的人处于极端状态时，他们也可能是工作狂、完美主义者和强迫行为者。③外向性（extroversion），此类性格特征的人一般热衷于人际交往，他们热情、爱说话、充满自信、喜欢交友。他们在其他人面前精力充沛，而在独处时会变得平淡或感到无聊。④亲和性（agreeableness），这种性格特征的人在社交场合是比较包容的，他们善解人意、友好而大方、乐于助人。⑤情绪不稳定性（neuroticism），又称为神经质，此类性格特征的人比一般人更容易情绪化、情绪波动大，而且常有焦虑、担忧、害怕、愤怒、羡慕、忌妒、罪恶感或内疚感、抑郁和孤独感等这些感受。他们的抗压性比较差，很可能将正常情况解释为威胁，将小挫折看成绝望的困难。他们通常以自我为中心，自以为万众注目但很害羞，并有可能难以控制冲动。高度神经质的人，其特质有可能在往后的人生中发展成许多常见的精神疾病。虽然性格是在社会生活实践中逐渐形成的，一经形成会比较稳定，但并非一成不变，若一个人的生活环境发生了重大变化，也可能使其性格产生显著变化。

四、行为的社会学基础

人们的行为受到一定的社会因素的影响和制约，具有明显的社会性。人们的行为会受到社会规范、社会舆论、社会道德和社会风俗习惯的影响和制约，所以不是孤立的，而是一种社会行为的反映。人们的行为的产生受到社会的影响，要想改变应从社会角度去衡量。

行为具有社会性，它会随着社会环境的变化或者科学进步而变化，在不同年龄阶段，同一个人的行为也有很大的差异；在不同时代背景下，同一年龄阶段的人的行为模式也各不相同。父母是孩子的第一任教师，家庭是孩子认识社会、认识世界的窗口。在行为的形成时期，作为家庭中的一员，孩子的行为受到家庭环境的影响很大。3～5 岁是孩子自主探索的时期，也是引导孩子建立良好行为的关键期，虽然孩子已逐渐步入幼儿园，但家庭仍是其主要活动的场所，孩子会模仿学习家人的行为。有许多研究发现，家庭养育环境与儿童一些行为问题的产生具有一定的相关性，是影响儿童行为不可忽视的因素。语言环境、活动多样性、情感氛围较好的家庭更有利于儿童的自主探索行为、人际交往、适应能力及自信心的培养，有预防以及减少行为问题的作用。若家长长期忽视孩子、以惩罚等不良方式教育孩子，容易造成孩子出现焦虑、冲动、攻击甚至反社会行为。

随着孩子成长，继家庭之后，学校成为占据孩子大部分时间的场所，学校教育不断向孩子们灌输知识，除此之外，教育的内容和任教老师都在直接或间接地影响孩子的行为、心理各方面的形成与发育。学校教育不仅承担着传道、授业、解惑的任务，还承担增强学生身体素质、引导学生心理素质健康发展、培育学生良好品行等任务。在学校中，存在着一种对学生各方面影响较大的效应——同伴效应。这个名称原本来自经济学方面的同群效应（peer effects），是指一个人的行为不仅受到价格、收入等个体自身经济利益的激励影响，而且受到周围与他相同地位的其他人的影响。在宿舍、班级、年级等群体中，同伴的背景、行为以及同伴压力会对其他人的学业和行为等方面产生影响，这种影响可以通过学生天生的能力、学生互帮互助、学生行为、教师和学校管理者对学生的反馈等途径作用于学生。著名的科尔曼报告将同伴的作用运用到教育研究中发现，除家庭背景外，同伴对学生成绩的影响最大。如果同一个班的学生平均成绩有所提高，那么个人成绩也会“水涨船高”；如果班级中存在一些“问题学生”，其负面影响会整体扩大，周围的同学或多或少会受到影响。

行为的社会学基础还体现在社会规范中。社会规范是维持社会秩序、调节人与人之间社会关系的行为规范。社会规范的产生和发展离不开人们共同生产、生活的需要，也是人们共同生产、生活规律性的体现。不同种类的社会规范，约束着人们各方面的行为，也调整着不同的社会关系，其基本可以分为四类：风俗习惯、伦理道德、宗教信仰、法律规范。风俗习惯指长期以来人们的某些行为被众多人长期遵循形成的风俗，如清明节扫墓、冬至吃饺子、端午节游百病等。它是最早产生的社会规范的形式。但是这种社会规范也最容易随着时代而发生变化，在与其他文化接触后也容易产生变动。伦理道德是比风俗习惯更高层次的社会规范，其中伦理指人们待人接物时应该遵守的规范，如兄友弟恭、尊师重道等；道德指人内在的良知及判断是非善恶的标准。这种社会规范形式虽然没有强制性，但是当我们的行为违反伦理道德时，会受到一定程度的自我良心谴责以及社会舆论压力。宗教信仰是被神化的社会规范，不同的宗教有不同的教义，也会有不同的戒律来约束信徒的行为，宗教信仰若引导不当，会给社会安定带来影响。法律是一种具有强制性的行为规范，由国家制定和认可，并由国家机构保证其实施。当前三种社会规范都不足以约束行为时，法律将作为最后的手段，强制约束触碰法律底线的行为。

五、行为的分类

根据不同的标准，行为的分类有所不同。根据产生的原因，可分为个体行为和群体行为；根据行为的功能，可分为摄食行为、躲避行为、性行为和探究行为；根据行为的目标与动机在意识中的明确性与能动性程度，可分为意志行为、潜意识行为和娱乐消遣行为；根据行为与健康的关系，可分为健康行为与危险行为。

健康行为有益于个体与群体的健康，是促进健康的行为，包含五类。①基本健康行为：指日常生活中的一系列有益于健康的行为，如平衡膳食、积极锻炼、适当睡眠等。②预警行为：预防事故发生和事故发生以后正确处理的行为，如坐车使用安全带，溺水、车祸等意外事故发生后的自救和他救。③保健行为：指正确、合理地利用卫生保健服务来维护自身身心健康的行为，如体检、预防接种等。④避开环境危害的行为：积极主动地避开自然环境和心理社会环境中对健康有害的各种因素，如离开污染的环境、积极应对紧张生活事件等。⑤戒除不良嗜好的行为：戒除对健康有危害的个人偏好，如戒烟、戒酒、不滥用药品等。

危险行为是指不利于健康的一组行为，它偏离个人、他人乃至社会对健康的期望，大致包含四类。①不良生活方式与行为习惯：对健康有损害的行为习惯，包括能导致各种成年期慢性退行性改变的生活方式，如吸烟、酗酒、缺乏锻炼等。②致病行为：与一些特定的疾病发生有很大关系的行为，如做事争强好胜，有过强的竞争性和进取心，具有攻击性，容易恼怒，这种行为与冠心病相关；又如情绪过分压抑、自我克制、爱生闷气等行为，与肿瘤发生有关。③不良疾病行为：如疑病、讳疾忌医等。④违法违规行为，如吸毒等危害健康的行为，不仅直接危害行为者个人健康，又严重影响社会健康与正常的社会秩序。

第二节　健康概述

深受传统观念的影响，我国人民长期以来认为“没有疾病或残疾就是健康”，但健康与疾病之间不存在明确的界线，也不是两个截然分开、毫无关联的阶段，而是一个连续的过程。心理学上认为，人有病，不应理解为只是发生在细胞或器官上，而是发生在人的身上。因此，忽略人的整体性与社会性来看健康是不准确的。在当前最受学者认可的现代医学模式（社会—心理—生物医学模式）的影响下，1989 年世界卫生组织（WHO）将健康（health）定义为不仅是没有疾病或者不虚弱，而是身体的、精神的健康和社会适应的完美状态。健康已由单纯生理概念转变为包括生理、心理、社会、道德四个方面内容的四维概念。生理健康是指人的身体具有一定的免疫力，能够抵抗一般的细菌和病毒等，是躯体结构和功能完好的状态，也是人们正常生活和工作的基本保证。心理健康是指人的精神、情绪和意志方面的良好状态，包括智力发育正常、情绪稳定、意志力坚强、精力充沛等。社会健康也称为社会适应能力，是指个体生活在一定的社会环境中，能够承担一定的社会责任和义务。道德健康是指能够按照社会道德行为规范约束自己，并能够支配自己的思想和行为，具有明辨真伪、善恶、美丑、荣辱的是非观念和能力。

为了更好地解释健康的含义，世界卫生组织颁布了十项衡量健康的具体标准：①有充沛的精力，能从容不迫地担负日常生活和工作；②处事乐观，态度积极，勇于承担责任，不挑剔所要做的事情；③善于休息，睡眠良好；④应变能力强，能适应外界环境的各种变化；⑤能抵抗一般性感冒和传染病；⑥体重适当，身体匀称，站立时头、肩、臂位置协调；⑦眼睛明亮，反应敏锐，眼睑不发炎；⑧牙齿清洁，无缺损，无疼痛，牙龈颜色正常，无出血；⑨头发有光泽，无头屑；⑩肌肉丰满，皮肤有弹性，走路轻松。

根据世界卫生组织对健康的定义，经过科学的统计，人群中真正健康的人约占5%，需要诊治的人约占20%，而有75%的人处在健康到疾病的中间状态。苏联学者布赫曼教授把这种介于疾病和健康之间的状态称为“第三状态”。我国学者王育学于 20 世纪 90 年代中期创建了“亚健康”这个概念。亚健康状态（sub-health state）具体指人的机体虽然无明显的疾病，但呈现出活力降低、反应力不同程度衰退的一种身体状态，由机体各系统的生理功能和代谢水平低下所致，是介于疾病与健康之间的一种生理功能降低的状态，又称“第三状态”或“灰色状态”。根据健康概念所定义的范围，亚健康可以从四个维度进行分类，分别是躯体亚健康、心理亚健康、社会交往亚健康及道德亚健康。虽然可以从四个维度对健康分别进行躯体健康测量及医学检查、心理测量、社会功能评价和道德要求评判等，但是在实际操作中，会显得非常烦琐，对于广大人群更是难以可靠测量，因此，世界卫生组织将人口平均预期寿命作为衡量群体健康的最主要的指标。人口平均预期寿命（average life expectancy）是指假定当前的分年龄死亡率保持不变的情况下，同一时期出生的人预期能继续生存的平均年数。它是衡量一个国家、民族和地区居民健康水平的指标。该指标一方面受社会经济条件、卫生医疗水平的限制，另一方面受人群中个体的体质、遗传、生活条件等因素的影响。

保持健康一直以来都是人们关注的重点，而现代生物医药的发展确实使人们的健康水平得到了极大的提高，我国人均预期寿命也从 1949 年的 35 岁提高到了现在的 77 岁。由此可见，生物医药的发展功不可没。

然而，近 30 多年来，我国疾病负担谱从以传染性、营养缺少性和母孕—新生儿疾病负担为主，逐渐转变为以慢性非传染性疾病为主，传统生物医学模式以药物及外科手术为主的治疗方式的局限性越来越明显。慢性非传染性疾病在病因学分类上大多属于复杂病症，其发病机制主要涉及遗传及环境的交互作用，而环境因素方面个体的不良健康行为在疾病的发生发展中起到了重要作用，因此改变不利于健康的不良行为，对于有效防治慢性非传染疾病从而缓解我国当前的疾病负担具有重要意义。我国 1990—2017 年的疾病负担谱变化见图 1-1。

1990年疾病负担排名
1. 下呼吸道感染
2. 新生儿疾病
3. 中风
4. 慢性阻塞性肺疾病
5. 先天性出生缺陷
6. 道路交通伤害
7. 缺血性心脏病
8. 淹溺
9. 自伤
10. 腹泻
11. 肝癌
12. 胃癌
13. 肺结核
14. 肺癌
15. 抑郁症
16. 药物使用障碍
17. 腰部疼痛
18. 肝硬化
19. 糖尿病
20. 头痛
21. 颈部疼痛
22. 年龄相关的听力下降
23. 慢性肾病
24. 其他骨骼肌肉疾病
25. 高血压性心脏病
26. 食管癌
27. 跌倒伤
28. 失明
29. 阿尔茨海默综合征

2017年疾病负担排名	全年龄组伤残调整生命年百分比变化（%）
1. 中风	46.8
2. 缺血性心脏病	125.3
3. 慢性阻塞性肺疾病	–24.2
4. 肺癌	140.3
5. 道路交通伤害	–3.8
6. 新生儿疾病	–64.8
7. 肝癌	43.5
8. 糖尿病	102.5
9. 颈部疼痛	81.1
10. 抑郁症	36.5
11. 年龄相关的听力下降	81.3
12. 胃癌	5.4
13. 腰部疼痛	23.2
14. 阿尔茨海默综合征	157.0
15. 其他骨骼肌肉疾病	60.8
16. 头痛	36.2
17. 跌倒伤	51.9
18. 药物使用障碍	–5.0
19. 失明	74.9
20. 先天性出生缺陷	63.4
21. 慢性肾病	15.5
22. 高血压性心脏病	18.3
23. 肝硬化	–12.5
24. 食管癌	9.5
25. 下呼吸道感染	–88.6
26. 自伤	
27. 淹溺	
28. 肺结核	
29. 腹泻	

--- 传染性,营养缺少性,母孕—新生儿疾病
—— 非传染性疾病
--- 损伤

图 1－1　我国 1990—2017 年的疾病负担谱变化［摘译自《柳叶刀》，2019，394（10204）］

第三节　行为与健康

影响健康的危险因素主要有四类：行为和生活方式因素、环境因素、生物学因素和健康服务因素。其中行为与生活方式因素排在首位，又可细分为行为因素和生活方式。行为因素是影响健康的重要因素，许多疾病都与行为有关，例如吸烟与肺癌、慢性阻塞性肺疾病、缺血性心脏病等。而生活方式是一种特定的行为模式，包括饮食习惯（如我国主食为米饭、豆浆、蔬菜，而西方国家主食为牛奶、面包、少蔬菜等）、社会生活习惯等，这种行为模式受个体特征和社会关系制约，据《2010 年世界卫生统计》中的统计结果可知，不同收入组国家广义死因的损失寿命年分布差异较大，在低收入国家，2/3以上的每千人口损失寿命年是由传染病、孕产妇疾病和营养不良所致，这些原因约占中等收入国家每千人口死亡寿命年的 1/4，占高收入国家的不足 10%。在高收入国家和中等收入国家，非传染性疾病是损失寿命年的主要原因。这些疾病占前者每千人口损失寿命年的 3/4 以上，占后者的一半。在低收入国家，非传染性疾病占每千人口损失寿命年的比例较小（21%）。然而，低收入国家由非传染性疾病导致的损失寿命年的绝对数较高收入国家要高。可见非传染性疾病对健康的影响相当大，而行为与生活方式与非传染性疾病的发生关系密切，所以这项结果在一定程度上表示了行为与生活方式是健康的重要影响因素。

鉴于非传染性疾病所带来的沉重负担，WHO 也制定了一系列针对饮食、身体活动与健康的全球战略。对于身体活动方面，WHO 提出如下建议：①5～17 岁儿童和青少年每天应当至少进行 60 分钟中等强度到高强度的身体活动，每天身体活动超过 60 分钟将可获得额外的健康效益，每周应有至少 3 次加强肌肉和骨骼的活动。②18～64 岁成人每周应从事至少 150 分钟的中等强度身体活动，或每周至少 75 分钟的高强度身体活动，或中等强度和高强度身体活动综合起来达到这一等量的身体活动；为获得额外的健康效益，成人应将中等强度身体活动增加至每周 300 分钟或达到等量的身体活动；每周应至少有 2 天从事加强主要肌群的活动。③65 岁以上成人每周应从事至少 150 分钟的中等强度身体活动，或每周至少 75 分钟的高强度身体活动，或中等强度和高强度身体活动综合起来达到这一等量的身体活动；为获得额外的健康效益，他们应将中等强度身体活动增加至每周 300 分钟或应达到等量的身体活动；行动不便者每周应至少有 3 天从事身体活动以加强平衡和防止跌倒；每周应至少有 2 天从事加强主要肌群的活动。但不同类型身体活动的强度宜因人而异。为有利于心肺健康，每次应至少持续活动 10 分钟。

对于饮食方面的建议，我国 2016 年也颁布了《中国居民膳食指南（2016）》，其中有六大核心推荐：①食物多样，谷类为主。食物多样是平衡膳食模式的基本原则。每天的膳食应包括谷薯类、蔬菜水果类、畜禽鱼蛋奶类、大豆坚果类食物。建议平均每天摄入 12 种以上食物，每周 25 种以上。以谷类为主是平衡膳食模式的重要特征。②吃动平衡，健康体重。推荐每周应至少进行 5 天中等强度身体活动，累计 150 分钟以上；坚持日常身体活动，平均每天主动身体活动6000步；尽量减少久坐时间，每小时起来动一动。③多吃蔬菜、水果、奶类、大豆。蔬菜、水果、奶类和大豆及其制品是平衡膳食的重要组成部分，坚果是膳食的有益补充。蔬菜和水果是维生素、矿物质、膳食纤维和植物化学物质的重要来源，奶类和大豆类富含钙、优质蛋白质和B族维生素，对降低慢性病的发病风险具有重要作用。提倡餐餐有蔬菜，推荐吃各种奶制品，天天吃水果，经常吃豆制品，适量吃坚果。④适量吃鱼、禽、蛋、瘦肉。鱼、禽、蛋和瘦肉可提供人体所需要的优质蛋白质及维生素A、B族维生素等，有些也含有较高的脂肪和胆固醇。动物性食物优选鱼和禽类，鱼和禽类脂肪含量相对较低，鱼类含有较多的不饱和脂肪酸；蛋类各种营养成分齐全；吃畜肉应选择瘦肉，瘦肉脂肪含量较低。过多食用烟熏和腌制肉类可增加肿瘤的发生风险，应当少吃。⑤少盐少油，控糖限酒。应当培养清淡饮食的习惯，成人每天食盐不超过6克，每天烹调油25～30克。过多摄入添加糖可增加龋齿和超重发生的风险，推荐每天摄入糖不超过50克，最好控制在25克以下。水在生命活动中发挥重要作用，应当足量饮水。建议成年人每天饮水7～8杯（1500～1700毫升），提倡饮用白开水和茶水，不喝或少喝含糖饮料。儿童少年、孕妇、乳母不应饮酒，成人若饮酒，一天饮酒的酒精量男性不超过25克，女性不超过15克。⑥杜绝浪费，兴新食尚。按需选购食物、按需备餐，提倡分餐、不浪费。选择新鲜卫生的食物和适宜的烹调方式，保障饮食卫生。

第四节　治未病的预防医学

治未病是中医学中行为医学的预防思想，在中医中，治未病主要包括五个方面：①“未病先防”，指在疾病未形成之前，对可能导致疾病的各种原因，采取针对性措施，预防其发生。②“见微知著”，指对某些疾病出现的前兆，早发现、早诊断、早干预，及时把疾病消灭在萌芽状态。③“有病早治”，具体指有了疾病应该及早对症治疗，不要延误病情，不要把小病拖成大病、轻病拖成重病。④“已病防变”，指把握疾病的传变规律，及时阻止疾病的蔓延、恶化和传变。⑤“病后防复”，指在疾病尚未发作的稳定期、间歇期或治愈后，提前采取巩固性治疗或预防性措施，防止疾病的复发。本节主要介绍中医里的“未病先防”，主要指以养生为要，贯穿日常生活方式以及情志欲望的行为调控等方面，从而达到防病的目的行为策略。换句话说，中医的预防理念是以生活方式和情欲为靶点，落实行为的调控，最终实现预防。因此，要进行针对性的预防，关键是要找出具体的靶点。

一、传统生物医学模式下的预防措施

从传统生物医学模式的角度看，关注已病的临床医学和关注未病的预防医学的干预靶点几乎都是理化、微生物等生物性致病因素。在该模式下，针对理化、微生物等生物

性致病因素，通过细胞、组织、器官、系统等生理病理过程，可以采取一些预防措施，最典型的就是疫苗接种——在我国，小孩出生一个月后和六个月后都要注射乙肝疫苗，乙肝疫苗是乙型肝炎病毒灭活后所制成的，进入人体后不会对肝细胞等人体细胞造成损伤，但能使机体产生抗体，从而使人具有抵抗乙肝病毒的免疫力。这就是以生物学致病因素作为靶点，采取预防措施，从而限制一些传染病发展的典型例子。

二、社会—心理—生物因素多靶点的预防措施

当前，我国疾病负担主要来源于慢性非传染性疾病，而疫苗接种这种预防方式对于已患上慢性非传染性疾病的患者的健康维护作用有限。如前所述，慢性非传染性疾病大多属于复杂疾病，其病因及发病机制与复杂的社会—心理—生物因素密切相关，或者说该类疾病不单是由外界的致病因素引起的，而是由遗传及环境之间的交互作用造成的，因此，需要采用现代预防医学模式，针对社会—心理—生物因素及其交互作用进行干预，而在这些因素的交互作用中，个体行为是最关键的中间环节。

（一）社会心理应激对健康的影响机制

1. 应激反应的过程

常见的应激反应过程分为三个时期。首先是警觉期，个体在面对来自生理、心理或社会文化等方面可能有威胁的应激源时，个体会进入警觉期，并做出战斗或逃跑的准备；其次，当应激源消失，应激反应就此中断。其次，当应激源持续存在，应激反应继而进入抵抗期，为了抑制或脱离应激源的威胁，个体会在抵抗期中开始战斗或逃跑并加强自己的行为。最后进入衰竭期，如果应激源的威胁长时间持续存在或者严重程度超出了个体所能承受抵抗的程度，个体可能进入衰竭期，具体表现在健康方面，可以诱发或加重免疫、内分泌、中枢神经等系统的功能障碍，造成心身疾病或精神障碍等。具体的应激反应过程如图 1-2 所示。

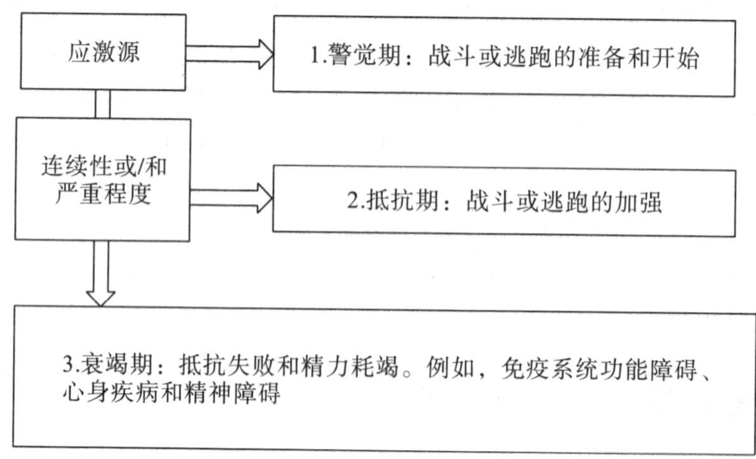

图 1-2 应激反应过程

2. 应激反应的影响因素

(1) 应激源：应激源是引发应激反应的起点，应激反应受应激源的影响。应激源可分为许多类型，如生理方面的、心理方面的、社会文化方面的等，不同类型的应激源可以引起不同形式、不同强度的应激反应。

(2) 中间调节机制：遇到同样的应激源，不同的人有不同的反应，这是因为应激反应还受中间调节机制的影响。这主要有两个方面：一是个体内在的认知能力有差异，包括个性、认知评价和应对方式等的不同；二是外在的社会支持，不同能力的个体在不同的社会支持条件下，会在面对相同的应激源时发生不同的应激反应。比如两位患者患了同样一种疾病，其中一位患者有较好的工作单位，有医疗保险可以报销，而另外一位患者没有购买医疗保险，因此，在面对疾病治疗的费用时，第一位患者可能就会比第二位患者表现得稍微从容一些，而第二位患者可能会比第一位患者更加担忧。他们所得到的社会支持不同，应激反应就可能不一样。具体如图 1－3 所示。

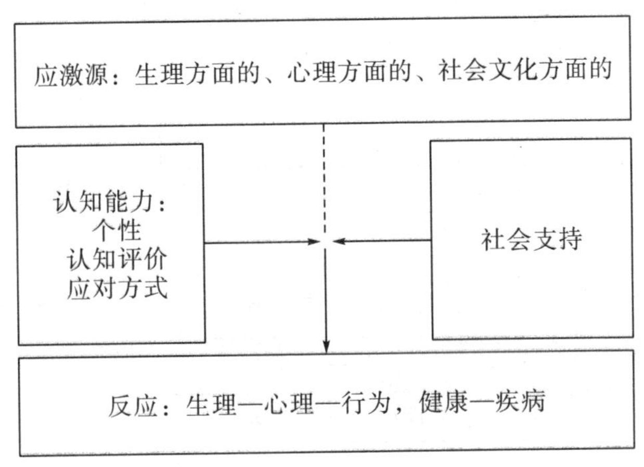

图 1－3 应激反应的影响因素

3. 应激的心理生理过程

图 1－4 展示了应激的心理生理过程，这个过程涉及感官输入、情感形成、应激反应和身体产生行为四大部分。首先外部事件通过神经系统的感觉通路进入大脑，然后大脑对感知到的事件进行处理并形成知觉，这个过程从主要的输入区域和联合皮质区域开始。紧接着，所有的感觉都沿着感觉通路汇入颞叶，颞叶包括海马体和杏仁核，这两种结构形成对过去事件的记忆，并可根据经验定义对以后再次发生的同类事件产生反应。在此过程中，海马体和杏仁核都会与纹状体尾部（BNST）及伏隔核等皮质下的结构相互作用，同时 BNST 和伏隔核与前额叶皮质的几个区域也有广泛的相互联系。这些皮质下和前额叶之间相互作用的结果，形成了输出到下丘脑和脑干的神经信号基础，它们有时与意识过程相结合，有时又脱离意识。最后，这些神经信号传入全身各处，产生骨骼肌运动、自主神经及内分泌功能变化等一系列反应，使我们产生行为变化，从而造成情绪和应激反应，对身体产生影响。

4. 复杂疾病与应激密切相关

图 1－5 展示了复杂疾病的病因和发病机制，几乎可以解释大多数复杂疾病的产生。

个体的遗传易感性和早期经验相互作用，影响到个体以后的易感性；而存在易感性的个体，在经历生活事件或者遇到应激源后，可以通过前述应激的心理生理反应途径，影响脑内不同部位的神经递质系统，引起精神、行为、内分泌系统、免疫系统等的改变。若这些改变仅限于条件性，即这种改变只是机体为了适应临时所处环境产生的暂时性的改变，则后续大多能够自行调整并恢复到正常水平。但如果这种改变已经发展为持久不能恢复的、与环境不协调的精神行为及内分泌、免疫等系统的紊乱，则属于病理性的改变，那么后期不能自行调整恢复正常，需要通过治疗性手段来干预，这就是复杂疾病的发生。

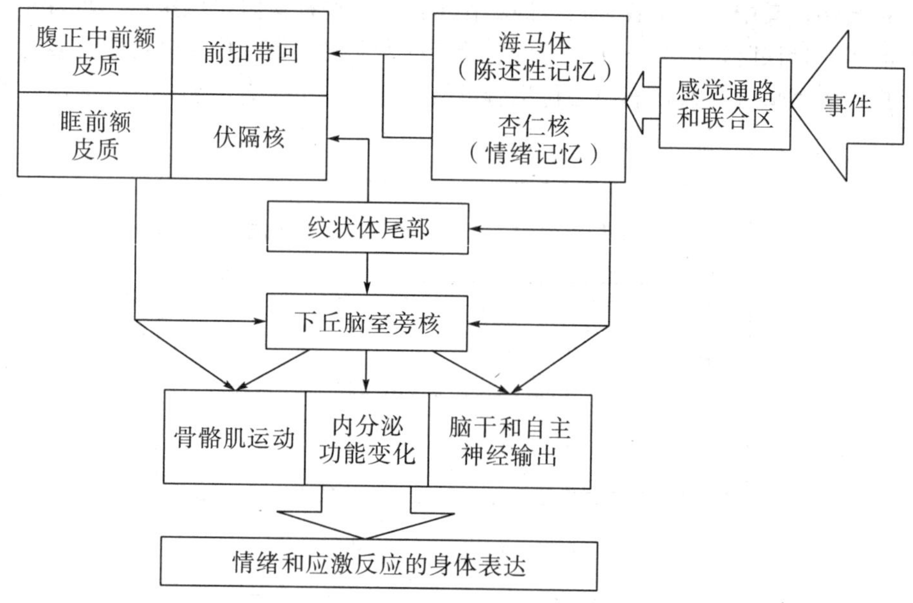

图 1−4 应激的心理生理过程

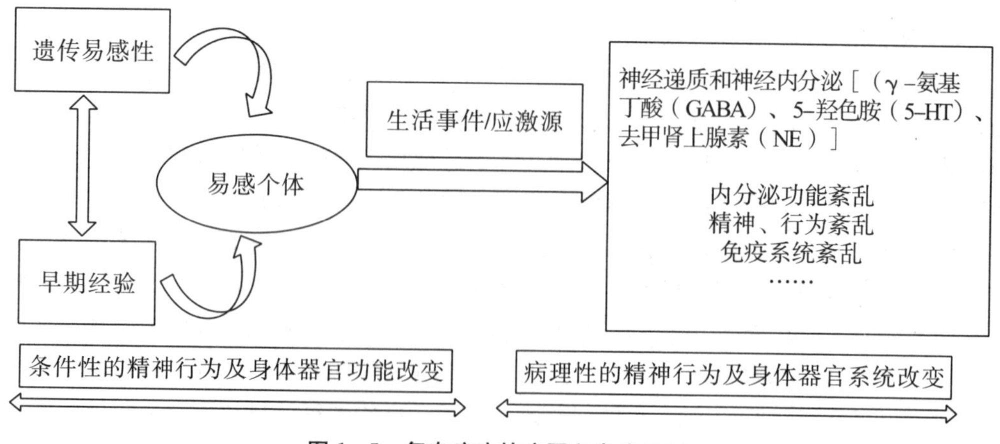

图 1−5 复杂疾病的病因和发病机制

（二）应激反应对维护健康的启示

从个人层面，应该从小培养良好的个性，学习正确的认知评价和良好的事件应对方式，以提高自身面对应激源时维护健康的能力。个人应争取更多的社会支持，例如，家庭支持，建立一个美好的家庭；事业支持，使自己面临不良应激时能够获得更好的应对资源。从社会层面，社会应该建立良好的健康保障体系，为个体提供更好的应对不良应激源的支持，例如，通过经济奖励等社会激励机制，鼓励家庭和朋友之间互助；提升健康保险等社会福利的投入。

第五节　求医行为

我们从个人层面或社会层面所采取的健康措施，都是为了形成健康的行为和改变不健康的行为，也就是说，健康的维护和管理本质还是从行为开始的。影响健康的主要行为包括进食行为、运动行为、睡眠行为、性行为、社交行为、成瘾行为（包括物质成瘾与行为成瘾）、暴力和自杀等极端行为以及求医行为。这些行为与健康的关系在后面章节将会有详细的阐述，本节就求医行为进行介绍。

求医行为是指人们觉察到自己身体不适或出现某些症状之后，寻求医疗帮助的行为。在多数情况下，当人们有病感，即出现被视为“有意义的”症状时，才会产生求医行为。这种求医行为可以由躯体方面的症状所致，比如发热、外伤等；也可能是心理方面的不适引起的，比如焦虑、抑郁等。但有时求医行为并不完全和病感同时存在。

一、求医行为的四种情况

根据病感和求医行为的关系，可分为以下四种情况：

第一种是无病感，无求医行为，也是大多数人所希望的状况。

第二种是无病感，有求医行为。表现为有的个体为了某种目的（如为取得工伤待遇、工休证明，想调换劳动工种，逃避某种社会职责）伪造病症、夸大病情，取得患者的身份。

第三种是有病感，有求医行为。这是临床上最为常见的一种情况。

第四种是有病感，无求医行为。这种情况在实际中并不少见，患者即使出现了各种症状，但是由于诸多因素的影响（如病症较轻或者经济条件的影响）而不去求医。

二、影响求医行为的因素

（一）对症状的认知

影响人们对症状认知的因素有很多。首先，症状本身的性质影响人们对症状的认知。如果一个症状感觉轻微且很快好转，之后再未出现，一般人不会为此求医；但随着症状的加重和持续时间的延长，个体求治的可能性就增加了，也就是说症状本身的强度、持久性与预后很重要。

另外，症状对个体社会活动有一定影响。如果症状的表现轻微、持续时间短、预后良好，并且对个体的工作、学习和生活没有较多的不良影响，那么个体可能会延迟求医或者不采取求医行为，如伤风感冒、一般性消化不良导致的轻微腹泻等症状。但如果是严重的腹泻、腹部的包块等，由于症状比较重，还有可能对生命有威胁，并且影响社会活动，个体大都会采取求医行为。需要注意的是，当疾病症状非常严重，甚至可能是“不治之症”时，个别患者可能会对治疗丧失信心，不再产生求医行为。

（二）患者的心理社会特征

从个性的角度看，性格内向的人对自己身体方面的变化一般比较敏感；有疑病倾向的人容易对症状做出过分的评估；而行为特征表现为易紧张和冲动、竞争意识强、对他人易有敌意者容易忽略症状。从心理状态的角度看，高度专注于工作、学习或者某些娱乐时容易忽视症状，处于积极活跃状态下的人对症状也不敏感；而在焦虑状态下，个体对症状的感受和担心就会增强。从社会文化背景的角度看，不同的社会环境和文化背景中，人们对疾病的看法不同，因而会造成求医行为上的差异。从个体对疾病的认知和治疗经验的角度看，缺乏医学常识的人可能会忽视有明显预警意义的症状，也可能将正常的生理现象看作疾病的表现；具有较高文化水平的人通常具有更多的医学知识，更能认识到疾病带来的危害，意识到早防早治的重要性，所以通常情况下当其出现病感时，求医率较文化程度低的人高。

（三）医疗服务状况

医疗服务状况包括以下几个方面。一是医疗费用负担形式。是否参加医疗保险、工伤保险，或者受到意外伤害能否得到保险支付，都会影响患者的求医行为。高额的自费医疗费用可能会使一些有求医欲望的患者对医疗服务望而却步。二是医疗服务可及性或方便程度。如果患者距离医疗机构路途遥远、交通不畅，或者患者身体活动不便，到医院求医有困难，就可能导致有病不求医或延迟求医。三是求医所需要花费的时间。四是医疗服务的可接受性。医疗服务的可接受性很大程度上取决于医疗服务能否满足患者的特殊需要。一些患者不仅需要尽快明确诊断、解除病痛，还需要良好的求医环境，渴望得到医务人员的理解、尊重和关心。检查烦琐、就诊环境复杂、候诊时间过长等都可能会抑制患者的求医行为。

（四）个体经济状况

求医需要耗费一定的财力和时间。一些经济条件差、工作繁忙、家务重的患者经常会选择不求医或待病情严重时再求医，因此容易错过治疗的最佳时机，导致病情加重，甚至到无法挽救的地步。当前，我国执行的医疗保险政策虽然不同地区保障水平尚有差异，但几乎覆盖了全人群，对促进部分贫困人员的合理求医行为起到了积极作用。但是，贫困群体的求医率仍然显著低于其他群体。

（五）年龄和性别

有调查显示，儿童和老人求医次数较多，女性比男性的求医次数多。事实上，男性和成年人较少求医，并非完全因为他们实质性的需要更少，而可能与他们所处的文化背景和所承担的社会角色相关。

三、不恰当的求医行为及医疗行为

（一）讳疾忌医

患者有病感却不求医，可能是由于患者对疾病的影响和严重程度认识不够，或者受社会、经济、个性、医疗服务可及性等方面因素的影响。传染病患者及精神障碍患者不愿求医常常与病耻感（stigma）有关。病耻感还可能导致患者向非相关专业医生的求医行为，如精神疾病患者到非精神专科求医。由于我国当前非精神专科医务人员的精神卫生服务意识和能力普遍不足，常常造成此类患者不能得到及时识别及合理诊治，造成医疗资源浪费，进一步加重患者个体、家庭乃至社会的相关疾病负担。

（二）过度求医和过度医疗

有的患者对自身的健康状况过于关注和焦虑，产生过度求医的行为。例如，有焦虑症状的患者对自己的健康状况的改变十分敏感，只要有十分细微的变化，就会觉得"糟糕至极"，因此要求医生给他做全面的检查；有的患者不相信检查报告，到各地区进行求医，一方面造成医疗资源浪费，另一方面诱发过度的有创性检查和治疗，反而对患者的健康造成更大的危害。以上行为如果达到了一定程度，个体应当考虑到精神科求医，排除患抑郁症、焦虑障碍、躯体症状障碍及疑病障碍等相关疾病的可能。

综上所述，我们应该提倡适当的求医行为与医患沟通。患方不要讳疾忌医，也不要过度求医，应客观地向医生表达自己的症状和需要，积极参与诊疗决策，对治疗效果抱积极且合理的期望。医方应该贯彻"以患者为中心"的临床实践理念，尊重患者、倾听患者，给患者共同决策诊疗方案的机会，促进治疗性安慰剂效应的发生，并以此为基础，提供基于证据的科学合理治疗。

（郭万军，邱昌建）

参考资料

[1] 黄敬亨，刑育健．健康教育学［M］．5版．上海：复旦大学出版社，2011.

[2] 韦波．行为医学［M］．2版．北京：人民卫生出版社，2013.

[3] 毛盛贤．行为的遗传学基础（Ⅱ）——数量行为性状［J］．生物学通报，1997（9）.

[4] 郭念锋．心理咨询师基础知识［M］．北京：民族出版社，2005.

[5] 中国营养学会．中国居民膳食指南［M］．北京：人民卫生出版社，2016.

[6] Maigeng Z，Haidong W，Xinying Z，et al. Mortality，morbidity，and risk factors in China

and its provinces, 1990—2017: a systematic analysis for the Global Burden of Disease Study 2017 [J]. The Lancet, 2019, 394 (10204).

[7] Eleni P. The neurobiology of depression [J]. British Medical Bulletin, 2012, 101 (1).

[8] Sadock BJ S, Ruiz P. Kaplan and Sadock's Synopsis of Psychiatry [J]. 2014.

[9] Benedetti F. Placebo and nocebo effects: how the doctor's words affect the patient's brain [J]. European Psychiatry, 2007, 22.

[10] Danny W, Margaret L S. Behavior and medicine [M]. 5th ed. Hogrefe Publishing, 2010.

[11] Tucker J D, Wong B, Nie J B, et al. Rebuilding patient-physician trust in China [J]. The Lancet, 2016, 388 (10046): 755.

[12] Hans S. The Stress of Life. [M]. New York: McGraw-Hill, 1978.

[13] Amanzio M, Benedetti F. Neuropharmacological dissection of placebo analgesia: expectation-activated opioid systems versus conditioning-activated specific subsystems [J]. The Journal of Neuroscience: the Official Journal of the Society for Neuroscience, 1999, 19 (1).

[14] Starfield B, Wray C, Hess K, et al. The influence of patient-practitioner agreement on outcome of care. [J]. American Journal of Public Health, 1981, 71 (2).

[15] Bass M J, Buck C, Turner L, et al. The physician's actions and the outcome of illness in family practice. [J]. The Journal of Family Practice, 1986, 23 (1).

[16] Moira S. Patient-centered medicine: transforming the clinical method [M]. Thousand Oaks, CA: Sage Publications, 1995.

[17] Lovallo W R. Stress&health: Biological and psychological interactions [M]. 2nd ed. Sage Publications, 2005.

[18] Ping Y, Jianjun X, Matthew B, et al. Analysis of lifetime death probability for major causes of death among residents in China [J]. BMC Public Health, 2020, 20 (1).

[19] Zhou M, Wang H, Zeng X, et al. Mortality, morbidity, and risk factors in China and its provinces, 1990—2017: a systematic analysis for the Global Burden of Disease Study 2017 [J]. Lancet, 2019, 394 (10204): 1145—1158.

第二章　进食行为与健康

第一节　进食行为概述

一、进食行为的概念与分类

人类的进食行为是为了维持自身机体需求而摄入食物（能量）的过程。进食行为是保证人体生存的基本生物本能，对维持正常的生理机能活动和机体内环境稳定具有重要意义。日常进食行为既包括因饥饿刺激而产生，并以弥补能量消耗为目的的生理性进食行为（physiological eating behavior），也包括在非饥饿条件下因享乐和奖赏驱动而产生的心理性进食行为（psychogenic eating behavior）。

生理性进食行为与饥饿、食欲、饱腹感有密切的关系。饥饿是生理上的主观感觉，表现为有机体主动产生获取食物的行为，在人类则反映为主观上的饥饿感和对食物的需要。食欲通常是指对食物的特殊形式的欲望，味觉、嗅觉及环境习惯等都会影响个体的食欲。饱腹感指饱餐之后的满足感，饱腹中枢因受到刺激而兴奋，进而抑制进食行为。

由心理需要引发的进食行为会影响个体选择食物的种类和数目，以及何时开始或结束进食，与过量能量摄入和肥胖引起的健康风险密切相关。由心理需要引发的进食行为可以大致分为三种：限制性进食行为、不可控制进食行为和情绪性进食行为。

（1）限制性进食行为（restrained eating behavior）的概念最早由 Herman 等于 20 世纪 80 年代提出，它被定义为个体以保持现有体重或降低体重为目的，在进食方面长期持有的限制性倾向。有限制性进食倾向的人群往往以年轻女性为主，通过依靠自身的节食规则，对日常的进食行为进行长时间的限制从而形成一种限制性进食习惯。这种进食习惯使其更容易忽略内在的生理信号，反之，他们会更加关注外部的食物线索。但是在充满食物线索的外部环境中，却可能很难抑制自身的进食倾向，表现出更多的过度进食行为使其节食失败，继而引发肥胖风险。

（2）不可控制进食行为（uncontrolled eating behavior）是指个体在面对美味食物时，失去进食控制的过度进食倾向，是由对于食物敏感性提高和控制能力下降等原因而引发的过度进食行为。以往研究表明，肥胖人群会出现更多的不可控制进食行为。

（3）情绪性进食行为（emotional eating behavior）是指个体在体验消极情绪状态（包括低落、伤心、焦虑等）时，表现出的过度进食倾向。情绪会影响个体食物的摄入，当个体面临短时间段内的严重压力时，会出现食欲下降；而当个体处于长期的压力状态时，身体会通过提升皮质醇增加个体的进食量，进而增加肥胖的风险。而具有情绪性进食倾向的人群更可能运用不良的进食方式（食用高脂肪、高糖等高能量的食物）排遣负性情绪。

二、家庭和生活环境、同伴教育与进食行为的关系

个体的进食行为，包括选择食物的种类和数目，以及是否有心理性进食行为，是从婴幼儿期直至成年逐步发展形成的。在进食行为的发展过程中，家庭与生活环境和同伴教育对进食行为的塑造有着重要意义。

（一）家庭和生活环境因素与进食行为

家庭与生活环境因素主要是指家庭生活中影响和塑造个体进食行为的因素，这类因素主要影响个体早期（婴幼儿期）的进食行为，包括儿童照护者的喂养知识、儿童照护者自身的进食行为、儿童照护者的喂养行为、家庭食物的可得性和进餐时的打扰因素。

1. 儿童照护者的喂养知识对儿童进食行为的影响

儿童照护者对儿童进食行为合理性的正确感知和判断，对儿童的喂养行为有着重要的指导作用，不正确的感知和判断会导致儿童进食结构不合理。研究发现，照护者对儿童进食行为的合理性比较认可的家庭，儿童的低能量食物（如蔬菜）进食往往相对较少，高热量食物（如甜品、零食）进食相对较多。这种错误的判断延误了对儿童进食行为的干预，或养成儿童不良的进食习惯，导致儿童肥胖等一系列不良后果。儿童照护者的喂养知识水平对儿童进食行为有着积极影响，喂养知识水平越高的照护者在营养供给上较全面，并可以促进儿童逐渐形成健康的进食行为。

2. 儿童照护者自身的进食行为对儿童进食行为的影响

儿童早期进食行为和体验主要来源于父母或其他主要照护者进食行为的影响，且儿童早期进食行为和体验对儿童长期进食习惯的形成有着重要影响。儿童照护者自身的进食行为能给儿童树立榜样，照护者健康进食行为的示范作用，比如增加摄入水果和蔬菜，让儿童能在家中随时获得水果和蔬菜，可促使儿童进食行为变得健康，即进食较多的水果和蔬菜；反之，若照护者喜爱零食、碳酸饮料等高糖食物，会使儿童更易形成不合理的进食行为。研究显示，一起吃晚餐是照护者改善儿童进食结构的重要方法，这样可以营造愉快的共同进餐氛围，了解儿童对食物的喜好，给予正确引导，帮助儿童学会正确选择食物。

3. 儿童照护者的喂养行为对儿童进食行为的影响

儿童照护者的喂养行为主要分为限制儿童进食和强迫儿童进食，这两种行为对儿童及其成年后的进食行为有重大影响。限制儿童进食包括节制儿童垃圾食品和零食的摄入

量以及限制儿童进食的总量。限制儿童进食在短期内对儿童的进食选择有一定作用，但从长期效果来看，对儿童尝试新的食物、根据喜好和饥饿感来选择食物以及摄入食物的多样性等方面的影响是消极的。强迫儿童进食包括强迫儿童进食健康食品（如蔬菜和水果）和强迫儿童摄入过多食品。强迫儿童进食健康食品可能会增强儿童对某种食物的厌恶，而强迫儿童摄入过多食品会导致儿童过度摄入高能量的食物，结果往往因为干扰了儿童正常的进食规律而导致儿童体重过重。这两种强迫性进食行为都会导致儿童饱足反应、进食慢、情绪性厌食和情绪性暴食。除此之外，被强迫进食的儿童也因此长期不以自己的饥饿体验为进食的提醒信号来决定进食的时机和进食的量。反之，当儿童选择和摄入某种健康食品时予以赞扬，或提高烹饪技巧，让食物色香味美，都可以促使儿童正确选择和摄入食物，形成良好的饮食结构。

4. 家庭的食物可得性对儿童进食行为的影响

学龄前儿童进食食物的种类与儿童能否取得食物密切相关；甚至对于学龄期儿童和青少年，照护者能否提供相应食物也是儿童进食食物种类的一个重要影响因素。研究证实，随着家庭中非主食食物的减少或不提供，儿童进食的非主食食物明显减少。即使是学龄期儿童，如果照护者为其提供了可以随身携带的食物（如水果），儿童的水果类摄入量会明显高于家庭未提供携带水果的同学。若儿童对水果和蔬菜的摄入量降低，其对甜食和零食的摄入量则可能增多。

5. 进餐时的干扰因素对儿童进食行为的影响

进餐时看电视、打电话和玩游戏等是常见和重要的进餐时的干扰因素。研究显示，进餐时看电视、打电话和玩游戏的儿童，其食物摄入量会减少，因为这些干扰因素会占用儿童的进餐时间，分散儿童进食的注意力，尤其是幼小儿童。对于较大年龄段儿童，进餐时看电视会使其正餐进食减少，但引起高热量的非主食食物摄入增多。此外，喜欢进食时看电视的儿童容易出现偏食、过量进食等不良进食行为，这与儿童受到电视广告中错误的饮食选择行为的引导有关。

（二）同伴教育与进食行为的关系

同伴是指那些有相同身份、地位的人，如同龄人。个体在社会化过程中都会受同伴影响。同伴影响也称为诱导、影响过程，指一个人在某种状态下的认知、表情、姿态、动作会感染周围的人，进而通过近距离的人际关系（如家人和亲密朋友）影响远距离的人际关系（如同伴的同伴或朋友的朋友）。这种影响过程的作用体现在行为和心理特征的彼此同化。简而言之，在同伴关系存在的前提下，同伴之间的相互影响会使彼此越来越相似。

幼儿在食物选择上开始有自我做主倾向，进食行为不成熟，且模仿能力极强，容易受到同龄人的相互影响。因此，在幼儿期和儿童期以同伴教育的方式加强儿童的营养教育，对其日后形成良好进食习惯十分重要。

第二节　生理性进食行为

一、正常生理需求的进食行为

尽管个体每天的能量摄入与消耗都不相同，机体还是通过复杂的生理系统维持相对稳定的体重和脂肪储备。这个复杂的生理系统由中枢神经系统、消化系统和内分泌系统等共同控制，并受到行为、感觉、自律、营养等多种因素的调节。中枢神经系统的多个核团参与摄食的神经调控，不仅核团间相互传导、相互作用，而且接受来自外周的内分泌系统的信号，并进行整合调控。内分泌不仅接受来自中枢神经系统的指示，还通过分泌各种激素，负反馈作用于中枢神经系统。摄食的神经调节和内分泌调节交互作用，共同构成了摄食的负反馈调节系统，以维持能量平衡。从进化的角度来看，机体根据能量需要调节摄食水平的能力是生存需要，因此，这些调节因素在体重减少时会增加进食冲动和进食量，以使生物在食物短缺时可以更久地存活。

机体首先感觉并整合关于营养状况的复杂信号，然后发出信号调节能量摄入以维持体内平衡。参与进食调控的因素有很多，多种神经递质和激素能影响摄食行为，这些递质和激素间又有相互作用。多个中枢部位包括下丘脑、大脑皮层和边缘前脑均参与进食信息的整合。迷走神经在将外周进食信号传入脑以及将中枢进食整合信号传至外周的过程中起着重要作用。另外，外界因素（如食物的味道、环境中的大气状况等）都会影响进食。

二、对神经系统及情绪有益的营养素

影响脑化学和功能的膳食因素包括宏量营养素和微量营养素的摄入量，如果在发育期发生慢性缺乏会对脑产生永久负面影响；而膳食组成的急性改变，则可产生短期内的神经化学和行为的影响。

（一）产能营养素

1. 色氨酸

色氨酸（Tryptophane，Trp）及其代谢产物对维持中枢神经系统正常生理功能有重要作用。

5−羟色胺和其他神经递质一起参与中枢神经系统神经传递，参与行为活动、情绪、食欲、体温调节等。所以，5−羟色胺在中枢神经系统功能异常可能与厌食、紧张、精神分裂等有关。Trp 水平降低可使 5−羟色胺的生成减少，引起情绪失调、抑郁及认知功能障碍等表现。在帕金森病、阿尔茨海默病患者中发现 5−羟色胺神经元退化；重度抑郁障碍患者的血清 Trp 和 5－羟色胺水平显著下降。

2. 多元不饱和脂肪酸

多元不饱和脂肪酸（PUFAs）对神经系统有积极作用，其独特的细胞学机制包括：通过促进神经细胞增殖分化，增加神经细胞的数量；通过抗氧化、抗凋亡及阻止端粒缩短等机制防止生理或病理条件下的神经细胞变性；通过影响神经细胞的膜可塑性和突触功能，维护神经细胞的正常结构与功能，从而发挥其延缓大脑功能衰退与神经变性类疾病（如阿尔茨海默病、帕金森病等）发展的有益作用。

（二）微量元素

1. 硫胺素（维生素 B_1）

硫胺素在人体参与糖代谢，对维持脑内氧化代谢平衡具有重要作用。人体内硫胺素缺乏会引起注意力不集中、脑代谢能力降低和神经元死亡等神经退行性病理生理学变化。

2. 维生素 B_{12}

维生素 B_{12} 参与核酸的合成，促进红细胞发育和成熟，确保脑神经细胞的氧供应，维持中枢周围髓鞘神经的正常代谢，保持神经纤维的完整性，使脑神经介质维持在正常状态。维生素 B_{12} 缺乏容易使人思维迟缓、情绪低落、意志减退、产生自杀想法及行为。抑郁症患者的血清维生素 B_{12} 和叶酸水平显著降低，且抑郁症患者血清维生素 B_{12} 水平升高可能有助于提高抗抑郁剂的疗效。

3. 锌

锌具有重要的生物功能，它参与 200 多种金属蛋白酶的组成，参与基因的表达，对细胞分裂和分化起重要作用。有研究显示，锌离子在大脑中发挥第二信使的作用，在哺乳动物的大脑皮层、海马和杏仁核中发现了谷氨酸能神经元中有大量富含锌的囊泡，而这些区域与学习、记忆、认知和情绪有关。

抑郁症是由各种原因引起的，以心情低落为主要临床表现的一种心境障碍或情感障碍综合征。研究发现，患有抑郁症人群的血清锌水平普遍降低，且抑郁症状的严重程度与其血清锌水平成正比，治疗后其血清锌水平会恢复正常。此外，每日给抑郁症患者服用锌补充剂能有效地改善抑郁症状。

三、进食行为与慢性疾病

当人体摄入能量大于消耗能量时，多余的能量会以脂肪的形式储存在体内，如果超过正常的生理需要量，达到一定值，则演变为肥胖症。身体质量指数，简称为体质指数，又称为体重指数（Body Mass Index，BMI），是用体重（公斤）除以身高（米）的平方得到的数据，人群的 BMI 水平常用来衡量肥胖的流行程度。遗传、环境和行为因素会影响肥胖的发展。肥胖与寿命缩短、2 型糖尿病、心血管疾病、肾脏疾病、阻塞性睡眠呼吸暂停、痛风、骨关节炎和肝胆疾病等有关。“医学上健康的肥胖”的表型似乎是一种短暂的状态，随着时间推移会发展为一种不健康的表型，尤其体现在儿童和青少年中。BMI与相关疾病发生危险性的关系见表2-1。

表2-1 BMI与相关疾病发生危险性

体型	WHO标准	亚洲标准	中国标准	相关疾病发生危险性
偏瘦	<18.5			低（但其他疾病危险性增加）
正常	18.5～24.9	18.5～22.9	18.5～23.9	平均水平
超重	≥25	≥23	≥24	—
偏胖	25～29.9	23～24.9	24～27.9	增加
肥胖	30～34.9	25～29.9	≥28	中度增加
重度肥胖	35～39.9	≥30	—	严重增加
极重度肥胖	≥40			非常严重增加

（一）进食行为与肥胖

饮食结构不合理是肥胖的致病因素之一。比如在能量相等的情况下，数量多比数量少的食物更易于接受。尤其当经济条件受限时，进食过多碳水化合物（粮食）和脂类食物引起肥胖的病例常可见到。

从饮食角度来讲，无论个体消化、利用食物的能力如何，出入平衡便不会发生肥胖。摄入量包括全天经口摄入的食物、饮料等，总摄入量超过人体需要时，多余部分将变为脂肪堆积在体内，当达到一定水平时，便成为肥胖症。

进食方式对肥胖症的发生也有影响。调查发现，在同一地区，当一天总摄入量相似时，每天只进食一餐比进食两餐的人群发生肥胖的比例高，而进食两餐又比进食三餐的人群发生肥胖的比例高。

（二）进食行为与糖尿病

肥胖症患者的细胞对胰岛素不敏感，为了满足代谢需要，患者的胰岛必须分泌出比正常人高5～10倍的胰岛素，如果分泌量达不到上述水平，即表现为糖尿病。由于较少的葡萄糖被利用，则引起高血糖，并导致高胰岛素血症。一般认为过度进食和高胰岛素血症并存常是肥胖发生和维持的重要因素。中枢神经系统与胰岛素分泌之间也有一定联系，脑内病变可促使胰岛素分泌增加。

（三）进食行为与高血压、高血脂

1. 高血压

经临床观察证实，肥胖者中高血压病的发生率显著高于非肥胖者。研究资料表明，肥胖儿童中患高血压的比例是体重正常儿童的2～3倍。

肥胖促使高血压发生的原因是：肥胖症患者体内脂肪组织大量增加，使血液循环相应增加，也使小动脉的外围阻力增加，于是心脏必须加强做功，增加心搏出量，以保证外周组织的血液供应，由此导致小动脉硬化，促使高血压发生。加上肥胖症患者存在一定程度的水钠潴留，进一步增加了血液循环量，加重了高血压。

减轻体重是防止高血压发生的有效措施，对已经发生高血压的肥胖者，经低能量饮食疗法治疗使体重下降后，其高血压也可自行缓解。

2. 高血脂

肥胖症患者往往伴有高胰岛素血症而甘油三酯合成过多，故常表现有高脂血症，尤其是高甘油三酯血症。饮食是引起高脂血症的因素之一，肥胖者进食总热量常超出自身所需，其中脂类食物比例增加，是高脂血症形成的原因之一。

四、进食行为与食物营养

食物营养是指食物含有的营养物质以及食物的营养功用和营养价值。各种食物由于所含营养素和能量满足人体营养需要的程度不同，营养价值也有高低之分。实际上，自然界除人乳外，迄今还未发现一种天然食物能完全满足人体所需能量和各种营养素。每种食物各具特色，其营养价值的高低是相对的。常见食物中营养素的含量及推荐摄入量见表 2－2～表 2－4。

表 2－2　牛乳、人乳、豆浆中各种营养素的含量（每 100 克）

	水分/克	蛋白质/克	脂肪/克	碳水化合物/克	能量/千卡	钙/毫克	磷/毫克	铁/毫克	维生素/(A/IU)	硫胺素/毫克	核黄素/毫克	烟酸/毫克
牛乳	87.0	3.3	4.0	5.0	69	120	93	0.2	140	0.04	0.13	0.2
人乳	87.6	1.5	3.7	6.9	67	34	15	0.1	250	0.01	0.04	0.1
豆浆	91.8	4.4	1.8	1.5	40	25	45	2.5	—	0.03	0.01	0.1

表 2－3　其他常见食物营养素含量

营养素 食物	蛋白质	碳水化合物	脂肪	维生素	矿物质
谷类	8%～15%	70%～80%	2%以下	B 族维生素	1.5%～3%
大豆	35%～40%	≥23	15%～20%	维生素 B_1、维生素 B_2	主要为钙
蔬菜	3%以下	约 4%	不超过 1%	维生素 C、胡萝卜素	含量丰富
水果	0.5%～1%	5%～30%	0.1%～0.5%	维生素 D、维生素 B_{12}	约 0.4%
坚果	12%～25%	15%以下	44%～70%	维生素 E、维生素 B	钾、镁、锌

表 2－4　18～49 岁人群热量及部分营养素推荐摄入量

	蛋白质/克（男/女）	脂肪/克	碳水化合物/克	能量/千卡（男/女）	钙/毫克	磷/毫克	铁/毫克（男/女）
摄入量	65/55	20～30	50～65	2250/1800	800	720	12/20

五、进食行为与合理膳食

平衡膳食模式是最大限度保障人体营养与健康的基础，食物多样是平衡膳食模式的基本原则，《中国居民膳食指南》推荐如下：

（1）每日膳食应包括谷薯类、蔬菜水果类、畜禽鱼蛋奶类、大豆坚果类食物。

（2）平均每天摄入 12 种以上食物，每周摄入 25 种以上。

（3）每天摄入谷薯类食物 250～400 克，其中全谷物和杂豆类 50～150 克，薯类50～100 克。

（4）食物多样，以谷类为主。

图 2－1 为中国居民平衡膳食宝塔（2016）。

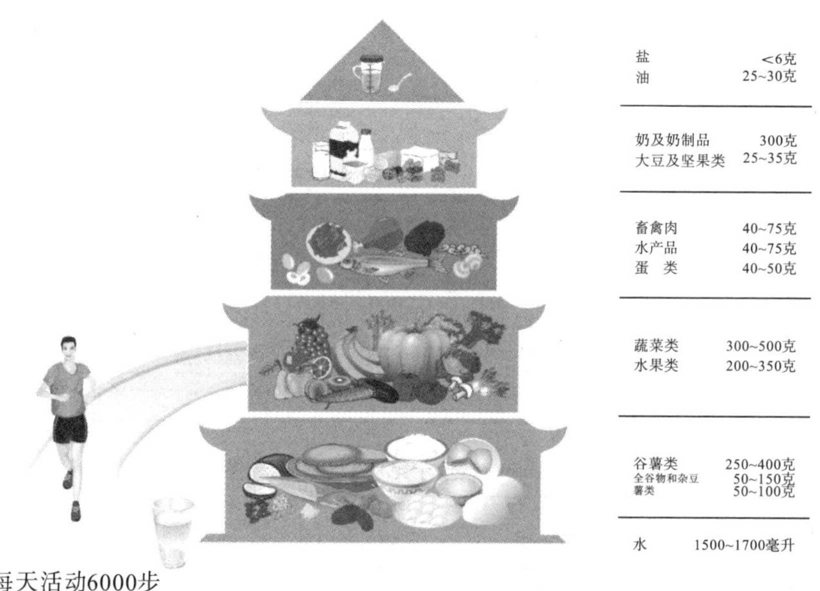

图 2－1　中国居民平衡膳食宝塔（2016）

烹调的方法多种多样，常用的有蒸、煮、炒、煎、煨、炖、烤等，不同烹饪方式对食物营养素的影响各不相同，见表 2－5。

表 2－5　不同烹饪方式对食物营养素的影响

烹饪方式	影响
煮	水溶性维生素（如维生素 B_1）及矿物质（钙）溶于水中
蒸	与煮相似，但矿物质遭到破坏
炖	水溶性维生素（如维生素 B_1）及矿物质（钙）溶于水或汤中，部分维生素遭到破坏
焖	焖的时间长短与营养素损失多少成正比
炸	许多营养物质都有不同程度的破坏，例如，蛋白质因高温严重变性，脂肪失去功能

续表

烹饪方式	影响
煸	原料上裹糊，减少了营养素的损失
爆	食物外面裹有蛋清或淀粉，形成保护膜，营养素损失不大
烤	维生素 A、维生素 B_2、维生素 C 遭到相当大的破坏，损失部分脂肪；若用明火直接烤，还可能使食物产生某种致癌物质
熏	使维生素特别是维生素 C 遭到破坏，并损失部分脂肪，同时可能产生致癌物
煎	若油的温度低，对维生素及其他营养素无严重影响

普通大学生的膳食指南包括：多吃谷类，供给充足的能量：保证鱼、肉、蛋、奶、豆类和蔬菜的摄入；参加体育锻炼，避免盲目节食。

大学生应根据自身学习和能量消耗特点、经济条件、季节、个人饮食特点，多样、平衡地选择适合自己的膳食，以充分满足机体需要。选择食物时应做到每周摄入食物多样化，避免单一饮食，保证营养平衡。在日常饮食中，要注意食物要多样化，培养良好的饮食习惯，不挑食、不偏食、不吃零食。

大学生食谱的制订应保证每天能摄取 2500 千卡能量，蛋白质 70～80 克，脂肪 75 克，碳水化合物 400～500 克，维生素、无机盐适量。

大学生应积极响应阳光体育运动，在阳光充足的地方坚持户外活动，如慢跑、步行、快走、爬山等，也可以参加各种拳操练习（如太极拳），使免疫系统功能得到有效增强。应选择中、低强度的运动，避免剧烈运动。每次运动时间为 30～60 分钟，也可分两次（早上和下午或晚上），每次 15～30 分钟，每周 3 次以上。应保持充分的休息和睡眠，及时补充水分，避免运动过量而抑制人体免疫系统功能。

六、进食行为与饮食健康

（一）进食行为与减重

低能量均衡饮食+有氧阻抗结合运动是目前公认有效且安全的减重方法之一，建议体重下降速度尽量为匀速，平均一周减重 0.5～1 千克，一个月减重 2～4 千克。以 1 千克体重为例：1 千克体重能量为 7000～7700 千卡，一周内消耗完毕，平均每天消耗 1000～1100 千卡，可通过少吃 500～550 千卡+运动 500～550 千卡来实现。

1. 饮食

（1）高蛋白、高纤维饮食。

高蛋白、高纤维饮食的能量密度低，饱腹感较强。摄入这些食物饥饿感较弱，不会造成脂肪堆积。

一日膳食参考：250 毫升牛奶、1～2 个水煮鸡蛋的蛋白、500 克青菜、50 克瘦肉、50～100 克豆制品等。

（2）调整进食顺序。

进食顺序对饱腹感的影响很大。

建议：饭前喝菜汤→一碗水煮蔬菜（200 克，最好是少油的绿叶蔬菜）→肉、蛋、奶→米饭。

（3）调整三餐供能比。

“早吃好、午吃饱、晚吃少”。有研究证实，在控制能量摄入的前提下，倒金字塔式能量分布的减肥效果更好。在一项持续 3 个月的减肥计划中，三餐能量依次递减，12 周后，受试者的体重减掉了 8.6 千克，明显比采用正金字塔式的受试者（减掉 3.6 千克）效果好。同时，受试者的血糖、胰岛素水平、血脂和饱腹感等指标也有改善。

2. 运动

常见有氧阻抗结合运动建议及其效率见表 2—6、表 2—7。

表 2—6　常见有氧阻抗结合运动建议

运动方式	走路	太极拳	瑜伽	快走或慢跑	骑车	游泳	网球
强度	6000 步以上	60 分钟	60 分钟	40 分钟	40 分钟	30 分钟	30 分钟

表 2—7　常见有氧阻抗结合运动效率（相当于一碗米饭的热量）

运动方式	快跑	散步	快走	跳舞	慢跑
强度	15 分钟 （5.5 分钟/千米）	60 分钟	45 分钟	40 分钟	20 分钟

（二）进食行为辟谣

1. 隔夜菜

隔夜菜是指首次烹饪后放置时间超过 8～10 小时的菜。

网传：隔夜菜亚硝酸盐高，吃了致癌，吃不得。

事实：亚硝酸盐并不致癌，其在胃酸作用下与蛋白质分解产物二级胺反应生成亚硝胺才具有致癌作用。世界卫生组织规定亚硝酸盐每日允许摄入量为 0～0.2 毫克/千克体重。日常生活中不过量摄入隔夜菜，亚硝酸盐的摄入就不会超标。经计算，以菠菜为例，30 千克的隔夜菠菜才能达到中毒的剂量，显然这是不可能的。

2. 千滚水、隔夜水

千滚水指反复烧开的水。

网传：烧开过的水不能再次烧开饮用，否则会致癌，主要因为自来水中含有硝酸盐和亚硝酸盐，亚硝酸盐可能转化为致癌物亚硝胺。

事实：与隔夜菜相同，抛开剂量问题而认为千滚水有毒，并不严谨。实验室测定显示，烧开过 20 多次的白开水中的亚硝酸盐含量远低于国家生活饮用水的亚硝酸盐含量标准（1 毫克/升），对人体无害。

和千滚水类似，网传喝了隔夜水会致癌，也因为亚硝酸盐过量。而实验证明，隔夜水或隔夜茶水的亚硝酸盐含量远未超标。

（程懿，胡雯）

第三节　进食障碍

进食障碍（eating disorder）是指心理因素、社会因素及特定的文化因素等交互作用导致的进食行为异常，主要包括神经性厌食、神经性贪食。

一、神经性厌食

神经性厌食（Anorexia Nervosa，AN）是指个体有意节制饮食，导致体重明显低于正常标准的一种进食障碍。神经性厌食好发于青年女性，严重程度从亚临床到慢性持久，重者甚至可致命，具体病因至今仍不十分清楚。

【案例 1】高中女学生小陈，16 岁，刚步入高一。小陈曾经自诩“吃货”，加上生长发育期营养相对充足，160 厘米的身高，体重达到了 65 千克，稍微偏重。小陈对高中生活充满期待，入学后，却因为身材被几个男生恶意嘲笑，被他们叫作“小胖墩”。“小胖墩”逐渐成为小陈的绰号，班上同学都这样叫她。小陈感到烦恼、痛苦，开始通过节食加运动减肥，每天米饭摄入量减半，晚饭后慢跑半个小时，她期待自己能快速拥有理想身材。1 个月后，小陈的体重减少了 2 千克，并没有达到她的最初目标，于是小陈在网上搜索各种减肥方法，给自己制定更加严苛的减肥计划，尝试了多种“网红”减肥法，并且每天运动 2 小时左右。2 个月后，小陈的体重减少了 10 千克，但她仍对自己的身材不满意，她在家中贴满了明星的照片，发誓要达到明星的标准。之后，小陈每次进食都要精确计算食物的热量，稍有过量立刻抠吐，并从网上购入大量泻药。小陈渴望进食，却又不敢进食。半年内，小陈的体重减少了 30 千克左右，并停经 3 个月。周围的人已觉得她瘦骨嶙峋，但小陈仍觉得自己“胖”，小腹有赘肉，并继续实施严苛的减肥计划。终于有一天，小陈在家因低血糖晕倒，被家人送医。小陈被诊断为神经性厌食、重度营养不良、闭经，被收入院。经过半个多月的住院治疗，精神科联合营养科给小陈制定了非常详细的营养进食计划、小剂量药物治疗及心理治疗，出院后坚持长达一年的门诊（精神科联合营养科）随访和心理咨询，小陈逐步恢复并维持体重在 46 千克左右。

（一）神经性厌食的特征

神经性厌食的特征可以从三个层面分析。

1. 行为层面

案例中的小陈表现为刻意减少热量摄入和增加消耗，造成明显的低体重和营养不良。为了达到对体重的极端目标，常用限制进食、过度锻炼、催吐、服用泻药等方法，这些节食、运动、清除行为等具有非理性、极端的特点。此外，小陈还表现出专注于食物和体型、体重的其他特殊态度和行为特点，如热衷于减肥节目、流连食品柜台、囤积食物、为家人制作过量食物自己却不享用，以及无休止、反复地称量体重等。

2. 精神心理层面

神经性厌食患者表现为对体重、体型的先占观念，这也是神经性厌食的核心认知症状，患者对瘦有无休止的追求，对胖有病态的恐惧，拒绝维持正常体重。体像障碍在神经性厌食症患者中十分常见，她们对自己的身体存在歪曲的认知，明明已经很消瘦，但仍坚持认为自己很胖，有时这种感知可针对身体某个特殊部位，如大腿、腹部。如案例中小陈，$BMI=(65-30)/1.6^2=13.67$，明显低于标准低限 18.5，但她仍觉得自己“胖”。有些患者在进食后立刻感觉身体向外膨胀，同时有强烈的焦虑、恐惧情绪，甚至进餐时出现惊恐发作，因而进一步回避进食，形成恶性循环。患者同时还可能伴有各种情绪问题，如焦虑、抑郁、烦躁、易怒等。

3. 生理层面

患者出现与进食、营养密切相关的各种躯体症状，如营养不良性停经、低血糖、电解质紊乱、贫血、肾肝损害、骨质疏松、心律失常、心肌炎等，严重时引起多器官功能衰竭，死亡率为 10%～20%。

（二）神经性厌食的治疗

多学科合作、全面评估和综合治疗是进食障碍的基本治疗原则，综合治疗包括营养治疗、躯体治疗、精神药物治疗和社会心理干预等。

1. 营养治疗

包括制定合理的体重恢复目标、营养重建方案，以及确保方案实施等。

2. 躯体治疗

神经性厌食带来的躯体并发症大多可通过营养重建和体重恢复自然获得改善，如贫血、闭经、常见的消化道症状等，只有在特殊情况下才需要医学干预，如严重电解质紊乱、肾肝损害等。这需要定期、全面的体格检查和实验室检查来评估病情变化，以及时调整治疗干预策略。

3. 精神药物治疗

主要用于减轻患者的焦虑或易激惹、敌对等情绪症状，以协助饮食恢复和心理治疗或缓解相关的共病问题。

4. 心理治疗

由于神经性厌食患者对治疗通常存在强大的抵触情绪，心理治疗虽然是重要的治疗手段，却难以在急性期充分发挥作用，建议在体重开始恢复后考虑加入系统的心理治疗，通常综合家庭治疗、认知行为治疗、心理动力性心理治疗等。

（三）神经性厌食的预后

神经性厌食患者的死亡率较高，死因主要是严重营养不良、全身感染、多器官功能衰竭或自杀等。很多从神经性厌食病态状态恢复的个体仍有一些明显的残余症状，保持与食物和体型体重相关的特殊态度和行为，如保持身材苗条的习惯，追求瘦、看重体重身材的价值及完美主义等。

二、神经性贪食

神经性贪食（Bulimia Nervosa，BN），即贪食症，是以反复发作、不可控制、冲动性地暴食，随后采用自我诱吐、使用导泻剂或利尿剂、过度锻炼等方法避免体重增加为主要特征的一类疾病。与神经性厌食相同的是，患者也存在对体重和体型的过分关注和不客观评价；不同的是，神经性贪食患者不那么极端，体重多正常或轻微超重。其中一部分患者既往有神经性贪食病史。

【案例 2】大四女生小寇，刚结束专业课的学习，进入大学生活最后一年的实习阶段，算是半只脚踏入社会的有志青年。踌躇满志的她，实习第一个月就遭受生活的“毒打”：工作强度大，加班频繁，每次出错后都会遭到上司的严厉批评，同事之间竞争激烈等，这让小寇随时处在崩溃的边缘。起初，小寇试图用练习瑜伽、冥想等方式调节越来越紧绷的神经和越来越崩溃的情绪，可逐渐增加的工作量让小寇越来越失控。慢慢地，小寇开始通过吃各种甜食（奶茶、冰激淋、奶油蛋糕、甜甜圈等）缓解不良情绪，她的进食量越来越大，包括甜食、汉堡、炸鸡、比萨等。有时小寇一天可吃5~6顿，有时一顿可以吃 2 个汉堡、1 个比萨、4 个炸鸡腿和 1 包饼干。自诉每次开始吃东西后就没办法停止，直到撑得难以承受，有时甚至会采取抠吐的方法减轻胃肠负荷，然后接着进食，半年内体重增加 15 千克。为了控制体重，小寇尝试疯狂跑步，也吃过各种减肥药，但收效甚微。小寇感到自己的情绪问题也变得更加严重，逐渐出现抑郁症状，常难过想哭，感觉没有自信，不太愿意与人接触交流，睡眠也出现了一些问题：常常夜间惊醒，大汗淋漓。最终，小寇因出现想结束生命的想法而感到恐慌，自行来院就诊。小寇被诊断为抑郁障碍、神经性贪食，住院治疗后，精神科联合营养科制定减重方案，同时辅以心理治疗，小寇逐渐好转，最终重新回到实习中，经过半年的心理治疗后，小寇学会了更多健康有效的缓解压力的方法，逐渐找回曾经的自己。

（一）神经性贪食的特征

神经性贪食的特征可从三个层面分析。

1. 行为层面

（1）频繁的暴食发作。常常在不愉快时发生，每个患者发作的频率不等，轻者几天一次，严重者可达每日一次或数次。暴食发作时，进食量往往为正常人的数倍，进食速度很快，所食之物多为平时严格控制的食物，发作时患者有强烈的失控感。

（2）暴食后的抵消行为。暴食后患者会用一系列抵消行为来防止体重增加，包括用手抠吐、过度运动、服用导泻剂或减肥药等。而后又可产生暴食行为，形成恶性循环。

2. 精神心理层面

（1）对体重和体型的先占观念。大多数贪食症患者的体重处于正常范围，但其仍对自己的体重或体型感到不满意，关注自己外型的吸引力，十分在意别人如何看待他们。

（2）原发情绪症状。患者压力大，情绪波动往往很大，易产生不良情绪，如愤怒、焦虑不安、抑郁、孤独感、冲动等。在这种状态下容易采取原始的进食行为来缓解不良情绪。

（3）继发情绪症状。患者对发胖有强烈的恐惧感，暴食时有强烈的失控感，腹部胀满时有痛苦感，诱吐后又产生愧疚感，患者常常自责，否定自己，认为自己没有毅力，心理压力增加，自信心下降，不愿与人交往。原发继发的这些情绪都会影响患者的社会功能，加重暴食—催吐—暴食—催吐行为的不断循环，患者情绪越发糟糕，甚至采用自残、自杀方式寻求解脱。

3. 生理层面

由于神经性贪食患者短时间内大量进食，然后采用催吐、导泻等方法将食物排出，所以患者体重常处于正常范围或波动很大。神经性贪食患者伴随的躯体症状与神经性厌食患者有很多相似之处，如消化系统问题（黏膜撕裂、上消化道出血、腹泻、便秘等），内分泌代谢系统、心血管系统问题等。由于神经性贪食患者的暴食、催吐、导泻等行为，使得其更容易出现胃肠道损害及电解质紊乱。

（二）神经性贪食的治疗

1. 营养治疗

重点在于帮助患者制订一套规范的饮食计划，有助于减少贪食的发作频率及由节食引发的暴食和清除。尽管神经性贪食患者的体重从统计学上来看处于正常范围内，但很多患者的体重其实低于生物学上的正常点，为了心身的稳定，仍需要增加体重，所以即使对于正常体重患者，营养咨询同样是其他治疗方法的有效辅助手段，由此减少与进食障碍相关的行为、减少对食物的限制、增加食物种类、形成有别于强迫锻炼的健康运动模式。

2. 躯体治疗

针对患者的躯体并发症（如贫血、闭经、胃肠道紊乱、肝功能异常、上消化道出血等）对症处理。

3. 精神药物治疗

不同于神经性厌食，关于神经性贪食药物治疗的研究证据相对较多，已有证据表明，抗抑郁药作为初始治疗的组成部分对大多数神经性贪食患者有效。

4. 心理治疗

（1）认知行为治疗：是目前研究证据最为充分的有效治疗方法，与其他心理治疗和药物治疗相比，有更优的疗效和更好的依从性，能够显著减少贪食、清除行为，改善患者对体型、体重的看法，同时能够改善其他共病症状。

（2）人际心理治疗：基本理论是精神障碍的症状（如抑郁、贪食）其实是由多种原因造成的，通常表现在社会及人际背景中。在人际心理治疗中，患者学会了解疾病的发生及变化与生活事件的联系，认识到情绪与其人际关系是相互影响的，从而改善处理人际问题的方式，进而治疗心理疾病，其相对于认知行为治疗需要更长时间才能达到效果。

（3）心理动力性心理治疗：通过言语交谈，探索患者的内心情感，以及其内心世界和人际交流中的行为，将患者过去的体验与现在的症状联系起来进行理解，从而改变患者现在的行为模式，以达到治疗目的。

（4）家庭治疗：以整个家庭为治疗对象来规划和进行治疗，把焦点放在家族成员之间的关系上，而不是过分关注个体的内在心理构造和心理状态。家庭治疗对于青少年神经性贪食患者的效果比较显著；而对于年龄较大的患者，其疗效不如个体治疗。

（5）心理治疗联合药物治疗：总体来说，对于神经性贪食，心理治疗联合药物治疗的疗效是否优于单独治疗的研究结果目前并不一致。但在一些研究中，合并使用抗抑郁药和认知行为治疗可达到最高的缓解率。所以美国进食障碍治疗指南建议，当可以采用专业的认知行为治疗时，首先推荐合并使用抗抑郁药。

（三）神经性贪食的预后

神经性贪食病程呈复发和缓解交替的特点，复发率高，故患者需要长期治疗以减少复发。很多病情达到缓解的患者也残余该病的一些特点，包括对体型、体重的过分关注，倾向于限制饮食，过分在意负性情绪，倾向于用进食行为缓解不良情绪，自信心差等。

（张霓，邱昌建）

第四节　进食行为和健康的依存关系

一、营养不良加重进食行为改变

限制性进食人群自我加工相关脑区的灰质体积增加可能与其过度关注自身体型和外貌有关，这种对于自我关注的增强，使其在现实中具有更强的维持自身体重的动机，从而产生更多的限制性进食行为。高限制性饮食者在面对食物诱惑时，表现出更高的奖赏敏感和更低的抑制控制。限制性饮食者面对食物诱惑时，抑制控制脑区激活较弱，且有研究指出，其抑制控制脑区的灰质体积呈下降趋势，这些因素可能导致他们更难以拒绝食物刺激。

肥胖个体会在食物刺激中表现出比正常个体更多的饥饿感和进食渴望，同时会呈现更高程度的小脑激活和灰质体积上升，导致其在日常生活中更容易受到冲动系统的作用，表现出更多的过度进食倾向，更容易失去对体重的控制，引发肥胖现象。此外，高水平不可控制进食个体表现出更低的冲突监控和抑制控制脑区的灰质体积，这意味着其反思系统相关的抑制控制能力下降，反思系统在与冲动系统的竞争过程中更容易受到抑制，从而表现出在日常生活中面对充满食物诱惑的外部环境时更难抑制自身的进食冲动，出现更多的进食行为。

二、进食行为与健康相互促进

合理的进食行为与健康相辅相成。研究显示，素食可以降低高血压、胆固醇问题，以及一些慢性退行性疾病、冠心病、2型糖尿病、胆结石、中风和某些癌症的发病率。这是因为素食中的饱和脂肪（动物脂肪）和胆固醇含量较低，素食者对水果、蔬菜和全谷类食品的摄入量较高。因此，素食者的体重指数相对较低。此外，肉类摄入量被证实与死亡率成正比，与预期寿命成反比。一般来说，以植物为基础的饮食，似乎与一定的健康益处、较低的患某些慢性病的风险和改善健康的能力有关，但是限制性和单调的素食会增加营养不良和精神疾病的风险。摄入某些营养素（如红肉），不仅可以增加优质蛋白质的来源，其还是富含活性铁的食物来源，蛋白质和铁的摄入对躯体生理功能正常运作与心理健康起着至关重要的作用。

进食习惯的改变与焦虑、抑郁和其他负面情绪以及心理疾患的发病率升高有关。脂肪、蛋白质以及微量元素缺乏是导致精神疾患的原因之一。适量的蛋白质可以为身体的生长发育、组织修复提供营养补给，维持人体正常的生理机能；无机盐是身体组织的重要构成，对生理机能有调节作用；维生素可以保障身体的正常发育，增强身体的抵抗能力；膳食纤维可以为人体的排泄以及肠道疾病的预防提供充足保障；水分是维持身体生理活动正常进行的重要物质。

（程懿，胡雯）

参考资料

[1] Schembre S M. Weight-related eating behavior questionnaires: applying theory to measurement [M]. New York: Springer, 2011.

[2] 张天羽，张向葵．青少年饮食失调：同伴的表现形式及作用机制［J］．心理科学进展，2019，27（4）：657－665.

[3] 孙旸，王鹏源，刘霞．摄食的神经及内分泌调节［J］．药学实践杂志，2016，34（6）：501－506，521.

[4] 刘志国，王华林，王丽梅，刘烈炬．多不饱和脂肪酸对神经细胞保护作用的研究进展［J］．食品科学，2016，37（7）：239－248.

[5] 张将，唐爱国．色氨酸及其代谢产物检测的临床应用［J］．实用预防医学，2012（4）：157－160.

[6] 鲁飞翔，胡南，周仙杰，等．硫胺素与相关疾病的研究进展［J］．中华灾害救援医学，2016，4（5）：287－290.

[7] 冯晓婷．维生素 B_{12} 缺乏与相关疾病的关系［J］．中国实用神经疾病杂志，2014，17（1）：96－99.

[8] 陈旺，黄显凯，伍亚民．锌与认知障碍的研究进展［J］．生命的化学，2015，35（5）：675－680.

[9] 孔祥英，左萍萍，蔡哲．褪黑素与神经退行性疾病相关的研究进展［J］．中国康复理论与实践，2007，13（7）：634－636.

[10] Nathalie T, Burkert J M, Franziska G, et al. Nutrition and health—the association between eating behavior and various health parameters: a matched sample study [J]. Plos One, 2014, 9 (2).

第三章　运动行为与健康

第一节　概述

健康是指一个人心理健康、身体健康、道德健康、社会适应性良好。健康的人一般精力充沛，能从容不迫地应对日常生活和工作中的各种事情，不感到过分紧张和劳累。

健康是人的基本权利，是人生的第一财富。衡量一个人健康的标准有以下十项：

（1）精力充沛，能从容不迫地应对日常生活和工作。

（2）处事乐观，态度积极，乐于承担任务，不挑剔。

（3）善于休息，睡眠良好。

（4）应变能力强，能适应环境的各种变化。

（5）对一般感冒和传染病有一定的抵抗力。

（6）体重适当，体态均匀，身体各部位比例协调。

（7）眼睛明亮，反应敏捷，眼睑不发炎。

（8）牙齿清洁，无空洞，无痛感；牙龈颜色正常，不出血。

（9）头发有光泽，无头屑。

（10）肌肉、皮肤富有弹性，走路轻松有力。

一、大学生健康概述

（一）大学生健康现状

根据教育部公布的2010年全国学生体质与健康调研结果：我国学生体质与健康状况总体有所改善，形态发育水平继续提高，身高、体重等形态发育指标继续呈现增长趋势，学生营养状况得到改善，常见病患病率有所下降；但我国学生在体质方面仍然存在不容忽视的问题，特别是大学生身体素质继续呈现缓慢下降趋势，调研结果显示，大学生19～22岁年龄组除坐立体前屈指标外，爆发力、力量、耐力等身体素质水平进一步下降。

同时《中国青少年体育发展报告（2016）》指出了当前青少年运动中存在的乱象：①电子产品侵入，逾41.7%的大学生每天在手机、平板等电子产品上花费的时间超过两小时；②运动时间不足，84.2%的学生花在体育运动上的时间每天竟不足一小时；③忽视运动的重要性，对体育课无感，体育锻炼意识低，以及无规律的运动习惯几乎成为大学生的通病。以上现象成了大学生当前身体素质下降的"元凶"。与此同时，社会发展、就业竞争、学业及情感压力，使大学生面临艰巨的心理和生理挑战。

引起大学生身体素质缓慢下降的因素是多方面的，不同地区大学生存在的健康问题也不尽相同。大学生体能下降、肺活量下降、肥胖比例增加的主要原因是身体活动不足，其中既涉及学校运动场地设施、体育课时间安排及内容安排合理性的问题，也有学生自身意愿和毅力的问题。随着人们生活水平的提高，高热量、高脂肪饮食摄入过多，加之科学营养知识的宣传普及滞后，饮食结构不合理，加速了学生超重和肥胖的发生。随着社会生活节奏的加快，网络技术的发展，各类网络游戏、网络社交平台、视频及短视频层出不穷，对学生的身心健康也会产生较大的影响。另外，社会竞争压力增加、升学压力大、精神紧张也是影响学生健康的重要原因。大学生作为社会发展的重要力量，其身体素质的持续下降将严重影响其个人发展。

（二）大学生健康的意义

健康包括身体健康和心理健康两大方面。世界卫生组织（WHO）在1948年对"健康"的定义中指出，健康乃是一种生理、心理和社会适应都日臻完满的状态，而不仅仅是没有疾病和虚弱的状态。这意味着一个健康的人，应该在身体与心理两方面都得到健康、充分的发展。身心健康、全面发展是指身体与心理的协调发展，是身体、智力、情感、行为等多方面的共同发展。而体育运动是促进人身心健康全面发展的重要途径。

教育部2016年在《关于中央部门所属高校深化教育教学改革的指导意见》（教高〔2016〕2号）中首次指出：高等教育的关键环节就是提高高校人才培养的质量。《国家中长期教育改革与发展规划纲要（2010—2020）》也明确了在教育中要牢固树立健康第一的思想，加强心理健康教育，促进学生身心健康、体魄强健、意志坚强。教育部发布的《教育部2014年工作要点》（教政法〔2014〕1号）着重强调"要深入推进大学生心理健康素质提升计划"。由此可知，培养高质量人才在高校教育中举足轻重，高校不仅要培养学生的科学文化素养、思想道德素质，身体素质和心理素质的培养更要引起重视。

二、大学生运动概述

运动的广义概念（亦称体育运动）是指以身体练习为基本手段，以增强人的体质，促进人的全面发展，丰富社会文化生活和促进精神文明为目的的一种有意识、有组织的社会活动。

（一）大学生运动现状

1. 大学生对体育运动的认识

1）缺乏对体育运动的专业化认识

多数大学生缺乏对体育运动的专业化认识，其主要表现为以下三个方面：

（1）对于人体运动锻炼中存在的新陈代谢同化作用、异化作用认识不够，运动消耗后不能及时补充能量，导致体内的物质与能量被过度消耗。

（2）不清楚运动负荷的有效价值范围。国内外有关研究表明，体育锻炼的有效价值范围心率为120～140次/分，不合理、低强度的运动负荷对于身体健康无法起到促进作用，而不合理、高强度的运动负荷将严重增加不必要的身体负担。

（3）不了解体适能，体适能主要是指人体适应外界环境的能力和对抗疾病的能力。大学生不了解体适能与外部环境的关系，在不适当的环境，如不良天气或气候时进行身体锻炼，将对其机体健康产生直接或间接的影响。

2）对体育运动得直观认识

大多数大学生对体育运动功能的认识包含了更多的积极意义，大多数大学生都认可体育锻炼的重要性。他们都相信：体育锻炼是增强体质最积极、有效的手段之一。

3）对体育运动的理解与评价

国内大学生普遍对体育运动的理解不够深入，其对体育运动的观念仍停留在“强身健体”这一相对表浅的理解上。对于体育运动可以影响人的智力、个性、意志等方面的知识，很多大学生仍然欠缺，从而无法对体育运动做出科学正确的评价。

2. 大学生运动意识不足，运动方式、运动量规划不当

（1）部分大学生参与运动的观念薄弱，缺乏主动运动意识，每周参与体育运动频率较低，导致大学生群体中很难形成良好的运动氛围。

（2）体育活动形式单一，缺乏科学指导，导致无法激发部分学生对体育活动的兴趣。

（3）部分大学生开展体育运动的动机不明确，仅参与常规的体育课程不能达到运动效果，并且很难提高学生的运动兴趣与参与意识。

（4）缺乏运动条件，一方面，大学生体育运动受到运动场地及器材的限制，另一方面，受性格、身材、性别的影响，男女生在运动项目选择及参与度中都有明显差异。

（5）缺乏对运动益处的了解。

（6）体育运动方式不当，容易发生运动损伤，从而在身体及心理方面限制运动项目选择及参与运动的积极性。

（7）存在一定的心理障碍，对自身持怀疑态度，不敢参加体育运动。

（8）对电子产品及网络社交的过度使用。截至2017年6月，中国7.51亿网民中青少年群体占比达一半以上，大学生已经成为网民的重要组成部分，过度使用电子产品及网络社交不利于大学生养成良好的运动习惯。

（二）大学生运动的意义

体育锻炼是进行身体活动的主要手段。大学生通过对体育运动项目的选择和参与，可促进自身生长发育和体能发展。对于大学生而言，参与体育运动的主要目的是获取健康的身体。常见的运动项目包括篮球、足球、羽毛球等，身体素质提升项目主要包括健身房的各项运动项目。

体育运动对大学生的身体素质及心理健康具有显著的影响。体育运动是增强体质最积极、有效的手段之一。体育运动有利于人体骨骼、肌肉的生长，增强心肺功能，改善消化系统的功能状况，促进人体的生长发育，提高人体的抗病能力，增强机体的适应能力。体育运动不仅锻炼了大学生的体魄，使其保持健康的状态，还对提升大学生心理健康水平起到一定的作用。

三、运动与健康的关系

体育运动是人类发展过程中逐渐开展起来的有意识地对自己身体素质进行提高的各种活动，体育运动的特殊功能主要体现在可以增强机体抵抗外界刺激的能力、保持机体内环境平衡、促进机体自我修复等方面。体育运动可以增强神经系统的协调性，即通过刺激神经，改善身体状况，增强免疫力。

体育运动可以减轻或消除心理障碍。有关调查显示，在1750名心理医生中，80％的心理医生认为体育运动是治疗抑郁症的有效手段之一，60％的心理医生认为应将体育运动作为治疗焦虑症的一种方法。事实证明，体育运动是消除心理障碍的有效手段之一。体育运动可以刺激大脑，让大脑兴奋，情绪高涨，从而积极支配肌肉的收缩活动；同时，改变体育运动的速度、强度、力度和方向等，可以使心理障碍所产生的消极心理导向被破坏，从而缓解或消除心理压力，达到个体身体、心理的平衡。另外，参加群众性体育运动也是一种促进交流的有效方式，通过团体运动或协作，可以转移注意力，使紧张的情绪得到放松，使心理压力得到缓解。实践证明，有氧运动、呼吸法、肌肉放松法、自我暗示法等均能缓解抑郁情绪，减轻心理障碍。

体育运动能帮助大学生减轻学习压力，同时根据自己的性格和特长，挖掘自身潜能，体验自身价值，对自己做出恰当的评价，培养顽强拼搏、吃苦耐劳、坚持不懈、百折不挠的品质。体育运动影响着人们的心态，有助于培养人乐观的性格。体育运动可以帮助大学生在运动及竞赛过程中充分发挥自己的潜能，表现自己的实力，尽自己最大努力去达到目标。

体育运动可促进大学生养成遵纪守法的良好行为习惯，有助于培养领导能力与服从意识，以及形成自我约束的良好品格。

“生命在于运动”，大学生经常参加体育运动，不仅能拥有健康的体魄，还能获得丰富的健康知识。体育运动能促使大学生学会科学锻炼，合理膳食，调整自己的心态等。不仅能增加健康知识，还能养成健康的运动思维，提高自身免疫力，预防疾病的发生。

体育运动有助于提高大学生对社会的适应能力。研究表明，参加体育运动，能锻炼人们的心理素质，增加人们的兴趣爱好，提高人们对社会的适应能力。在激烈的比赛及对抗中，通过不断地拼搏努力，接受最后的成功或失败，表扬或批评，可以获得心理素质的锻炼，为以后适应环境创造有利的条件。体育运动有助于人际交往，如篮球、足球等一些团体运动，运动员在比赛过程中不仅培养了团队精神，互相帮助以取得优异成绩，还扩大了自己的人际交往范围。

应该注意的是，任何事物的存在和发展都存在利与弊两方面，体育运动也不例外。良好的体育锻炼方式，不仅能使身心得到发展，还能锻炼人的意志品质。不合理的体育锻炼方式不仅影响人们的正常生理功能及结构，还会造成个体的心理扭曲，应注意避免。

（杨杰，兰正燕，蒋红英，张建梅，刘红，何红晨）

第二节　大学生运动常见问题

一、运动缺乏

（一）运动缺乏的原因

1．缺乏运动兴趣

大学生是国家的脊梁、民族的希望，他们的健康成长关乎国家的未来。据相关调查发现，相当比例的大学生不爱运动，缺乏运动兴趣。兴趣来自“自我效能感”和“感知享受”，缺乏运动兴趣也就意味着缺乏运动中的“自我效能感”和“感知享受”，即不知道运动能给自己带来什么，也体会不到运动中的快乐。一方面，很多大学生认为运动“累”“烦”，最终导致其不能坚持运动；另一方面，大学生缺乏运动兴趣还源于对运动的认知不足，忽视了运动的重要性，造成对运动态度上的偏差。社会和科技的发展，在方便了人们的学习和生活的同时，使得运动不再是人的一种本能，而变成一种有目的行为。部分大学生在安排课余时间的活动时，更倾向于上网、聚会、逛街等，而非运动。

2．大学生运动需求不足

学校虽然开设有体育课程，但体育课的上课模式与教学内容同中小学时期相差不大，教育方法与活动内容缺乏创新，难以激起大学生的运动兴趣。到大二、大三学期时，体育课甚至逐渐被取消，导致大学生的运动时间明显不足。

3．缺少合适的运动环境和运动群体

在大学中，存在学校的运动社团数量较少，经费少，学校对运动文化的建设力度不足等问题，较难充分调动大学生运动的积极性。有调查发现，大部分的大学生在运动时缺乏相对固定的运动伙伴，这一方面会使得本来想去运动的大学生因找不到一起去运动的人而放弃运动，另一方面会因为没有运动伙伴的相互促进、相互监督而降低大学生对运动的积极性。

4. 家庭社会因素

家庭是人获得基本需要并学习社会行为的重要场所。因此，家庭对运动的态度和行为将直接影响子女的运动行为。大多数家长是支持孩子去运动的，但很少主动引领孩子去运动。社会的需要决定了人才的培养方向，我国目前正处于发展阶段，需要大量的知识青年投入国家建设中，造成家长更关心孩子知识技能的学习和掌握，而忽视了对运动对其发展的积极影响。

（二）运动缺乏的危害

1. 超重和肥胖

据世界卫生组织WHO统计，超重和肥胖是全球引起死亡的第六大风险，每年至少有340万人死于超重或肥胖，超重和肥胖死亡人数大于体重不足引起的死亡人数。身体质量指数（body mass index，BMI）是目前国际上常用的衡量人体胖瘦程度以及是否健康的一个标准。其计算公式为：BMI=体重（kg）/身高（m）^{2}，BMI在一定程度上反映了人体的肥胖程度（正常、超重、肥胖），成人正常BMI值范围为18.5～23.9kg/m^2，如图3－1所示。

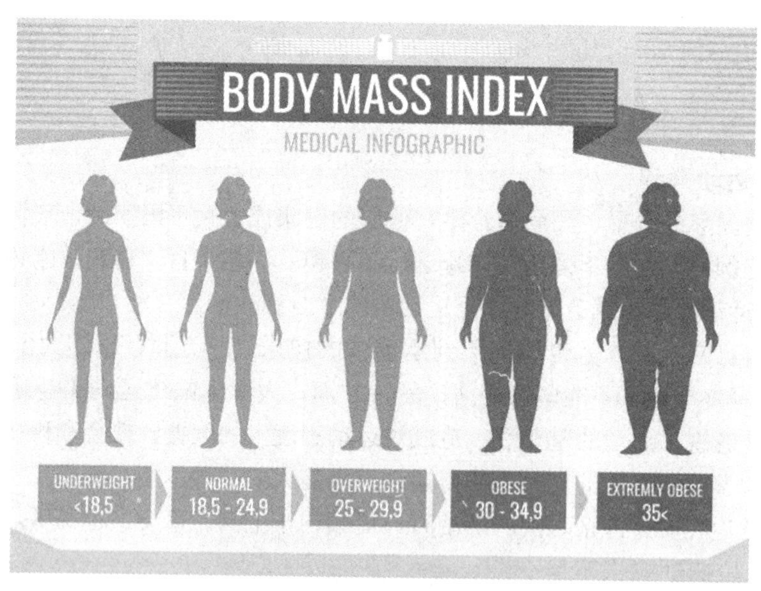

图3－1 身体质量指数（BMI）判定标准

通过简单的计算，得出自己的BMI，即可判断是正常、超重还是肥胖。肥胖和超重会引起身体、心理各方面的严重问题，不容小觑。预防和控制超重和肥胖，不仅在于控制体重本身，更重要的是防治慢性疾病。积极控制体重是减少慢性疾病发病率和死亡率的一个关键因素，根据世界卫生组织报告，与超重和肥胖相关的疾病危险度见表3－1。

表 3－1　与超重和肥胖相关的疾病危险度

危险度稍增高 （相对危险度 1～2）	危险度中度增高 （相对危险度 2～3）	危险度显著增高 （相对危险度＞3）
女性：多囊卵巢综合征（绝经后）、乳腺癌、子宫内膜癌 男性：前列腺癌、结直肠癌、生殖功能受损、下背部疼痛	冠心病、高血压、脂肪肝、骨关节病、高尿酸血症和痛风	2 型糖尿病、胰岛素抵抗、血脂异常、胆囊疾病、气喘、阻塞型睡眠呼吸暂停综合征

从表 3－1 可以看出，常见的 2 型糖尿病、血脂异常、冠心病、高血压、脂肪肝、乳腺癌、前列腺癌等疾病都与超重和肥胖有关。据研究结果显示，超重、肥胖和腹部脂肪蓄积是 2 型糖尿病发病的重要危险因素，超重和肥胖的人群 2 型糖尿病的患病风险分别是正常人群的 2 倍和 3 倍。

超重和肥胖会加重身体负担，对骨骼肌肉系统（尤其是骨关节）、呼吸系统、消化系统（如肝、胆、胰等器官）以及生殖系统都会产生不良影响。骨关节病、阻塞型睡眠呼吸暂停综合征、胆囊疾病、胰腺炎、脂肪肝、代谢紊乱都有可能与超重和肥胖有关。

超重和肥胖不仅会带来各种疾病、造成很多生活上的不便，也会对人的心理产生潜在的危害。现代社会对于外表的要求越来越高。超重和肥胖者必须与来自社会和环境的偏见和歧视做斗争。肥胖者也往往受社会观点、新闻媒介宣传的影响，对自身的体形不满，总认为在社交中会受到排斥。尤其是中、高等文化水平的年轻女性，更容易受到这种心理的驱使。这类人群对减肥信息比较敏感，个别人即便体重处于正常范围还要进一步“减肥”，引起进食行为紊乱、神经性厌食症，或在暴饮暴食后自行引吐等心理、行为障碍。

2. 亚健康

亚健康状态是 20 世纪人类面临的医学重大问题。亚健康是指非病非健康状态，这是一类次等健康状态，是介于健康与疾病之间的临界状态，故又称为“次健康”“第三状态”“中间状态”“游移状态”“灰色状态”等。世界卫生组织（WHO）将机体无器质性病变，但是有一些功能改变的状态称为“第三状态”，我国称为“亚健康状态”。亚健康状态是一种动态变化的状态，可向健康转化，也可以发展为疾病，处于亚健康状态的人，虽然没有明确的疾病，但却出现精神活力、反应能力和适应能力的下降，如果这种状态得不到及时纠正，易导致心身疾病。

根据 2010 年国民体质监测公报调研结果，我国中小学生体质状况有所提升，而大学生的体质状况仍然存在持续下滑趋势。相比 2005 年，我国 19～22 岁大学生的爆发力、力量、耐力等身体素质指标进一步下降。研究发现，体质与亚健康有着密切的关系，平时缺乏运动，严重影响了大学生的身心健康。大学生无规律、不良的生活方式，繁重的学习负担，现实的竞争与压力等诸多因素使得其参加运动锻炼的时间越来越少，同时大学生自我运动锻炼的意识不足，每天参加一小时运动锻炼得不到保证，可严重影响大学生的身心健康及社会适应能力。大学生的亚健康的表现及危害主要表现为以下四个方面：

（1）躯体亚健康：在现实生活中，亚健康往往首先表现为躯体亚健康。主要表现为不明原因或排除疾病的体力不支、虚弱、头痛、困倦疲乏、胸闷胸痛、功能失调等，在一部分个体中还可表现为睡眠障碍。

（2）心理亚健康：主要表现为不明原因的脑力疲乏、情绪障碍、思维紊乱、恐慌、焦虑、自卑，以及神经质、冷漠、孤独，甚至产生自杀意念等。

（3）社会适应亚健康：突出表现为社会适应能力差和人际关系不稳定，对工作、学习、生活、环境等难以适应，对人际关系难以协调，不能融入群体，不能获得群体的帮助，出现孤独、冷漠、猜疑、自闭及行为偏离，以上表现还可进一步诱发种种身心症状。

（4）认知方面的亚健康：主要表现为世界观、人生观及价值观上存在着明显的偏差，因此很容易受到社会默化、从众心理和去个性化心理的影响，在特定情况下会导致个体行为的偏差。认知方面的亚健康所带来的危害通常与以上几种亚健康是密切联系的，尤其是心理亚健康。

二、运动过量

运动过量是指过量的运动。虽然运动对人体的身心健康大有裨益，但运动应遵循科学、适度的原则。如果你发现自己的运动效果越来越差，或感到筋疲力尽，可能是运动过量了。运动过量会导致机体免疫功能降低，影响健康，这是因为在剧烈运动时，体内会产生较多的肾上腺素和皮质醇等激素，当这些激素增加到一定数量时，可使免疫器官和免疫细胞的活性降低。因此运动要讲究适当，以运动后精神饱满、不感到疲劳为标准。若运动过程中出现以下表现，则提示运动过量：

（1）疲劳持续好几天。运动后身体疲劳是很正常的，但是如果疲劳现象持续 2～3 天或者更久，就可能是运动过度的结果。这时就需要暂时停止运动，让身体得到充分恢复。运动健身之后会有乳酸堆积，肌肉的酸痛也是正常现象，尤其是对于刚刚开始培养运动习惯的人来说。但如果疼痛持续 3～4 天或更长时间，就说明运动过度了，要降低运动强度。严重的话应该立即停止运动，同时做一些按摩、理疗等恢复性训练。

（2）精神不振。大量运动会导致机体倦怠、食欲不振、记忆力下降、注意力难以集中，甚至影响生活和工作效率。

（3）恶心呕吐。在排除消化系统疾病原因后，如运动时或运动后恶心，多数是由于机体运动过量、缺氧造成的。运动者应放缓节奏，从小运动量开始，循序渐进。

（4）关节不适。适度的运动对关节是友好的，但过度运动会引发关节损伤，刺激关节滑膜产生炎症，导致人出现关节部位肿胀、疼痛。

（5）睡眠不好。适量的运动是利于睡眠的，但运动过度会导致机体内皮质醇含量上升。皮质醇和其他激素水平的升高会影响到睡眠。如果皮质醇水平在就寝时过度升高，就会妨碍睡眠质量。

（杨杰，蒋红英，张建梅，刘红，兰正燕，何红晨）

第三节　大学生运动筛查与评估

所有个体在开始运动前都应该进行运动前健康筛查与评估，以确保运动的安全性。

一、运动前筛查

所有要开始实施运动计划的个体都应进行运动前自我健康筛查。对于刚开始运动的个体和在体适能机构外自己进行运动训练者，可以选择使用PAR－Q+问卷（Physical Activity Readiness Questionnaire for Everyone，PAR－Q+）作为自我筛查的工具。PAR－Q+问卷由体力活动准备问卷（PAR－Q）和AHA/ACSM健康/体适能机构运动前健康筛查问卷简化而来，该问卷包括一些附加的问题，可以更好地指导运动，并在一定程度上减少运动障碍和筛查的假阳性率。但需要注意的是，完整地填写PAR－Q+问卷所需要的认知能力可能高于PAR－Q问卷，因此有些个体可能需要帮助才能完成PAR－Q+问卷（表3－2）。

表3－2　PAR－Q+问卷

常规健康问题		
请认真阅读以下七个问题并根据真实情况选择“是”或“否”	是	否
1. 是否曾经听医生说过你有心脏病或高血压?		
2. 在日常生活中或进行体力劳动时是否出现过胸痛?		
3. 在过去的12个月中，是否因头晕而失去平衡或失去知觉? 如果你的头晕与过度通气（包括进行较大强度运动时）有关，请回答“否”。		
4. 是否确诊患有其他慢性疾病（除心脏病和高血压外）?		
5. 是否正在服用治疗慢性疾病的药物? 请填写药物名称及其治疗的疾病：＿＿＿＿＿＿＿＿＿＿		
6. 目前或在过去的12个月内是否存在运动时加重的骨、关节或软组织（肌肉、韧带或肌腱）问题? 如果你过去有问题，但现在并不影响你开始进一步的运动，请回答“否”。 请填写存在的问题：＿＿＿＿＿＿＿＿＿＿		
7. 是否曾经听医生说过你只能在医务监督（有专业人士监督或仪器检测）下进行身体活动?		
如果以上问题你的答案都为“否”，说明你可以安全地参加进一步的身体活动； 应循序渐进地开始进一步的运动。 根据国际体力活动指南对应年龄的推荐进行运动，可以进行健康和体适能评估。 如果你有其他问题，请联系注册运动专家； 如果以上问题你有一个或多个回答为“是”，请继续填写疾病补充问题		

续表

疾病补充问题		
请认真阅读以下问题并根据真实情况选择“是”或“否”	是	否
1. 是否有关节炎、骨质疏松或腰背问题？ 如果回答为“是”，继续回答问题 1a～1c；如果回答为“否”，跳到问题 2		
1a. 是否在药物或其他医学治疗后仍然无法很好控制病情？ （如果你目前没有服用药物或进行其他治疗，请回答“否”）		
1b. 是否有引起疼痛的关节问题、近期骨折或由骨质疏松症或癌症引起的骨折、椎体移位（如滑脱），和/或峡部裂/峡部缺陷（脊柱背侧的椎弓裂纹）？		
1c. 是否定期注射或服用类固醇药物超过 3 个月？		
2. 是否患有癌症？ 如果回答为“是”，继续回答 2a～2b；如果回答为“否”，跳到问题 3		
2a. 是否有已确诊的肺部/支气管、多发性骨髓瘤（血癌）、头部和颈部的癌症？		
2b. 目前是否正在接受治疗（如化疗和放疗）？		
3. 是否有心脏或心血管疾病？包括冠状动脉疾病、心力衰竭、确诊的心律失常 如果回答为“是”，继续回答 3a～3d；如果回答为“否”，跳到问题 4		
3a. 是否在药物或其他治疗后仍然无法很好地控制病情？ （如果你目前没有服用药物或进行其他治疗，请回答“否”）		
3b. 是否存在需要治疗的心律失常（如心房颤动、室性早搏）？		
3c. 是否有慢性心力衰竭？		
3d. 是否有确诊的冠状动脉（心血管）疾病，且在最近 2 个月中没有参加规律的体力运动？		
4. 是否有高血压？ 如果回答为“是”，继续回答 4a～4b；如果回答为“否”，跳到问题 5		
4a. 是否在药物或其他治疗后仍然无法很好地控制血压？ （如果你目前没有服用药物或进行其他治疗，请回答“否”）		
4b. 无论服药与否，安静血压是否都大于 160/90mmHg？ （如果不知道安静血压是多少，请回答“是”）		
5. 是否患有代谢性疾病？包括 1 型和 2 型糖尿病、糖尿病前期 如果回答为“是”，继续回答 5a～5e；如果回答为“否”，跳到问题 6		
5a. 是否在饮食控制、药物治疗或其他医学治疗后仍然无法很好地控制血糖水平？		
5b. 是否经常在运动和/或日常生活活动后出现低血糖症状和体征？低血糖症状包括颤抖、紧张、异常烦躁、异常出汗、眩晕或轻度头晕、精神错乱、说话困难、虚弱或嗜睡		
5c. 是否有糖尿病并发症的症状和体征？如心脏或心血管疾病和/或眼部、肾脏并发症，或足部感觉障碍？		
5d. 是否有其他代谢疾病（如慢性肾脏疾病或肝脏问题）？		
5e. 近期是否打算参加对你来说强度非常够（或较大强度）的运动？		

续表

疾病补充问题		
请认真阅读以下问题并根据真实情况选择“是”或“否”	是	否
6. 是否有精神问题或学习障碍？包括老年痴呆症、痴呆、抑郁症、焦虑症、饮食紊乱、精神异常、智力障碍、唐氏综合征 如果回答为“是”，继续回答 6a～6b；如果回答为“否”，跳到问题 7		
6a. 是否在药物或其他治疗后仍然无法很好地控制病情？ （如果你目前没有服用药物或进行其他治疗，请回答“否”）		
6b. 你有唐氏综合征或影响神经、肌肉的背部问题吗？		
7. 你有呼吸道疾病吗？包括慢性阻塞性肺疾病、哮喘、肺动脉高压 如果回答为“是”，继续回答 7a～7d；如果回答为“否”，跳到问题 8		
7a. 是否在药物或其他治疗后病情仍然无法控制？ （如果你目前没有服用药物或进行其他治疗，请回答“否”）		
7b. 是否曾经听医生说过你的血氧水平在休息或运动时偏低？和/或你需要进行支持性吸氧治疗？		
7c. 如果你有哮喘，现在是否有胸闷、喘息、呼吸困难、持续哮喘（超过 2 天/周）的症状，或者你在最近的一周是否用过两次以上的抢救药品？		
7d. 是否曾经听医生说过你的肺部血管血压高？		
8. 是否有脊髓损伤？包括四肢瘫和截瘫 如果回答为“是”，继续回答 8a～8c；如果回答为“否”，跳到问题 9		
8a. 是否在药物或其他治疗后仍然无法很好地控制病情？ （如果你目前没有服用药物或进行其他治疗，请回答“否”）		
8b. 是否经常出现安静血压偏低并引起头晕、眩晕或晕厥的情况？		
8c. 是否曾经听医生说过你有突发性高血压（自主神经功能紊乱）？		
9. 是否发生过中风？包括短暂性脑缺血发作（TIA）或脑血管事件？ 如果回答为“是”，继续回答 9a～9c；如果回答为“否”，跳到问题 10		
9a. 是否在药物或其他治疗后仍然无法很好地控制病情？ （如果你目前没有服用药物或进行其他治疗，请回答“否”）		
9b，是否有步行或活动障碍？		
9c. 在过去 6 个月内是否有过中风或神经/肌肉损害？		
10. 是否有以上未列出的其他疾病，或是否有两个或两个以上的疾病？ 如果回答为“是”，继续回答 10a～10c		
10a. 在过去的 12 个月内，是否发生过由头部受伤导致的晕厥、晕倒或失去知觉的情况？或最近的 12 个月内是否曾经确诊过脑震荡？		
10b. 是否有未列出的疾病（如癫痫、神经系统疾病、肾脏问题）？		
10c. 目前是否同时存在两个或两个以上疾病？ 请填写疾病及其治疗药物的名称：________________________________		

续表

疾病补充问题		
请认真阅读以下问题并根据真实情况选择“是”或“否”	是	否
如果所有的疾病补充问题你的回答都为“否”，说明你可以安全地参加进一步的身体活动； 咨询注册运动专家，请他帮你制订一个安全、有效的体力活动计划以达到目的。 循序渐进，从每周3～5次、20～60分钟，低到中等强度的有氧运动和力量训练开始，逐步增加到每周150分钟或更长时间的中等强度运动。 如果疾病补充问题中你有一个或多个回答为“是”，在参加进一步的体力活动或体适能评估之前咨询专家		

二、运动前评估

当需要了解参与者的健康状况或需要掌握更多信息制订运动处方时，或当运动参与者担心是否能够耐受运动计划的强度时，都需要进行运动前评估。运动前评估包括体格检查、运动测试和/或实验室测试。运动测试前应对参与者进行相关指导，以增加测试的有效性和数据的准确性，具体指导内容如下：

（1）参与者在测试前3小时内避免进食、摄入酒精或咖啡因，或使用烟草制品；

（2）在测试当天，参与者应注意休息，避免明显费力的体力活动；

（3）穿便于运动的服装，包括适合步行或跑步的鞋。女性应穿宽松衣物，不要穿紧身内衣；

（4）运动测试前24小时，参与者需要喝大量的水以保证测试前的正常水平衡。

（杨杰，蒋红英，兰正燕，刘红，张建梅，何红晨）

第四节　运动原则与处方

一、运动原则

对大部分人而言，运动的益处是大于风险的。理想的运动训练计划应是基于机体的健康状况、躯体能力以及周围环境而制订的。本章介绍基于FITT－VP的运动原则，FITT－VP原则是根据生理、心理和健康益处方面的科学依据来确定的，即在制订运动计划时应注意运动的频率（frequency）、强度（intensity）、时间（time）、方式（type）、总量（volume）、进阶（progression）。应注意的是，有些人通过以上运动原则可能不能达到预期效果，这主要是人们的个体差异造成的，FITT－VP原则可能不适合某些特殊群体运动计划的制订。

（一）运动频率

适宜的运动频率对促进健康有重要作用。大多数人一周运动 3～5 次，频率随运动强度变化而变化。运动频率＜3 天/周，对机体心肺功能的改善效果减弱。运动频率＞5 天/周，运动风险增加，因此，应根据机体状况，选择适合自身的运动频次。

（二）运动强度

运动强度与获得的健康收益有明确的量效反应关系。运动训练的超负荷原则指出，低于最小强度或阈值的运动无法刺激机体生理指标产生改变。很多有效的运动都是基于个体情况来计算运动强度的，而对于运动强度的计算，主要是基于个体的心率。

（三）运动时间

运动时间主要是指在一定时间内进行运动锻炼的总时间。在日常运动中，推荐成年人至少进行 30～60 分钟/天的中等强度的运动，或 20～60 分钟/天的较大强度运动，或进行中等强度与较大强度相结合的运动。足够长的运动时间是有效运动的前提。

（四）运动方式

建议运动者以规律性、周期性、全身大肌肉群参与的有氧运动为主。我们在选择运动方式时，应遵循训练的针对性原则。对于运动模式，主要将有氧运动分为四类，A 类是需要最少技能或体适能的耐力活动，如步行、骑自行车等，推荐人群为所有成年人。该类活动所需的运动强度容易达到，且适合大部分个体的体适能水平。

（五）运动总量

运动量主要是由运动频率、运动强度和运动时间三者共同决定的。运动量对身体成分、体重的作用已被证实。对于正常成人来说，推荐运动量≥500～1000 MET－min/周，相当于每周消耗 1000 千卡的中等强度运动。

（六）进阶速度

运动计划的制订取决于个体的健康状况，运动计划的进阶速度还与个体的体适能、运动计划目标有关。在运动开始的阶段，应从小运动量、低强度开始，循序渐进。在运动 4～6 周后，每 1～2 周将运动时间延长 5～10 分钟。在个体规律锻炼 1 月后，逐渐增加运动量、运动时间、运动强度以求达到美国运动医学学会（ACSM）制定的运动测试与运动处方指南推荐量。

二、运动处方

（一）有氧运动

有氧运动是指人体在氧气充分供应的情况下进行的体育锻炼。即在运动过程中，人体吸入的氧气量与需求量相等，达到生理上的平衡状态。

1. 运动时间

运动时间较长，为每天30～60分钟（每周不少于150分钟）的中等强度运动，或每天20～60分钟的较大强度运动（每周不少于75分钟）。

2. 运动频率

每周进行不少于5天中等强度的有氧运动，或不少于3天的较大强度有氧运动，或每周进行3～5次的中等和较大强度相结合的运动。

3. 运动强度

运动强度与获得的健康/体适能益处有量效关系，一般以可量化的心率来衡量运动强度，推荐大多数人运动强度在中等（如40%～60%的储备心率或储备摄氧量）或中上的程度（如60%～90%的储备心率或储备摄氧量）。

4. 运动方式

1）健步走

健步走是最安全的锻炼方式，每天坚持走30分钟，心率控制在人体最适运动心率区间，可以促进人体的心肺功能，提高免疫力。平时很少运动的人要循序渐进地进行锻炼，避免运动过度。

2）慢跑

（1）运动优点：通过慢跑，大脑的供血、供氧量可以提升20%，可提高睡眠质量；在跑步的过程中，肺部的容量平均从5.8L上升至6.2L，同时，血液中氧气的携带量也会大大增加，促进心肺功能得到锻炼；长期慢跑可使静息心率减慢、血管壁的弹性增加；释放压力，缓解紧张和焦虑，增进健康。

（2）适宜人群：减肥，需要缓解压力，缓解亚健康状态，以及预防心血管疾病的人群。

（3）运动周期：每周3～4次，每次40～60分钟。

（4）能量消耗：约650千卡/小时。

3）爬楼梯

爬楼梯可对身体起到很好的锻炼效果，因为爬楼梯比在平地上走和跑胞的活动量都大。爬楼梯有跑和跳两方面的作用，不仅能使关节的活动幅度增加，下肢肌肉得到锻炼，而且可加强腰腹部肌肉活动，增强整个身体的力量。经常爬楼梯也是一种很好的锻炼心肺功能的方式。

4）瑜伽

瑜伽通过拉伸，强化柔韧性来达到形体管理的目标，其对于形体管理的效果非常显著。瑜伽可以着重锻炼人的呼吸功能，进而提升人体的心肺功能。运动时间以每天30～45分钟较好。

5）骑自行车

（1）运动优点：提高神经系统的协调性；提高心肺功能，锻炼下肢肌力，增强全身耐力。骑自行车对内脏器官的耐力锻炼效果与游泳及跑步相同。骑自行车是周期性有氧运动，能量消耗较多。

(2) 适宜人群：超重和肥胖人群，患颈椎病和腰椎间盘突出症的人群。

(3) 运动周期：每周 3～4 次，每次 40～60 分钟。

(4) 热量消耗：约 420 千卡/小时。

6) 游泳

(1) 运动优点：肌肉和关节不易受损，能有效保护膝关节；冷水环境下游泳能量消耗大，属于减肥效果显著的有氧运动。

(2) 适宜人群：膝关节受损、超重和肥胖、需要增强体质的人群。

(3) 运动周期：每周 3～4 次，每次 30～60 分钟。

(4) 能量消耗：约 650 千卡/小时

(5) 注意事项：患心脏病、皮肤病、肝病、肾病、高血压等慢性病及中耳炎、感冒、发热，自觉精神疲倦、身体无力时，都不要去游泳，以避免发生意外、危及健康及生命。切忌空腹下水，一般以饭后 1 小时后为宜，保证体力及食物适度消化，空腹或饥饿状态下游泳容易导致体力不支及抽筋等。游泳前应进行充分的热身运动，热身 10～15 分钟，活动关节以及各部位肌肉，预防抽筋。注意防护，泳镜有利于保护眼睛，预防眼睛进水引起感染。注意水质，被污染的河流、水库、有急流处、两条河流的交汇处，以及有落差的河流、湖泊，均不宜游泳。一般来说，凡是水况不明的江河、湖泊都不宜游泳；恶劣天气下，也不宜游泳。

7) 健身器材

持续使用健身器材运动 30 分钟，并将心率维持在计算好的运动心率区间，可达到最佳锻炼效果。在室内使用健身器材进行身体活动时，要注意保持室内空气的流通。

8) 拍打运动

拍打运动是一种简单易行的健身方法，通过拍打体表经络循行部位可以舒筋活络，促进血液循环，增强代谢、提高身体抗病能力，从而起到强身健体、延缓衰老的作用。

5. 有氧运动的注意事项

(1) 选择阳光、氧气充足的地方进行锻炼。

(2) 选择简便、安全和持久的运动方式，选择合理的运动时间与运动频率，每周锻炼不少于 3 次，每次不少于 30 分钟。

(3) 运动强度要适当，运动强度可以通过心率计算，运动结束的心率数为［220－年龄（岁）］×0.7 次/分是安全的运动强度，运动中稍微出汗即可。

(二) 无氧运动

1. 运动时间

每次至少 20～30 分钟。

2. 运动频率

一周 2～3 次，建议成年人每周对大肌群（即胸部、肩部、上背部、下背部、腹部、臀部、下肢）进行训练，同一肌群的练习时间应至少间隔 48 小时。根据实际情况，可以选择一次完成全部肌群的训练，也可以选择每次仅训练部分肌群，分几天完成所有肌群训练。

3. 运动强度

以心率调整运动强度时，运动时最高心率以不超过［220－年龄（岁）］×0.7次/分为宜，成年人提高肌肉力量的推荐量：每一组肌群练习2～4组，每组重复8～12次，组间休息2～3分钟，如外加阻力，其阻力范围以60%－70%1RM（1RM，即只能举起一次的最大重量）为宜。

4. 运动方式

1）哑铃操

动作要领：单手握住轻量哑铃，没有哑铃的可以用装满水的矿泉水瓶代替，手肘弯曲呈90°，将哑铃或者矿泉水瓶举到身体前方，重复至少20次，速度越快效果越好。

运动原理：哑铃操能够有效提高体内蛋白质合成和基础代谢，通过对肌肉进行锻炼达到减肥的效果。

2）平板支撑

动作要领：身体呈俯卧位，双肘弯曲，使肩膀和肘关节呈垂直状态，双脚脚尖踩地，让身体离开地面，伸直躯干，注意头部和肩部、髋部、踝部保持在同一平面，收紧核心肌群，眼睛看向地面，保持呼吸均匀。每组坚持60秒，一次训练4组，每组之间间隔不超过20秒。

运动原理：平板支撑主要帮助塑造腰部、腹部和臀部线条，锻炼核心肌群，更重要的是还能帮助维持肩胛骨平衡，塑造背部线条，训练下背部肌肉。

3）卷腹运动

动作要领：平躺于地上，双膝屈曲呈90°，双脚平放于地面，双手交叉置于胸前或者放于两耳边，沉肩收腹，微收下颌，慢慢呼气，腹部收紧，让肩胛骨离开地面，保持腰部贴地固定，然后缓缓吸气恢复原位。一上一下为一次；抬腿卷腹时，双脚同时屈曲抬起，小腿和地面保持平行。

运动原理：卷腹运动是最常用的腹部运动，主要锻炼腹直肌。

4）深蹲

动作要领：背部挺直，双脚与肩同宽，双手交叉放颈后，或者朝前平举，缓慢下蹲，下蹲的时候注意挺胸收腹，肩胛内收，下蹲速度越慢越好，整个下蹲时间保持在10～30秒，坚持30秒之后，缓缓站起再重复蹲下，每组做10～15次，下蹲时注意调整呼吸，重复2～4组。

运动原理：大腿肌肉的发达程度与肺活量和心脏功能成正比，而深蹲是锻炼大腿肌肉的首选动作。

5）俯卧撑

动作要领：两手按住地面，保证两手间距与肩同宽，两腿向后伸直，同时保证躯干伸直，不出现弯曲；动作从曲臂开始，身体平行下降，身体下降时躯干与臀部、下肢保持平板状态，待身体快要接触到地面的时候撑起，恢复到初始姿势为一个动作。对于初练者，每天20～30个就可以了，然后再逐步增加数量。

运动原理：俯卧撑主要锻炼上肢、腹部的肌肉，是简单易行又十分有效的动作。

6）波比运动

动作要领：背部挺直，双脚站立，双脚与肩同宽，自然下蹲，双手撑地，快速将双腿后踢，再回到自然下蹲姿势，然后直立。初学者可以先从做 10 次波比（Burpee）运动，休息 10 秒，总共做 10 个循环，或是在 30 秒内做尽量多次波比运动，休息 30 秒，总共做 10 个循环。强度适应后可以调整次数及休息的时间。

运动原理：波比运动能在短时间内提升心率，被称为是最有效率的全身运动项目。波比运动结合了深蹲、伏地挺身及跳跃一连串动作，可训练全身 70%以上的肌肉，包括手臂、腹部、臀部及背部肌群等。

5. 无氧运动的注意事项

（1）根据自身情况进行 2～4 个循环。

（2）锻炼前和锻炼后分别进行 5～10 分钟的热身和放松，比如慢跑、拉伸等。

（3）练习的过程中，动作与动作之间尽量不要间隔时间过长，做完后再休息。

（三）力量训练

1. 运动时间

每周至少 2～3 天，每次至少 20～30 分钟，每周累计不少于 60 分钟。

2. 运动频率

一周 2～3 次，建议成年人每周对大肌群（即胸部、肩部、上背部、下背部、腹部、臀部、下肢）进行训练，同一肌群的练习时间应至少间隔 48 小时。根据实际情况，可以选择一次完成全部肌群的训练，也可以选择每次仅训练部分肌群，分几天完成所有肌群训练。

3. 运动强度

以心率调整运动强度时，运动时最高心率以不超过［220－年龄（岁）］×0.7 次/分为宜，成年人提高肌肉力量的推荐量：每一组肌群练习 2～4 组，每组重复 8～12 次，组间休息 2～3 分钟，如外加阻力，其阻力范围以 60%～70%1RM（1RM，即只能举起一次的最大重量）为宜。

4. 运动方式

1）低强度慢跑 2000 米或在跑步机上低强度慢跑 10 分钟

2）慢跑后，关节肌肉放松 5 分钟

3）上肢力量训练

哑铃侧平举或波比运动：2～3 组，第一组 8 次，第二组 10 次，第三组 12 次，每组间隔 1 分钟。

肱三头肌撑体或哑铃划船后伸屈：2～3 组，第一组 8 次，第二组 10 次，第三组 12 次，每组间隔 1 分钟。

反屈上臂哑铃弯举：2～3 组，第一组 10 次，第二组 14 次，第三组 18 次，每组间隔 1 分钟。

卷腕：2～3 组，第一组 10 次，第二组 14 次，第三组 18 次，每组间隔 1 分钟。

4）胸腹部力量训练

仰卧推举或跪式俯卧撑：2～3组，第一组6次，第二组8次，第三组10次，每组间隔1分钟。

悬垂举腿：2～3组，第一组8次，第二组10次，第三组12次，每组间隔1分钟。

卷腹或仰卧起坐：2～3组，第一组20次，第二组25次，第三组30次，每组间隔1分钟。

5）下肢力量训练

提踵或哑铃弹跳：2～3组，第一组10次，第二组14次，第三组18次，每组间隔1分钟。

深蹲或弓步蹲：2～3组，第一组10次，第二组14次，第三组18次，每组间隔1分钟。

5. 力量训练的注意事项

（1）使用器械锻炼时要注意安全，正确使用锻炼器械。

（2）有身体不适如感冒、发烧等症状时，请暂停运动。

（3）锻炼时可根据自己的感觉（轻松或吃力），稍微调节运动强度，以锻炼后第二天不感觉疲劳为宜。

（4）应选择良好的运动环境，避免在严寒、酷暑、风暴等恶劣环境下锻炼。

（5）锻炼前后应注意适宜补液，尤其在炎热的夏天。

（6）根据能量平衡和膳食平衡原则，调节好自己的饮食。

（四）协调性训练

协调性（coordination）指身体肌群运动的时机（timing）正确、动作方向及速度恰当，平衡稳定且有韵律性。在各项运动训练中，协调性训练难度较高，因影响协调性的因素除了遗传、运动员心理特征外，尚有肌力与肌耐力、技术动作熟练度、速度与速度耐力关系、身体重心平衡能力、柔软度等。

1. 运动时间

每周至少2～3天，每次至少20～30分钟，每周累计不少于60分钟。

2. 运动频率

一周2～3次较佳，动作项目最少十项，每项动作最少练习3～5次。

3. 运动强度

以心率调整运动强度时，运动时最高心率以不超过［220－年龄（岁）］×0.7次/分为宜。

4. 运动方式

1）单个动作系列重复练习法

（1）肩绕环：由直立双臂上举开始。双臂直臂向前、向下、向后、向上以肩关节为轴逆时针划圈摆动。

（2）纵跳：双脚并拢，双手上扬，小腿用力向上跳。

（3）前后跳：双脚并拢，双手上扬，小腿用力向前与后跳。

（4）转向跳：双脚并拢，双手上扬，小腿用力向上跳，但跳起后躯干需转180°后着地，同时身体与双手辅助维持身体平衡。

2）动作组合式练习法

（1）立卧撑跳起转体 360°：由俯卧撑姿势开始，先屈髋屈膝抬大腿成全蹲，起立后即刻双脚蹬地全力、快速纵跳，双臂积极摆动，在空中转体 360°。衔接下一个动作时迅速下蹲，在双手撑地的同时，双脚向后伸蹬，成俯卧撑。

（2）全身波浪起：双腿左右稍开立，先做直腿体前屈，然后依次进行向前跪膝（收腹、含胸、低头）、向前挺髋（收腹、含胸、低头）、向前挺腹（含胸、低头）、挺胸、抬头，成反的“S”形波动，两臂在体侧划圆，连续做。

（3）身体不协调动作组合练习：上右步的同时右手上举，上左步的同时左手上举，右步后退右手叉腰，左步后退左手叉腰，逐渐加快节奏。

3）条件刺激练习

（1）变向跑练习：做向前 5 米冲刺，接后退 3 米，左冲刺 5 米后右冲刺 3 米的练习；或者在地上画一边长为 10 米的正方形，做顺逆方向跑的连续练习。

（2）移动中的躲闪练习：用小体操垫设置障碍，练习者利用前滑步及左右滑步躲闪过小体操垫向前快速绕行前进。

（3）快速转体练习：听口令，做向前疾冲，突停，然后向后疾冲的练习。

4）持器械式练习法

（1）练习者自然站立，由两名以上同学手持排球、篮球练习投掷，练习者在两名同学中间尽力躲闪，避免被球投中。15～20 秒为一组，重复 3～5 组。

（2）练习者持网球或弹性球，距墙壁 2 米站立，向墙壁投掷网球或弹性球，待弹回时用手迅速接住，练习时双脚要不停地前后左右移动，练习 15～20 秒为一组，重复 3～5组。

三、常见问题的运动处方

（一）超重和肥胖

通过运动控制体重是健康、有效、持久的方式。运动水平与减重呈量效关系。《ACSM 运动测试与运动处方指南》指出，＜150 分钟/周的运动可轻度降低体重，＞150 分钟/周的运动可降低 2～3 千克体重，＞225～420 分钟/周的运动可降低 5～7 千克体重。因此，对大部分人而言，通过运动可以达到有效控制体重的目的。

同时，ACSM 对超重和肥胖者的运动测试和运动处方也给出了明确的建议。

1. 运动测试

（1）运动测试不是超重和肥胖人群开始低至中等强度运动项目必需进行的。

（2）超重和肥胖个体通常存在出现其他并发症的风险，运动测试时需兼顾风险与效益。

（3）在运动测试时需考虑治疗相关并发症的药物使用。

（4）若存在肌肉或是骨骼损伤，应调整运动测试方案。

（5）超重和肥胖人群是潜在低运动能力人群，因此运动测试需要采用低起始负荷。

2. 运动处方

青年群体相较儿童和老年群体，体力好，对疲劳的耐受性强，因此运动强度和运动量可适当增加。

1）有氧运动

（1）运动频率：5 天/周。

（2）运动强度：以中等强度开始，逐渐增加至较大强度运动。

（3）运动时间：30 分钟/天或 150 分钟/周，逐渐增加至 60 分钟/天或 250～300 分钟/周。

（4）运动项目：步行、长跑、游泳、骑自行车等。

2）抗阻运动

（1）运动频率：2～3 天/周。

（2）运动强度：60%～70%1RM，可逐渐增加强度，以增加肌力和肌肉量。

（3）运动时间：每个肌肉群进行 2～4 组训练，每组重复 8～12 次。

（4）运动项目：器械或自由力量训练等。

3）柔韧性运动

（1）运动频率：2～3 天/周。

（2）运动强度：拉伸至感觉紧张或轻度不适。

（3）运动时间：静态拉伸 10～30 秒，每个动作重复 2～4 次。

（4）运动项目：静态拉伸、动态拉伸。

4）注意事项

（1）应逐渐达到至少 30 分钟/天的中等至较大强度运动。

（2）为了长期控制体重，应逐渐达到每周至少 250 分钟中等至较大强度运动。为实现≥250 分钟/周的运动目标，应将运动安排在每周的 5～7 天进行。应在 3～6 个月内至少减少初始体重的 3%～10%。

（3）按照减重目标减少能量摄入。

（4）抗组运动能加强超重和肥胖者的肌肉力量和身体功能，同时，参加抗组运动可能会带来其他健康获益，因此，在初始阶段，需要制订个体化的运动计划。

（二）亚健康状态

1. 焦虑的运动处方

运动是性价比超高的健康促进方式，是缓解焦虑的一种行之有效的自然疗法。进行一定时间的规律的有氧锻炼，充分调动心脏功能，能够增加大脑中帮助稳定情绪的神经递质的释放量。30 分钟中高强度的有氧锻炼会让人在数小时后应对压力的能力增强。持续锻炼的人会较少受到压力的困扰和出现焦虑、抑郁的状态。

运动处方：在早上做一次有氧锻炼或是在繁忙工作结束后进行系统的锻炼，环境适合的情况下可以适当进行户外运动。

2. 困倦的运动处方

研究显示，每周运动达到 150 分钟的人在白天感到疲倦的可能会降低 65%左右，进行体育锻炼的人入睡更快，出现睡眠障碍的可能性较低。良好的睡眠能够促进体内褪黑素的释放，促进机体恢复，修复受损细胞，从而让人精神抖擞。

运动处方：每周参加 2—5 小时中等强度运动。可以尝试练习瑜伽，研究显示，在练习瑜伽的过程中进行深呼吸训练，失眠的症状能够在 4 个月内得到良好的改善。需要注意的是，运动需在就寝前至少 3 小时完成，否则会对睡眠造成不良刺激。

3. 下背疼痛的运动处方

脊柱周围支撑脊柱的肌肉会随着久坐、年龄的增长而慢慢地发生肌力减弱，而休息并不能解决这个问题。力量训练是一种更好的应对方法，坚持针对性的训练 10～12 周能够将后背疼痛程度减轻 30%～80%，针对下背部、腹部肌群的力量训练能够很好地减轻脊柱的压力、改善关节活动度，从而起到预防和缓解下背疼痛的作用。

运动处方：每周进行 2～3 次的针对性的力量训练，主要针对全身的主要肌肉群（如胸部、腿部等），下背部和腹部肌肉的力量训练根据个人身体素质决定，每个动作完成 8～16 次，每次 2～4 组。

4. 免疫功能力低下的运动处方

有氧锻炼能够将免疫细胞从人体组织中诱导出来，让它们更好地发挥作用，向入侵的病毒和细菌进攻。

运动处方：能提高心率的锻炼就能增强免疫功能，较好的选择是慢跑、骑车或参加操课课程。

四、不同环境中的运动处方

（一）炎热环境下的运动

1. 预防脱水

排汗是因人而异的，就个体而言，相同条件下进行相同的运动所需要的体液是不同的。通过测量运动前后的体重来确定排汗率，可以确定补液量，并在运动或体力活动前、中、后根据自身的需要补充水分。

2. 预防中暑

中暑是指在炎热环境中，进行运动或体力活动时，机体无法适应高温环境而产生的不适。在运动前，应对自身对热环境的适应状态、体适能、营养状况等进行评估。运动强度、持续时间、运动时间段都会对机体产生影响。通常两次运动的间隔时间至少要有 3 小时，最佳为 6 小时，以利于机体恢复和补充液体。

（二）寒冷环境下的运动

当机体组织温度低于 0 摄氏度，便会发生冻伤。最易出现冻伤的部位是暴露在外的身体部位（手、脚）。在进行有氧运动时，身体和面部温度降低会诱发心绞痛。因此，在寒冷的天气，我们需根据自身耐受情况选择合适的服装，进行合适的运动，制订恰当的运动量与运动时间。

五、常见运动损伤的处理

（一）肌肉痉挛

肌肉痉挛（俗称抽筋）是指肌肉不自主地强直收缩。

1）发病原因　寒冷刺激；大量出汗使体内电解质丢失；肌肉收缩失调。

2）症状　痉挛的肌肉僵硬，疼痛难忍，所涉及的关节暂时屈伸受限，痉挛缓解后，局部仍有不适感。

3）处理　解除肌肉痉挛可采用牵引痉挛肌肉的方法，如小腿后群的肌肉抽筋，可通过伸直膝关节，用力回勾脚掌来缓解。同时，还可以配合局部按摩和按压穴位等手法，促其缓解。游泳时发生肌肉痉挛，首先不要惊慌，如果自己无法处理或缓解，要立即呼救，在水中解脱肌肉痉挛的方法包括：

（1）腓肠肌或脚趾痉挛时，先吸一口所气，仰卧于水上，用痉挛肢体对侧的手握住痉挛的脚趾，并用力向身体方向拉，另一手掌压住痉挛肢体的髌骨上，以帮助膝关节伸直，可连续做几次。

（2）大腿肌肉痉挛时，深吸一口气，仰卧于水面，弯曲痉挛大腿的膝关节，然后用双手抱着小腿用力使它贴在大腿上，并用力向前伸屈。

（3）上臂肌肉痉挛时，握拳，并用力屈肘然后用力伸直，反复几次。

（4）手指肌肉痉挛时，用力握拳，然后用力迅速把手张开，反复几次。

（5）手掌肌肉痉挛时，两手掌相对用力压，并作振颤动作。

4）预防措施　提高身体对寒冷的适应能力，运动前必须充分做好准备活动，对容易发生痉挛的肌肉，运动前适当按摩，夏季运动出汗过多时，要及时补充水、电解质和维生素。游泳下水前，应用冷水淋湿全身，使机体对冷水的刺激有所感应，水温较低时，游泳时间不宜过长，冬季运动要注意保暖。

（二）肌肉与韧带损伤

1）发生原因　多发于一些运动姿势不正确的人群中。另外因为运动前热身不够全面容易引发脚踝扭伤；或者是运动场地不平整以及运动鞋不合适等都会引起脚踝的扭伤。

2）处理措施　一般来说，脚踝扭伤需要较长时间的恢复期。如果扭伤后能够对脚踝及时进行正确处理，能够缩短恢复期。脚踝扭伤处理措施遵循 RICE 原则：

（1）R（rest），休息：脚踝扭伤后应立即停止运动，制动休息，防止重复损伤和加重损伤。

（2）I（ice），冰敷：损伤后应该及时根据所处的环境，寻找冰敷的条件，可以用冰棍和冰水等代替，置于脚踝处，冰敷 10～15 分钟。冰敷在早期最好每隔 2～3 小时进行一次，可以有效地防止肿胀的发生。

（3）C（compression），加压包扎：为了有效地防止脚踝肿胀，可以利用绷带和其他有弹性的物件，对受伤脚踝进行加压包扎。

（4）E（elevation），抬高扭伤脚踝：为了减少组织液的渗出和减轻脚踝的肿胀，可以将扭伤的脚踝适当抬高。

4）温馨提示　脚踝扭伤后一定要等到其痊愈后才能再次进行剧烈运动，否则可能发生再次扭伤，并且症状会更加恶化。

（三）膝关节损伤

1）发生原因　造成膝部疼痛的原因有很多，既有外界因素，也有内在原因。其中一个很大的原因是场地因素，没有缓冲的跑步场地对膝关节的冲击比较大，容易造成膝关节损伤，引起疼痛。跑步者自身肌力弱，或者跑步的异常动作模式也会导致大腿外侧的髂胫束比较紧张，长时间得不到放松，从而引起膝关节疼痛。

2）处理措施　如果跑步时出现膝关节疼痛，应停止跑步，在就医确诊后遵医嘱进行恢复性训练及治疗。

3）预防措施　跑步者应该在平时加强腿部的肌肉力量训练，增强膝关节周围的肌肉力量，从而增强膝关节的稳定性，对膝关节起到保护作用。在跑步前后多进行拉伸和放松，并用泡沫轴放松髂胫束，会对膝部疼痛起到预防作用。

4）温馨提示　任何运动都不能忽视力量性训练，只有肌肉力量得到提升，才能更好地开展其他运动。

（四）肌肉酸痛

1）发生原因　运动前的准备活动不够充分或者是运动后没有进行及时有效的拉伸放松，使得疲惫的肌肉没有得到良好的休息。

2）处理措施　运动中如果发生肌肉酸疼，可以适当地减小运动量，降低运动的速度，拉伸或按摩发生酸疼的肌肉。

3）预防措施　运动前的热身运动和运动后的拉伸放松是预防肌肉酸痛的有效方法。

（五）腹痛

1）发生原因　在正式运动前，未进行准备活动。心脏无法立刻适应运动负荷，引起呼吸肌紊乱；或是饭后、饮水后运动，使肠系膜受到过分牵拉。

2）处理措施　运动过程中发生腹痛时，最好缓慢停止运动，调节呼吸节奏，可连续做多次深呼吸。同时用手按摩腹部，可减轻疼痛。

3）预防措施

（1）选择合适的运动装备。

（2）运动前要充分热身，运动后也要及时放松与拉伸。

（3）在跑步过程中出现不适症状时应该及时缓慢停止运动，以免造成严重的后果。

（六）足底筋膜炎

足底筋膜为脚底部位的厚结缔组织，主要提供脚底足弓的支撑力，并吸收足部动作时所产生的反作用力。足底筋膜在脚底跟骨的前方，从脚后跟部往五个脚趾头呈放射状，向前延伸成一张扇形而附着在趾骨上。如果足底筋膜长时间的处于伸张状态，或是受到局部的强力碰撞，就可能产生发炎的现象，也就是所谓的“足底筋膜炎”。

1）发生原因　足底筋膜炎患者通常在早上起床或久坐后起立起步行时疼痛最为剧烈，行走一段时间后会减轻。造成此病的原因主要是扁平足和运动量过大，而小腿肌肉痉挛则会加重这种损伤。

2）处理措施　在跑步中感到脚底疼痛或不舒服的时候应及时停止运动，及时冰敷，避免做足趾背屈的动作。平时要多进行足部的牵拉和放松，可在脚底踩网球，从而起到放松足底筋膜的作用。

（朱亮，蒋红英，兰正燕，张建梅，刘红，何红晨）

第五节　运动安全识别与处理

一、运动安全原则

进行任何形式的运动都要注意安全，若运动安排得不合理，违背科学规律，就可能出现伤害事故。运动时，应遵循以下基本原则：

（1）充分了解自己的身体状况。进行运动时，应结合个体生理情况、体质情况、躯体疾病等来安排锻炼的内容和运动量。

（2）保证合理的运动负荷，避免过度运动。应根据自身身体状况选择合适强度的运动进行锻炼，体能水平提高之后再逐步增加运动强度。

（3）配合正确的动作要领和保护、帮助的方法进行练习。错误的动作在短时间内不会让人感觉异常，但长期错误的动作会对身体有负面影响。

（4）集中精力，全力投入运动。运动损伤主要是疲劳或体能下降时进行高强度运动导致的。运动时集中精力，可有效预防与减少运动损伤的发生。

（5）选择安全的运动场所进行锻炼。锻炼时，应选择干净、整洁、地面平整的环境，尽量不在狭小的区域内锻炼，以免发生碰撞事故，特别要注意不去危险或不明情况的水域游泳，恶劣天气时尽量避免户外运动。

（6）保持正确、适宜的运动着装，正确佩戴护具。运动时，尽量选择宽松、柔软、弹性好的运动服，冬季注意保暖，夏季注意散热。

二、运动安全措施

（一）发生运动损伤的原因

1. 认识不足，措施不当

首先，体育教师和运动者对预防运动损伤的认识不足，存在一些片面的认识，如“运动损伤难免”“运动损伤不过是小伤小病”，甚至将预防运动损伤的科学态度与勇敢、顽强、拼搏的体育精神对立起来。因此，个别教学未积极采取有效的预防措施，发生损伤后也不认真总结分析。

其次，不少男性青少年生活经验不足，缺少防伤观念，好胜心强，好奇心重，常盲目、冒失地进行力所不及的运动，导致运动损伤；一些女性青少年在运动时胆小、害羞、畏难，做动作时恐惧、犹豫、紧张，这些都可能会使动作失败而受伤。

2. 准备运动不足

充分的准备运动是避免运动损伤的主要手段，其目的是提高中枢神经系统的兴奋性，特别是克服植物性神经的惰性。通过全身关节、肌肉的活动，加速血液循环，使肌肉组织得到充分的血液供应，增强肌肉的力量和弹性，恢复技术动作的条件反射联系，从而为正式运动做好充分的准备。

运动中经常出现的错误有以下几种：

（1）不做准备运动就进行激烈的体育活动，极易造成肌肉损伤、关节扭伤。

（2）准备运动敷衍了事，神经系统和各器官系统的功能尚未达到适宜水平。

（3）准备运动的内容不恰当。

（4）过量的准备运动使身体功能有所下降。

3. 运动量安排不合理

实践证明，运动量安排不合理，不但不能起到锻炼身体的效果，还会引发运动损伤。

若长期局部运动负荷过大，超过人体组织所能承受的能力，在这种情况下运动，人体组织结构因过度摩擦、挤压，或因过度牵拉，会引起微细损伤积累，导致慢性损伤。

慢跑除消耗热量、维持体型外，还可以强化免疫力。从运动心理学的角度，慢跑还可以降低焦虑、强化自信以及增强抗压能力。对心脏而言，慢跑可以使心肌细胞活性上升、心室生理性扩大、心搏量与心输出量增加，以及增进冠状动脉循环；对肺脏而言，长期慢跑有助于提升肺活量。但是，慢跑也可能会有运动伤害，最常见的是“过度使用伤害”。

“过度使用伤害”一词首见于 1968 年美国医学协会期刊一篇分析慢跑生物力学的文章，成因除内在因素（如慢跑者本身骨骼肌肉异常，以及年龄、性别、体重的差异）外，主要是外在因素，即耐力训练或重复使用，其中，突然增加跑步强度指数最容易造成伤害。跑步强度指数包括距离、速度、坡度与频率，无论慢跑的目的是改善体能还是挑战极限，跑步强度指数都必须逐次增加（即循序渐进原则），否则就很容易受伤。

4. 教学、训练和比赛活动组织、安排不当

教学、训练和比赛活动组织、安排不当主要包括不遵守教学、训练和比赛的原则，以及组织方法不当。不遵守教学、训练和比赛的原则可能包括以下几种情况：在组织教学、训练的过程中，不遵循个别对待原则，没有认识到不同年龄、性别学生的生理、心理特点不同，即使年龄、性别相同，不同个体的身体发育情况、健康状况、身体素质、运动能力及技术水平也存在很大差异；没有遵循运动负荷从小到达，技术动作学习从简单到复杂的循序渐进原则。

组织方法不当具体表现在以下几个方面：在教学过程中，特别是进行器械训练时，可能因教师负责的学生过多，缺乏必要的保护措施，对素质和技术差的学生未及时给予保护，加上运动场地狭小，增加了相互碰撞的机会；课外活动时，没有或不遵守运动场地分区，任意穿越投掷场地，或在非投掷区进行投掷练习；运动器材破旧，不符合卫生要求；运动练习时间、线路不正确；等等。例如，针对 50 米追逐跑，备课时要考虑伤害因素，避免事故发生，可组织活动如下：①前后距离不能少于 3 米；②要预先画好跑道，向学生强调分道跑；③追上前面的同学，以摸到为准，不必抓住或超越；④把速度相近的两个同学安排为一组。

5. 缺乏医务监督及安全保护措施

若及时发现影响学生身体健康、身体结构的因素，就应采取必要措施对运动进行调整。因此，运动之前要对学生进行身体检查，主要是眼、耳、咽喉、血压、脉搏、疝气等方面，这是预防运动损伤必不可少的环节。若有条件，还应对骨骼系统从结构到外形进行更加细致的检查，以了解学生的肌肉力量、关节的稳定性、身体姿态及以往所受损伤的原因，这样能够更加有效地避免不必要的损伤。

研究表明，青少年发生运动猝死多由先天性心脏病、心肌炎或原发性肥厚性心肌病引起。带有由单核细胞症引起的脾脏肥大的人应禁止参加有身体直接接触的任何体育运动项目；异常肥胖和发育还未成熟的人在参加有身体直接接触的运动时受伤的危险性也会增加。

6. 身体功能和心理状态不良

身体功能和心理状态不良主要包括休息不好、缺乏经验、思想麻痹、情绪急躁，或运动时恐惧、害羞、犹豫不决和过分紧张等。因此，运动损伤的预防不仅应从医学角度进行，还必须从心理上进行调整。另外，运动基础、身体素质差或动作要领不正确等，也容易发生损伤事故。

通常情况下，高中阶段女性青少年比男性青少年更容易发生严重的损伤，这是因为部分女性青少年缺乏身体协调性。另外，个别运动项目中，下肢特别容易受伤，对于这些项目，制定预防运动损伤的身体调整计划时，必须优先考虑下肢的强化训练。

7. 场地、设备、气候条件不良

场地、设备、气候条件不良可能包括以下方面：场地不平，有杂物；场地太硬，器械安装不牢，缺乏必要的护具；气温过高，空气潮湿，导致大量出汗而失水，易使人疲劳，甚至中暑，使人肌肉痉挛；在寒冷的冬季易发生冻伤，或因肌肉僵硬，肌肉弹性、耐力下降，协调性差而发生损伤。

对于不同的运动项目，应有针对性地进行运动损伤的预防。例如，跳跃教学，应将助跑道（尤其是踏跳区、起跳板）上的尘土清扫干净，以免学生在练习过程中滑倒摔伤。沙坑中的沙子松软并填满，使用过程中要不断松沙坑，以免发生扭伤。运动时，应保证前一个人离开沙坑后才可起动助跑，要使用正确的过竿、落地方法，正确、规范地进行联系。又如，田径教学，应在自己的跑道上跑完全程，不能跑入他人跑道，以免碰撞摔倒受伤。跑道的终点不能离墙、树木等固定物太近，以免产生碰撞造成损伤。障碍赛跑最容易发生伤害事故，因此，障碍物不宜过高，横绳、竹竿等障碍物不可固定不动，障碍物前侧应铺上体操垫。

（二）运动安全措施

运动中，经常会发生扭伤、擦伤、拉伤、碰伤等运动损伤，偶尔会发生一些重大安全事故，轻者影响日常活动，重者可能造成残疾，甚至危及生命。要建立良好的运动计划与习惯，学习常用的运动项目保护措施和方法，全面了解自身健康情况，重视细节，从而更有效地消除安全隐患。

1. 全面了解自身健康情况

定时进行健康体检，建立健康档案。教学中，教师应对学生的健康状况应有一定了解，根据学生的健康状况安排适当的运动，要特别关注身体素质较差和患有先天性疾病的学生，若医生建议某些先天性疾病患者不参加体育活动的，应安排其休息。

2. 充分认识安全工作的重要性，增强责任感

教学中，教师要有高度的安全意识，学生应树立安全第一的思想。课堂中，教师应组织学生有序地到操场上课。定时进行安全教育，使学生时刻保持安全意识，不做危险的事，防止安全事故发生。

3. 加大安全教育力度，提高安全意识和自我防范能力

（1）强化课堂纪律教育。

教学中，教师要以身作则，要求学生穿运动服和运动鞋上课，课堂中听指挥、遵守纪律。另外，准备运动要充分，跳前多活动，易伤部位早预防。教师要严格按照教学程序上课，让学生远离危险区，对某些可能会导致意外伤害事故发生的不良行为应及时制止。

（2）检查场地、器材。

不满足要求的场地、器材是引发安全事故的最主要外部因素，规范其准备条件和使用方法是最基本的安全预防。教师必须仔细做好场地、器材的安全检查，若有安全隐患应及时排除。例如，要特别注意场地是否平整，及时清除小石块，防止摔倒引起不必要的伤害事故。

器材的使用和保管要遵守一定的原则。例如，田径项目最好不用球作标志物，尤其往返跑和蛇形跑等；单杠、双杠、肋木等应及时保养、修理或更换；搬运器材时禁止打闹，不能将铅球、标枪等危险器材随意摆放。

（3）高度关注学生，增强自我保护意识。

教学中，应善于观察和发现学生的一些异常情况，合理引导，适时鼓励，加强沟

通。增强学生的自我保护意识，针对教学内容，教会学生互相保护、帮助的方法，从而有效预防运动损伤。

（4）杜绝体罚和变相体罚。

体罚会对未成年学生产生不良影响，会挫伤其学习积极性，伤害其人格尊严，不利于健康成长。教师应当遵守法律，认真履行职责。

（5）加强医务监督，提高自我保健意识。

医务监督在教学中尤为重要，教师要善于观察学生的身体情况。例如，学生面红耳赤，大口喘气，满头大汗，说明运动负荷太大，应立即调节，采取减少练习次数、降低练习强度、缩短练习时间等措施；学生面色发白，虚汗满面，走路摇晃，说明体力不支，应让其休息，并时刻关注其身体状态。

三、运动危机事件预防与处理

（一）外伤

外伤是开放性的损伤，如擦伤、撕裂伤、刺伤等。

外伤会造成伤口流血，应及时地止血。一般采用给受伤局部上药和用药棉或纱布包扎，以及指压相应的血管进行止血。对于小面积的外伤，可以用碘酒、医用酒精、生理盐水等清洗伤口，然后涂抹消炎药。对于损伤面大或深的伤口，应立即止血，并迅速到医院处理。

对于外伤的预防，应尽量避免摔倒，运动时穿防滑运动鞋，遵守运动规则，减少不合理的身体冲撞和摩擦。

（二）内伤

内伤是闭合性的损伤，常见的有肌肉拉伤、关节扭伤等。

内伤的处理一般分为三个阶段：

（1）限制活动阶段。即在损伤发生的 24 小时内，一般冷敷、加压包扎、抬高受伤部位，避免损伤加重。48 小时内一般不对受伤部位进行按摩和理疗。冷敷能降低局部组织温度，使血管收缩，减轻局部充血，抑制神经的感觉，具有止血、镇痛、防止或减轻肿胀的作用。冷敷一般使用冰袋或冷气雾剂，冰袋进行伤部冷敷一般约 20 分钟；冷气雾剂喷射时应与皮肤垂直，距皮肤 20～30 厘米，每次约 10 秒，不可喷射过多，以防冻伤。

（2）活动阶段。48 小时后，一旦局部出血和肿胀停止，可以进行按摩、理疗或敷药治疗，逐步恢复受伤部位的功能。

（3）功能恢复阶段。受伤部位基本愈合，在加强保护的情况下，可以进行练习。

（三）猝死

运动中的猝死大多由心血管疾病引起，如青年心肌炎、先天性异常以及中老年人冠状动脉粥样硬化症。运动前应了解自身健康状况，以心血管系统为重点进行检查。医学检查大致可分为个人资料、医学诊断、运动负荷测试等。

1. 个人资料

（1）个人信息：姓名、性别、年龄、出生日期、住址、职业等。

（2）病历史：包括高血压、心肌梗死、脑卒中、心脏瓣膜疾病、肾病、肝病、甲状腺功能亢进、糖尿病、肺结核、胸膜炎、哮喘、肺气肿、肩痛、膝关节痛等。

（3）症状问诊：是否容易感冒、呼吸不畅、经常盗汗、血压升高、头痛、头晕、耳鸣，是否有过胸痛、脸和脚浮肿，轻微活动后是否乏力、胃痛等。

（4）健康就诊：每天饮酒量与吸烟量。

（5）运动状况：过去与现在的运动情况和锻炼习惯，每天的运动项目和时间。

2. 医学诊断

（1）医生诊断：包括视、触、叩、听等。

（2）临床检查：包括身高、体重、血压、尿液检查、眼底检查、肺活量、时间肺活量、安静心电图、胸透、X 光片、血常规等检查。

3. 运动负荷测试

单从安静状态判断运动时的身体状况是不科学的，应该采用运动负荷测试了解个体身体状况，确定是否可以实施运动处方。运动负荷测试诊断应在有设备的诊所或运动保健中心进行。

运动负荷测试是为了了解本人是否能够参加运动锻炼而进行的测试，在运动测试之前，医生的诊断十分重要。若受试者在运动中出现以下不适，应立即终止运动负荷测试：

（1）有感冒等传染性疾病。

（2）体温超过 37℃。

（3）安静时心率超过 100 次/分。

（4）安静时血压超过 120mmHg。

另外，还需要确认以下信息：是否饮酒；是否睡眠充足；是否规律生活；是否有医生的许可。

（朱亮，张建梅，蒋红英，兰正燕，杨杰，刘红，何红晨）

第六节 多动的行为

生活中，我们可能见过这样的小孩：家长经常抱怨他们精力过分充沛，做事缺乏效率、没有条理；老师常批评他们上课注意力不集中、不遵守规则，容易与同学发生矛盾。随着年龄增长，这些小孩中的一部分仍然存在这些表现，不受控制，导致其很难完成需要专注的工作，不能维持良好的人际关系，甚至出现酗酒、违法、犯罪等问题。这一类人很可能患上了“多动症”。

多动症的学名为注意缺陷与多动障碍（Attention Deficit and Hyperactive Disorder，ADHD），这类患者与同龄人相比具有明显持续的注意力不集中、活动过度、冲动表现，并且影响其日常生活。在学龄期儿童中这种疾病很常见，每100个孩子中就有5～7个患有多动症，其中男孩比例是女孩的2～3倍。绝大部分患者在上幼儿园、小学时被家长和老师发现，并送医确诊。多动症的持续时间很长，随着治疗时间增加或年龄增长，部分患者症状缓解，约70%的患者症状持续到青春期，30%～50%的患者症状持续到成年，即每100个成年人中可能有2～3个患者。由于人们关注的更多是儿童多动症患者，使成人的多动问题常被忽视。

儿童多动症患者经常容易被外界刺激分散注意力，如做作业不专心，做事效率低下，缺乏条理，时间管理混乱，难以按时完成指定的任务；经常粗心大意、丢三落四、忽视或遗漏细节；与他人交流时常显得心不在焉；常显得不守规矩，不服从指挥，精力旺盛，很难保持安静，手脚常常动个不停等。儿童多动症患者的行为和情绪都具有冲动性，在采取行动前缺乏思考，不顾及后果。比如，喜欢接话、抢话，不能遵守秩序，缺乏耐心；缺乏合作精神，容易与人发生矛盾；情绪稳定性差，容易表现过度兴奋，或易于感觉挫败；如果没有立即满足要求，就出现过度的反应，甚至有反抗和攻击性行为。儿童多动症患者可能会伴随一些发育相关的问题，如语言落后、认知功能发展不平衡等，常影响其学习效果及效率。

延续至成年，如果上述问题（特别是注意力问题）持续存在，即为成人多动症患者。成人多动症患者通常工作效率不高，容易走神、分心，总是显得心不在焉；难以遵守约定（如回电话、还信用卡等），难以按时完成工作任务，物品摆放混乱无序。随着年龄增长，成人多动症患者大幅度的肢体活动减少，青少年时期的多动主要表现为细小动作增多，而成人则主要表现为不安、烦躁，难以持续处于需要长时间保持安静的场合。由于各种原因，成人多动症患者不能与人维持长久、稳定的关系，可能与家人、同事、上司等的关系不佳。

各种症状的长期存在导致多动症患者更容易遭受挫折、压力，出现同伴关系不良、自尊心弱、成就低下等方面的问题。与正常人相比，多动症患者更容易伴随对立违抗障碍、品行障碍、情绪障碍、学习障碍、抽动障碍、睡眠障碍等精神疾病，这会对其健康和生活产生不良影响，这类患者出现酒精滥用、吸毒、违法犯罪、意外伤害、自伤自杀等不良后果的风险较高。

此外，不同多动症患者的具体表现不同，有的以注意力不集中为主，有的以多动、冲动为主，有的以上问题都很突出。多动症患者通常在12岁之前已经出现以上症状，且不是主观故意，不是由不清楚规则或患有躯体疾病等造成的，严重程度明显超过同龄人的一般表现，这些症状直接导致其学习、生活、人际交往等方面的困难。符合这些条件的孩子或成人，建议必要时尽早就诊明确诊断。

值得注意的是，正常儿童的活动水平常存在较大差异，不同发育时期可能表现出类似多动/冲动行为，比如，有的婴幼儿从出生起就显得精力旺盛、活动多，喜欢不停提问，喜欢冒险，做事较冲动，但这些问题并没有影响其正常生活。

注意力集中时间随儿童年龄的增长逐渐延长，比如，5～6岁儿童的专注时间为

12～15分钟，7～10岁为20分钟，10～12岁为25分钟，12岁以上可以达到30分钟。不能仅凭注意力几种的时间去判断一个孩子是否正常，需要结合其年龄和注意力发展的水平进行分析。多动症患者的很多表现不受自我控制。当儿童多动症患者做感兴趣、对注意力集中时间要求较短、刺激性较大的事（如玩游戏、看动画片）时可以专注很长时间，这并不代表其注意力没有问题；而正常儿童从事不感兴趣的事情时也可能容易分心，不能坚持太长时间，所以不能因此此判断其为异常。需要警惕的是，描述“症状”的家长对孩子期待过高或过度关注的，他们可能认为孩子没有达到自己的要求，容易将正常行为判断为异常；而对孩子期待过低或忽视的家长，则可能认为孩子是正常的，忽略了孩子存在的问题。针对以上这些情况，在评估和判断病情时都需要仔细考虑。

多动症是一种确切的慢性神经发育障碍，遗传和环境因素对于发病有重要影响，但具体的发病机制尚不明确。目前认为，多动症患者的近亲再患病的风险是正常人的5～9倍，遗传因素对于发病有重要影响。人体大脑内某些物质（如多巴胺、去甲肾上腺素及五羟色胺等）的代谢或功能失调，大脑某些区域的结构和功能异常也可能对多动症发病产生影响。另外，母亲怀孕期间的不利因素（如吸烟、饮酒、感染等）及各种原因造成的婴儿脑损伤，儿童血铅水平过高、铁缺乏，家人关系不良，教养方式不当，有精神疾病方面的家族史，家庭经济困难等，也可能与患病有关。

早期诊断、早期系统规范地治疗至关重要。《儿童注意缺陷多动障碍防治指南》提出，多动症的治疗是一个长期过程，需要医疗、家庭、学校等的通力合作，制定个体化的药物及心理治疗综合方案以及治疗目标，坚持随访，定期评价治疗效果和不良反应，并根据疗效调整治疗方案。治疗目标除控制核心症状以外，还应包括患者的学习功能、社交技能、行为、自尊、家庭功能等方面的全面提升，以最大限度地减轻患者的功能损害。

目前，多动症的诊断主要依靠家长和老师的观察，结合心理评估、躯体检查等结果，由专业的儿科、精神科医生综合分析后才能做出。常用的评估工具有Conners儿童行为问卷（父母问卷、教师问卷）、SNAP－Ⅳ评定量表（父母版、教师版），这些评估工具有助于筛查多动症，判断症状的严重程度和治疗效果，由于测试结果容易受到干扰，因此不能仅凭测试结果就认定孩子是否患病，一定要找医生进行咨询。在诊断之前，还要完成血常规、尿常规、肝肾功能、脑电图、头部磁共振，以及视力、听力、染色体、甲状腺功能等方面的检查，排除可能与多动症混淆的其他身体方面的疾病或遗传疾病，也可为后续治疗提供指导。

对儿童多动症患者进行治疗时，首先需要家长和教师密切配合，针对患者特点进行教育，提高其自信心和自觉性，培养有规律的学习生活习惯。家长培训是治疗的重要一环，良好的教育方式可明显改善患儿行为，系统的家长培训内容包括介绍疾病知识、亲子关系和家庭教育、学校干预、行为管理、情绪调控等，通过理论结合操作的方式，提供良好的支持性环境，让家长学会以新的应对方式来解决家庭问题。在学校方面，可以通过观察患者的课堂行为和在校表现来监测其症状变化，从学校、教师、同学的不同角度提供更多支持性社会资源，给予患者更多的理解和帮助，让其建立自信。

针对多动症患者有专门的行为治疗技术，主要是利用行为矫正技术和社交学习理论的方法，让患者观察与模仿恰当的行为、态度和情感反应，学会适当的社交、学习等技能，用新的、有效的行为来替代不适当的行为模式。

针对6岁以上中重度多动症患者，建议配合药物治疗，减少多动，改善注意缺陷，延长注意期限，在一定程度上提高患儿的学习成绩，短期内改善患儿与家庭成员的关系。其中，中枢神经系统兴奋剂为治疗多动症的主要药物。其通过提高神经突触内的多巴胺和去甲肾上腺素的利用率，促进认知的完成和注意的集中，增加对强化的敏感性以及行为抑制的控制，可以安全、高效地改善注意缺陷、认知功能和多动症状。常用的药物包括哌甲酯（利他林、专注达）、右旋苯丙胺等，这些药物存在依赖和成瘾风险，因此受到严格管控，需要有资质的医生才能处方。非兴奋剂类的药物如托莫西汀，疗效与哌甲酯相当，具有较好的安全性，但起效相对较慢。使用这些药物属于一线治疗措施。另外，可能有效的药物还包括某些抗抑郁剂、可乐定等，均需专科医生才能处方。除传统治疗以外，生物反馈训练、中医治疗等也常用于多动症，但仍缺乏足够的研究证据，目前仅作为一种治疗补充。

综上，多动症的治疗最好采用药物、心理（行为训练）、父母训练为一体的综合性治疗，单用药物只能短期缓解部分症状，而多动症对患者及其家庭带来的不良影响则更多地依靠非药物治疗。综合性治疗对于患者增强自控能力、获得社会技能、改善其家庭功能等具有重要作用。

附录

对比孩子或自己在生活中有没有出现以下状况，并按频率分别判定：无、较少、常常、总是。若大部分答案是“常常”或“总是”，建议向专业人员咨询，以明确是否存在注意缺陷与多动障碍。

1. 学习或做事时不注意细节或粗心大意
2. 完成任务或玩耍时很难保持注意力集中
3. 别人讲话时，没有认真倾听
4. 不能完全按要求做事，不能完成课堂作业或家务（因为注意时间短暂，而不是因为对抗行为或没听懂指导）
5. 经常很难组织任务、学习和其他活动
6. 回避、不愿意做那些需要持续用脑的事（如完成课堂作业或家庭作业）
7. 经常丢失一些常用的东西（如铅笔、书本或玩具）
8. 容易因无关刺激而分心，注意力不集中、易分散
9. 日常生活中经常忘事
10. 坐不住，小动作多或扭来扭去
11. 在教室或其他需要保持坐下的地方无法坚持，离开座位
12. 在不恰当的场合乱跑乱爬

13. 很难安静地玩游戏
14. 经常忙忙碌碌，好像被发动机驱动着一样
15. 话多，说起来没完
16. 常在提问没说完时就抢先回答
17. 在游戏或集体活动时，很难按顺序等待
18. 常打断别人（如插话或插入别人的游戏过程）
19. 常发脾气
20. 常与大人争吵
21. 不听话，经常对抗或拒绝大人的要求或规则
22. 故意惹他人生气
23. 把自己的过错归咎于他人
24. 易被激怒
25. 经常生气或怨恨别人
26. 怀恨或想报复别人

（司徒明镜）

参考资料

[1] 高贺，燕鹏．体育运动与大学生身心健康素质的关系研究［J］．当代体育科技，2017，7（36）：209－210.

[2] 刘训．现代性背景下运动与健康的关系［J］．当代体育科技，2018，8（30）：211，213.

[3] 梁涛，黄盛良．体育运动与大学生心理健康教育的关系研究［J］．当代体育科技，2019，9（18）：88，90.

[4] 孙玉宁，韩冰，胡莎，等．新时期大学生体质健康状况及提升策略探析［J］．辽宁体育科技，2019，41（6）：104－106.

[5] 程涵，夏高艳．大学生身体素质影响因素及对策［J］．管理观察，2018（15）：128－129.

[6] 盛大洋．大学生体育运动现状调查与对策［J］．佳木斯职业学院学报，2019（2）：128－129.

[7] 张云帆，高尚．大学生体育运动现状调查及分析——以济宁市高校为例［J］．体育科技，2019，40（1）：95－96.

[8] 何甜甜．运动干预对大学生焦虑症状的效应检验［D］．曲阜：曲阜师范大学，2016.

[9] 曾玲子．体育运动对大学生心理健康素质的影响：心理坚韧性的中介作用［D］．武汉：华中师范大学，2018.

[10] 朱丽丽，侯毓岭，蒋兰新．大学生体质健康测试中运动损伤的调查研究［J］．体育科技文献通报，2020，28（4）：62－63.

[11] 赵效江．大学生运动动机与其体质健康水平的相关性分析［J］．赤峰学院学报（自然科学版），2020，36（3）：86－88.

[12] 应华，金晶，蔡九琦．大学生体育锻炼态度的多维度解析——基于《体育锻炼态度量表》文献统计［J］．浙江体育科学，2020，42（2）：94－100.

[13] 马旭辉．体育运动与大学生心理健康状况的探讨［J］．文体用品与科技，2020（1）：197－198.

[14] 惠娟．大学生体质健康状况调查与分析［J］．科技视界，2020（1）：99－101.

［15］林辉，王奕，鄢行辉．运动处方教学对普通高等院校大学生体质健康影响［J］．嘉应学院学报，2019（6）：117－122．

［16］李高，刘霞．运动干预对大学生体质健康的影响——以河南医学高等专科学校为例［J］．运动精品，2019（12）：94－95．

［17］孙玉宁，韩冰，胡莎，等．新时期大学生体质健康状况及提升策略探析［J］．辽宁体育科技，2019（6）：104－106．

［18］杨川川．身体运动功能训练对普通大学生体质健康的影响［J］．体育世界（学术版），2019（11）：162，165．

［19］孙细英．从大学生心理健康角度出发深化高校体育课程研究［J］．科技资讯，2019（28）：234－235．

［20］黄宏远，赵广．大学生有效运动干预模式的体系研究［J］．教育现代化，2019（72）：129－130．

［21］刘堃，刘丽萍．大学生体育运动与健康促进教育探索［J］．卫生职业教育，2019（15）：19－20．

［22］陈哲伦．基于大健康背景的体育运动与大学生健康关系分析［J］．河北农机，2019（7）：57．

［23］梁涛，黄盛良．体育运动与大学生心理健康教育的关系研究［J］．当代体育科技，2019（18）：88，90．

［24］徐忠．时代对大学生体质的影响［J］．体育科技，2019，（03）：61－62，64．

［25］王园丽，乔智．“大健康”背景下体育运动与大学生健康关系研究［J］．灌篮，2019（10）：55．

［26］王慧玲，董海洋．运动干预对体质健康突出问题大学生身心的影响［J］．饮食科学，2019（4）：190．

［27］谭润芳．体育运动对大学生身心健康的促进作用研究［J］．运动，2019（2）：66－67．

［28］刘捷．大学生亚健康管理的运动干预对策探析［J］．体育师友，2018（6）：60－62．

［29］美国医学学会．．ACSM运动测试与运动处方指南［M］．10版．王正珍，译．北京：北京体育大学出版社，2018．

［30］邵帅．运动干预对职业院校大学生心理健康影响的Meta分析［J］．职业技术教育，2019，40（29）：70－75．

［31］邱芬，秦子来，崔德刚．大学生的体育活动风险认知与运动损伤和锻炼行为的关系［J］．武汉体育学院学报，2015，49（6）：75－81．

［32］刘君，王晓玲．舞蹈对女大学生焦虑和身心健康的影响［J］．广州体育学院学报，2019，39（5）：107－110．

［33］窦海波，成波锦，何辉．循环抗阻训练对女大学生肌力及有氧耐力影响研究［J］．广州体育学院学报，2020，40（2）：87－90，115．

［34］张韧仁，刘萍，杨立，等．不同锻炼承诺和日常锻炼行为对身体锻炼短期情绪效益的影响［J］．成都体育学院学报，2020，46（2）：119－126．

［35］米奕翔，郝卫亚，胡水清，等．不同速度条件下跑步动作的性别差异［J］．中国运动医学杂志，2020，39（3）：185－193．

［36］陈善平，李树茁，容建中．运动承诺和锻炼条件对大学生体育锻炼行为的影响［J］．北京体育大学学报，2005，28（11）：1483－1484，1510．

［37］邱芬，秦子来，崔德刚．大学生的体育活动风险认知与运动损伤和锻炼行为的关系［J］．

武汉体育学院学报，2015，49（6）：75－81.

[38] 张冰雨，曹丹. 体育锻炼对大学生有氧运动水平的影响 [J]. 中国临床康复，2004，8（15）：2920－2921.

[39] 赵敬国，花小艳. 6 周不同运动频率广播体操锻炼对女大学生认知电位的影响 [J]. 中国运动医学杂志，2010，29（3）：324－325，331.

[40] 陈乐琴. 16 周有氧健身操运动干预对超重女大学生脂肪氧化动力学影响研究 [J]. 沈阳体育学院学报，2018，37（5）：87－91.

[41] 曲辉，姚家新，石建国. 体育锻炼坚持性、锻炼成瘾与特质流畅关系的研究 [J]. 沈阳体育学院学报，2017，36（4）：77－83.

[42] 乔秀芳，潘红英，王军利. 不同锻炼水平对大学生骨密度和体成分的影响及其相关性分析 [J]. 中国骨质疏松杂志，2017，23（5）：594－598.

[43] 王一民. 大学生课外体育锻炼习惯缺失原因与对策研究 [J]. 武汉体育学院学报，2016，50（8）：82－86.

[44] 余千春，马维娟，邹延峰，等. 晚锻炼对大学生睡眠质量的影响 [J]. 中华预防医学杂志，2013，47（6）：542－546.

[45] 沈翔. 运动干预和运动——认知干预对大学生压力应对及心理承受力的影响 [J]. 武汉体育学院学报，2015，49（10）：76－82.

[46] 陈婷婷，余锦. 舞蹈啦啦操对女大学生体成分的影响 [J]. 广州体育学院学报，2016，36（2）：104－107.

[47] 曲辉，周倩云，曹振兴，等. 运动成瘾影响因素的非条件 Logistic 回归分析 [J]. 天津体育学院学报，2015，30（5）：425－431.

[48] 张惠红，赖勤，叶培军. 大学体育教育对学生身心健康的作用：对大学生身体锻炼、身体素质及身体形象的跟踪研究 [J]. 首都体育学院学报，2014，26（5）：417－419，436.

[49] 朱风书，周成林，陆颖之，等. 中等强度有氧运动对大学生认知控制能力的影响及时程效益 [J]. 中国运动医学杂志，2015，34（2）：175－180，212.

[50] 杨永钟，江瑞，袁锋，等. 我国全民健身活动发展特征研究——基于 4 次全国群众体育调查结果的分析 [J]. 西南师范大学学报（自然科学版），2017，42（6）：121－128.

[51] Ainsworth B E，Haskell W L，Leon A S，et al. Compendium of physical activities：classification of energy costs of human physical activities [J]. Med Sci Sport Exerc，1993，25（1）：71－80.

[52] Angadi S S，Mookadam F，Lee C D，et al. High-intensity interval training vs moderate-intensity continuous exercise training in heart failure with preserved ejection fraction：a pilot study [J]. Med Sci Sport Exerc，2009，41（7）：1510－1530.

[53] Bailey D P，Locke C D. Breaking up prolong sitting with light-intensity walking improves postprandial glycemia，but breaking up sitting with standing does not [J]. J Sci Med Sport，2015，18（3）：294－298.

[54] Blankenship J M，Granados K，Braun B. Effect of subtracting sitting versus adding exercise on glycemic control and variability in sedentary office wokers [J]. Appl Physiol Nutr Metab，2014，39（11）：1289－1293.

[55] Currie K D，Dubberley J B，Mckelvie R S，et al. Low-volume，high-intensity interval training in patients with CAD [J]. Med Sci Sport Exerc，2013，45（8）：1436－1442.

[56] Donnelly J E，Blair S N，Jakicic J M，et al. American college of sports medicine position stand. Appropriate physical activity intervention strategies for weight loss and prevention of weight re-

gain for adults [J]. Med Sci Sport Exerc，2009，41 (2)：459－471.

[57] Elliott A D，Rajopadhyaya K，Bentley D J，et al. Interval training versus continuous exercise in patient with coronary artery disease：a meta-analysis [J]. Heart Lung Circ，2015，24 (2)：149－157.

[58] Gianoudis J，Baily C A，Daly R M，et al. Associations between sedentary behaviour and body composition，muscle function and sarcopenia in community dwelling older adults [J]. Osteoporos Int，2015，26 (2)：571－579.

[59] Gibaka M J，Gillen J B，Percival M E. Physiological and health-related adapations to low-volume interval training：influences of nutrition and sex [J]. Sport Med，2014，44 (2)：127－137.

[60] Glass S，Dwyer G B，American college of sports medicine. ACSM' s Metabolic calculations handbook [M]. Baltimore (MD)：Lippincott Williams and Wilkins，2007.

[61] Kang M，Marshall S J，Barreira T V，et al. Effect of pedometer-based physical activity interventions：a meta-analysis [J]. Res Q Exerc Sport，2009，80 (3)：648－655.

[62] Little J P，Francois M E. High－intensity interval training for improving postprandial hyperglycemia [J]. Res Q Exerc Sport，2014，85 (4)：451－456.

[63] Lyden K，Keadle S K，Staudenmayer J，et al. Discrete features of sedentary behavior impact cardiometabolic risk factors [J]. Med Sci Sport Exerc，2015，47 (5)：1079－1086.

[64] Persinger R，Foster C，Gibson M，et al. Consistency of the talk test for exercise prescription [J]. Med Sci Sport Exerc，2004，36 (9)：1632－1636.

[65] Physical Activity Guidelines Advisory Committee. Physical activity Guidelines Advisory Committee Report [J]. U. S. Department of Health and Human Services，2008，9 (24). 683.

[66] Swain D P，American college of sports medicine. ACSM's Resource Manual for Guidelines for Exercise Testing and Prescription [M]. 7th ed. Baltimore (MD)：Lippincott Williams and Wilkins，2014.

[67] Thompson W R，Gordon N F，Pescatello L S，et al. ACSM' s Guidelines for Exercise Testing and Prescription [M]. 7th ed. Baltimore (MD)：Lippincott and Williams Wilkins，2010.

[68] Exercise and physical activity：Your Everyday Guide from the Natinal Institute on Aging [J]. U. S. Department of Health and Human Services，2010 (10).

[69] Woolstenhulme M T，Griffiths C M，Woolstenhulme E M，et al. Ballistic stretching increases flexibility and acute vertical jump height when combine with basketball activity [J]. J Strength Cond Res，2006，20 (4)：799－803.

[70] Zadow E K，Gordon N，Abbiss C R，et al. Pacing，the missing of the puzzle to high－intensity interval training [J]. Int J Sports Med，2015，36 (3)：215－219.

[71] 郭兰婷，郑毅. 儿童少年精神病学 供精神医学及其他相关专业用 [M]. 2 版. 北京：人民卫生出版社，2016.

[72] 孙学礼. 精神病学 [M]. 北京：高等教育出版社，2020.

第四章　睡眠行为与健康

第一节　睡眠行为概述

睡眠，俗称睡觉，是人与生俱来就会做的事。睡觉，绝不是躺下、闭眼、睡着这样简单的程序。睡眠是一种最基本的生理行为，是保障身心健康的重要条件。

睡眠过程中，人体全身包括中枢神经系统都得到了休息和恢复。人们能睡得着觉，是因为人体有着十分复杂而精细的调节机制，能让我们从清醒状态进入到睡眠状态。所有哺乳动物的睡眠和觉醒都是由多种神经系统一起工作调节的。睡眠是一个主动的过程，也就是说睡觉其实不是我们所感受的那样：我困了、累了，所以我不得不睡觉了。睡眠，是大脑和身体相互配合的，我们是主动进入睡眠的。

睡眠的机制十分复杂，科学家们至今还在不断研究“人为什么会睡觉”这一个生命课题。现有科学证据提出，人会睡觉，是因为人体的很多的脑区参与了睡眠过程，例如，人体生命中枢——下丘脑，就是调节睡眠和觉醒的重要脑区。除此之外，睡眠也与激素调节、免疫机制、神经递质机制有关，包括肾上腺皮质激素、褪黑素。褪黑素是由松果体分泌的一种胺类激素，其产生与睡眠同步发生，对调节人体昼夜节律有着重要的生理作用。它的特点是当光线暗时能够分泌，而当光线强时分泌就会被抑制。免疫机制中的白细胞介素-1、白细胞介素-2、肿瘤坏死因子，以及神经递质中的γ-氨基丁酸、5-羟色胺酸等，都参与了睡眠过程。这些激素或此消彼长，或携手共进，一起维持人们睡眠和觉醒的秩序。

第二节　睡眠与健康

大量实验证明，睡眠是人体不可或缺的，对于人体健康具有非常重要的意义，主要体现在以下几个方面：

（1）消除疲劳，恢复体力。

睡眠是消除疲劳的主要方式。人体很多器官在睡觉过程中获得修复和滋养，如大脑、心脏、肺、肾等器官在睡眠过程中，降低了工作强度，得到了休息。睡眠期间，胃肠道及其有关脏器合成并制造人体能量物质供活动时使用，使人体得到更多滋养。另外，由于体温、心率、血压下降，呼吸及部分内分泌减少，使人体基础代谢率降低，从而使体力得以恢复。现代医学并不鼓励人们牺牲睡眠来获取暂时的成绩，从长远来看，牺牲睡眠往往是得不偿失的。好好休息才能好好工作，就如文武之道，一张一弛。

(2) 保护大脑，恢复精力。

当睡眠不足时，常常会感到烦躁，或萎靡不振，反应迟缓，记忆力变差，注意力不集中；当睡眠充足时，则会感觉精力充沛，思维敏捷，办事效率高。这是由于大脑在睡眠状态下耗氧量大大减少，对大脑提供重要的保护。睡眠对大脑的作用非常大。婴儿每天需要睡眠时间约 20 小时，他们睡觉的时候可没有闲着，他们的大脑正在飞速地发育。睡眠缺失十分不利于大脑发育。如果人激动状态下睡不着觉，其实有其他激素维持人体亢奋的觉醒状态，但不建议长期维持这种状态。因此，不用因为偶尔一两次睡眠不足而感到糟糕。

(3) 增强免疫力，恢复机体机能。

睡眠能够增强机体抵抗力和免疫能力，睡眠过程中会分泌很多免疫因子，使组织器官得到自我修复。很多连续熬夜的人，常感觉精神还可以，但身体变差了，这就是人们常说的“亚健康”。亚健康指免疫力减退的状态，而处于亚健康状态的人，往往睡眠不好。因此，睡眠健康是健康的基石。现代医学甚至会把睡眠作为一种治疗手段，适当地给予患者改善睡眠的药物，减少耗能，提高免疫因子的分泌，有利于疾病的康复。日常生活中，人们常常会在不舒服的时候睡一觉，之后就会感觉好一些，可见，睡眠对人体免疫力的增强和机体机能的恢复多么重要。

(4) 促进生长发育。

睡眠与儿童生长发育密切相关。婴儿出生后，大部分时间都在睡觉，他们的大脑在睡眠时可以得到良好发育。儿童的其他发育也和睡眠有关。睡眠不好的儿童，生长发育所需激素分泌不足，可能导致其身材矮小。对于儿童，睡眠十分重要，父母应帮助孩子合理安排作息，保证其正常的生长发育。

(5) 延缓衰老，促进长寿。

大部分“过劳死”是睡眠不足的极端案例，不睡觉的人，其机体无法得到很好的修复。如果机器一直运转，不能休息，就很快会产生损耗，人也一样，保证充足的睡眠，可以有效延缓衰老，促进长寿。长期睡眠不足是导致寿命减少的重要因素之一，甚至某些猝死也和睡眠不足有很大关系。当然，睡眠不是越长时间越好，科学研究发现，睡眠时间特别长的人寿命并一定很长，因为这些人可能本身不太健康，需要比一般人更长时间的睡眠使机体得以修复。

(6) 睡眠的其他作用。

睡眠有助于美容，以及维护正常的心理健康等。长期睡眠不足的人常显得疲惫而苍老。睡眠是人体维持正常心理健康的重要因素。如前所述，睡眠不足的人常会变得烦躁易怒、注意力不集中，影响正常心理状态和生活。而有一些人睡眠不好是由某些心理疾病造成的，如患抑郁症、焦虑症会使睡眠不好。

第三节 睡眠生理

睡和醒，是人体主动调节的精密而复杂的过程。醒着的时候，我们能够察觉自己身体的变化，那么睡着时我们的身体有哪些变化呢？科学家们常采用一些辅助手段来记录睡眠过程，如多导睡眠图、心电图、肌电图、眼动图等。

一、睡眠的分期与时长

睡眠时，人体对外界刺激的感受能力降低，除与呼吸相关的肌肉外，其他骨骼肌松弛，血压稍降，心跳变慢，代谢率减低。多导睡眠图可以记录睡眠时脑电波的变化，根据行为学和多导睡眠图描述的特征，可将睡眠分为两个重要时期，即快眼动睡眠期（Rapid Eye Movement Sleep，REMS）和非快眼动睡眠期（Non−Rapid Eye Movement Sleep，NREMS）。快眼动睡眠期的脑电图类似于清醒或入睡时，波幅低、频率快，又称为快波睡眠（Fast Wave Sleep，FWS），此时眼睛快速运动，每分钟约 60 次。非快眼动睡眠期又分为Ⅰ、Ⅱ、Ⅲ、Ⅳ期，其中Ⅰ、Ⅱ期为浅睡眠，Ⅲ、Ⅳ期为深睡眠，因Ⅲ、Ⅳ期脑电图多表现为慢波，故又称为慢波睡眠（Slow Wave Sleep，SWS），此时几乎观察不到眼睛快速运动。一般正常成年人是从非快眼动睡眠期开始，再进入快眼动睡眠期。这两个睡眠时期周期性交替，每一个周期包括 20～30 分钟快眼动睡眠和约 60 分钟非快眼动睡眠，如此循环，成年人每晚有 4～6 个睡眠周期。

随着年龄增长，深度睡眠的比例会下降，醒来的次数会增多，睡眠的需求量就变少了。大部分成年人每晚需要 6～8 小时的睡眠，但每个人所需睡眠时间并不完全一样。睡眠时间与年龄相关，儿童和青少年的睡眠时间比成人多，青年人的睡眠时间比老人多。老年人达不到 8 小时的睡眠是很正常的，如果睡眠不足没有影响正常生活，那就不必太过担心。但是研究证明，如果睡眠长期少于 6 个小时，可能会影响认知功能。不同年龄最佳睡眠时间见表 4−1。

表 4−1 不同年龄最佳睡眠时间

年龄	最佳睡眠时间	备注
60 岁以上	5.5～7 小时	午休不超过 1 小时
30～60 岁	男性约 6.29 小时，女性约 7.5 小时	保证 22：00—5：00 睡眠
13～29 岁	约 8 小时	最晚 24：00 睡觉，6：00 起床
4～12 岁	10～12 小时	不超过 12 小时
1～3 岁	夜间约 12 小时，白天 2～3 小时	睡前 1 小时洗温水澡
1 岁以下	约 16 小时	夜间不频繁喂奶、换尿布

二、睡眠与梦

梦是在睡眠过程中产生的一种生理、心理现象。人的睡眠时间中约五分之一的时间在做梦。梦、睡眠和人的关系非常密切，很早以前人们便试图解释梦，然而至今，梦境仍然是人类奥秘之一。我国医学典籍中早有对梦的记录和研究，例如《黄帝内经素问》中就有对梦的记录和理解。

心理学史上对梦最早尽心系统研究与分析的是奥地利的精神分析学创始人弗洛伊德，1900 年，他的《梦的解析》一经问世便震惊世界。弗洛伊德认为，梦分为"显梦"和"隐义"两个层次。可由当事人追溯和记忆的梦是显现的，多数也是可以被当事人本身接受的，但梦境所代表的真正意义多数是潜伏和隐含的。当事人内在的本能冲突和欲望往往在现实清醒的情况下无法得到满足，做梦成为对这些欲望的宣泄与表露，所以梦的隐喻多为当事人不接受和面对的真相。弗洛伊德认为梦的最大作用是愿望的满足与实现。

20 世纪初，行为主义先锋巴甫洛夫比较科学地阐述了梦的机理，他认为梦是大脑皮层中孤立的兴奋点和一定记忆痕迹相连接造成的。睡眠时大多数细胞在休息，只有少数细胞是活跃的，睡眠时大脑皮层失去了在觉醒状态时对整个大脑的控制。少数细胞在活动时，整个大脑皮层失去了觉醒状态对它们的控制和调节，记忆中的某些片段不受约束地重现，就表现为与正常心理活动不同的千奇百怪的梦境。

20 世纪 50 年代以后，电生物技术的发展为人们研究睡眠找到了一些客观指标，对研究睡眠和梦起到了重要的推动作用。美国芝加哥大学睡眠中心的研究发现，人们在快眼动睡眠时被唤醒，有 80%的人反映他们在做梦；在非快眼动睡眠时被唤醒，只有 7%的人反映他们做了梦。这一研究是梦的机制研究中的重要突破。

20 世纪 60 年代后期，以夏比如为首的学者对快眼动睡眠和梦的关系提出了假设，他们认为梦和思维与记忆有密切的关系。人脑就像一台电脑，必须将输入大脑的信息加以处理，传译成密码，然后储存。这种将短时记忆变成长时记忆的过程，必须经过整理与巩固，睡眠过程中的快眼动睡眠就是每个人将每天输入大脑的信息加以整理的时间，而梦的出现就是将白天输入的信息重新换出使脑部再度选择及淘汰的缘故。

现代科学研究指出，梦是入睡后必然出现的一种心理现象，正常的梦并不影响睡眠，而且是人类正常活动所必需的。科学家们做过剥夺梦的实验，每当被试者出现快眼动睡眠时就把他叫醒，干扰他做梦，几天之后，这些被试者就逐渐变得注意力涣散，记忆力减退，思维混乱，容易发脾气，甚至出现了错觉和幻觉。人们常常以为夜间做梦会影响休息，这其实是个天大的误解。

第四节　睡眠行为心理保健

据世界卫生组织统计，国外发达国家的失眠发生率为27%，而我国据不完全统计，认为目前国内睡眠障碍患者约有3亿，而睡眠不良者竟高达5亿，一个人只喝水不进食可以活7天，但如果不睡觉只能活4天。因为失眠可能造成各种各样的问题，如工作能力下降、产生经济损失等。因此，全世界都非常关注睡眠问题，每年3月21日就被定为"世界睡眠日"，中国睡眠研究会于2003年将其引入中国。

虽然睡眠是一种生理现象，但人不会在任何状态下都能睡着，需要有合适的睡眠机会与条件，如战争、地震等就不是合适的睡眠机会。即使有合适的睡眠机会，也还需要良好的睡眠环境。睡眠环境、睡眠用具、睡眠姿势等都会对睡眠产生影响，所以良好的睡眠是需要物质条件的。

一、睡眠的物质保障

（一）睡眠用具和睡眠姿势

一般认为舒适、符合身体脊柱曲线的床是好床，但适合个人喜好、经济条件、身体状态的床才是"好床"，如患有腰椎间盘突出的适合硬板床，野外"地为床天为被"的"心床"在当下也认为是"好床"。一般情况下，良好的枕头高度约10厘米，硬度适中。当然枕头也要遵循个人身体情况与喜好。良好的睡眠姿势以右侧卧位为宜。但长时间单侧睡觉会让人感觉疲惫，所以人在睡觉时，会根据舒适度来调整姿势。爱打呼噜的人一定要减少平躺的时间，因为平躺会堵塞气道，加重打呼噜；如果身体上有疼痛的地方，选择睡眠姿势时应尽量避免压迫。

（二）睡眠环境

睡眠环境温度以15℃～24℃比较理想，这也需要和个体情况和感受进行调整。睡眠适合在相对黑暗的环境进行，其可以促进褪黑素的分泌，有助于睡眠。除此以外，睡眠环境应该尽量安静，且通风良好。在狭小、不通风的环境中，大多数人都睡不好觉，若在缺氧的环境中睡觉，大脑无法得到足够的休息，睡眠质量并不好。

睡眠是一种主观感受，心理感受不好就会觉得睡眠不好，出现烦躁、焦虑、担心等情绪，有人认为，如果睡眠时间不够、睡眠不好，就通过补觉或锻炼、劳动、喝酒、吃安眠药等来促进入睡，但研究发现，这些情绪行为使睡眠更加不好，出现恶性循环。因此，良好的睡眠需要行为心理保健。

二、睡眠的行为心理保健

（一）学习掌握良好的睡眠卫生知识

虽然睡眠是生理现象，但仍需要学习。通过学习，了解、掌握一定的睡眠卫生知识，有助于树立良好的睡眠心态，提高睡眠质量，减少睡眠障碍的发生。

有些人认为，好睡眠、睡眠质量高的标准是倒下就睡、不做梦、中途不醒、睡够8小时、醒来精力充沛。这样的认识是不全面的，睡眠有潜伏期，半小时内入睡才正常，做梦也是一种正常生理现象。睡眠遵守自然节律，会受到日照、天气等的影响。成年人的睡眠时间为7~8小时，但存在个体差异。判断夜间睡眠时间是否足够，主要看白天精力的恢复情况，没有必要过分关注睡眠时间的长短，这样可能会造成不必要的焦虑，反而让睡眠受到影响。要对睡眠有正确的认识与期望，才能消除对睡眠的焦虑。不需要刻意在乎偶尔一次的睡眠不好，人体有自行修复的能力。

（二）养成睡眠规律

如果睡眠真的出现问题，那就需要进行一些养成睡眠规律的训练。尽量安排每一天同一个时间点起床，节假日也不例外。睡觉不是充电，不是一次睡足了，以后就不需要那么多睡眠了。时多时少的睡眠反而是对睡眠规律的干扰，所以睡眠出现问题的人应该按时睡觉，按时起床，不破坏生物钟，帮助自己建立良好的睡眠规律。

（三）减少午睡

是否需要午睡一直备受争议，一些研究认为午睡是好的，一些研究则不这么认为。对于是否需要午睡，应从个体出发。健康人需要考虑是否需要通过午睡来维持清醒状态，午睡是否会影响晚上的睡眠。存在睡眠问题的人不建议午睡，因为其午睡可能会影响晚上的睡眠，其睡眠规律会受到午睡的干扰。夜间睡眠更符合人与自然的规律，它对人体意义是大于午睡的。

（四）只用来睡觉的床

床是用来睡觉的，可是很多人会躺在床上看电视、玩手机、看报纸、听音乐，可这样可能会影响睡眠。对于存在睡眠障碍的人，在床上玩手机、看电视、听音乐等会影响其入睡。因此，不建议存在睡眠障碍的人在床上做除睡觉以外的其他事情。这样做是为了建立睡眠床和床之间的条件反射，而不再让睡觉和玩、想事情相关联，从而使睡觉变得更简单容易。

（五）减少卧床时间

良好的睡眠体现在睡眠效率而不是卧床时间，睡眠效率＝睡眠时间÷卧床时间×100%，睡眠效率在80%以上才能称为好睡眠。当不能延长睡眠时间时，可通过减少卧床时间来提高睡眠效率，从而提高睡眠质量。想通过卧床来减轻疲倦是不科学的，没有睡着就要起床，不能让大脑误会是在睡眠。请注意，白天不躺床、不睡觉；晚上只在有睡意时才上床，卧床 20 分钟不能入睡，就离开卧室，从事一些简单活动，等有睡意时再返回卧室睡觉；早上要在规律时间起床。这样可以减少卧床时的觉醒时间来消除床与觉醒、沮丧、焦虑等不良情绪的消极联系，重建床与睡眠之间的积极联系，而且可以通过睡眠限制缩短夜间睡眠的卧床时间，增加夜间睡眠驱动力和睡眠的连续性，直接提高睡眠效率。

（六）健康的饮食

饮食也会影响睡眠，如果睡前吃得过饱或太饿，都会影响睡眠。建议睡前两小时内不要进食难以消化的食物，或过度摄入含糖饮料。如果睡前真的很饿，可以喝一点果汁或牛奶，或吃一些清淡的蔬菜。建议 45 岁以上的人在晚上八九点之后不要进食过多肉类。要避免睡前喝酒、咖啡、茶等兴奋类饮料以及辛辣食品。一些睡眠障碍较严重的患者还需要忌茶和咖啡。

（七）适当的体育锻炼

每天保持适当的体育锻炼有助于睡眠，因为运动会促进分泌各种对人体有益的激素。但要注意，不建议睡前剧烈运动，因为运动之后多巴胺的分泌增加，而多巴胺使人兴奋，可能会影响睡眠。因为睡不着而拼命做家务、洗衣服、拖地等不利于睡眠，也是类似道理。

（八）睡前保持平静状态

不建议睡前进行激烈的脑力劳动，如做题、写论文、写标书等，大脑的兴奋可能会影响睡眠。另外，睡前也不建议进行过多的社交活动（如聊天）、观看情绪起伏很大的电影或书籍等。睡前应该是安静、和谐、舒适的。

（九）调控睡眠惰性

有些人刚睡醒时可能把洗面奶当作牙膏、出门时丢三落四、坐错公交车，每天早晨仿佛一个非完全行为能力人。出现这些情况的原因就是睡眠惯性，又称睡眠惰性，指从睡眠中醒来后即刻出现的认知与运动机能下降，也就是身体醒了，脑子还没醒。在这种似醒非醒的状态下，人的警觉性降低，意识清晰度不高，注意力没有完全集中，感觉、记忆、思维等均未达到被充分调动的状态。如果有人睡眠惰性严重，就会在睡醒后出现问题，这对于一些特殊职业可能会造成很大的危险，如值班的急诊医生或护士、长途车司机、待班的消防员等，他们都是需要面临立刻由睡眠中清醒并转换到工作状态的状况的特殊人群，如果出现睡眠惰性，就可能酿成事故。睡眠惰性的持续时间从几分钟到两小时不等，有的人甚至更长。

睡眠惰性的缓解如下：起床前闭目几分钟，或者醒后稍坐一会再起身。起床后，可适当增强外部环境刺激，如增强环境中的光线，有研究表明，亮光对减少睡眠惰性有一定作用。一些研究飞行员睡眠惰性的试验所使用的干预方式就是采用不同明暗程度的亮光；环境中的声音对减少睡眠惰性也有一定作用，如起床后听广播。让肢体较多地活动起来，也可增加对大脑的信息刺激而降低睡眠惰性，如洗脸、刷牙、洗澡等。另外，还可饮用一些兴奋类饮料，如咖啡、茶等。睡眠惰性不仅见于早晨，如果午睡时间过长，也会出现睡眠惰性。因此，建议午睡时间建议为 15 分钟，最好不要超过半小时。睡眠惰性会逐渐减轻，所以醒后不要马上做重大决策或执行复杂任务。

（十）放松心态

人在焦虑时睡眠会受影响。焦虑会使警觉系统增强，时刻保持警惕来应对危险。在焦虑的状态下睡不着觉，其实是一种自我保护。

考试可能使学生焦虑、睡不着觉，其实这是一个自然过程。如果学习、生活没受到睡眠不良的影响，且考试结束后睡眠情况恢复，则不必在意这种暂时的睡眠问题。但如果这种睡眠问题持续时间过长，影响了正常的学习、生活，那就需要寻求专业帮助。

睡前冥想和放松训练可以帮助睡眠。现在许多手机软件都有提供睡前冥想，可以尝试下载跟随指令进行练习。这样的冥想训练，也许不会对所有人有效；也不是通过一两次冥想和放松训练就可以获得优质睡眠的。这样的训练需要坚持，并掌握方法，不能操之过急，要塑造健康的心理，培育放松的心情。

（十一）正确认识、使用安眠药物

当睡眠问题通过以上方法仍然得不到解决，就要考虑是否出现了睡眠障碍。一旦确诊为睡眠障碍，就意味着光靠行为调整是不行的，它有一定的生物学基础，需要医学干预，需要适当地使用药物。那么助眠药物到底该不该吃，能不能吃呢？

首先，助眠药物不能随便吃。几乎所有助眠药物都是处方药，必须由医生开具，这些药物的使用必须谨慎、合理。助眠药物不是保健品，不能随意服用，更不能滥用。有的病人睡不着觉，就去找亲戚朋友借一点安眠药来吃；有的病人吃了安眠药后睡眠仍然不好，又觉得去医院不方便等，就自己不断加量；有的病人甚至自己选择其他安眠药，将几种药物一起服用。其实，这些行为都是非常危险的。安眠药的服用一定要在医生的指导下进行加药和减药。

第五节　睡眠障碍

大多数人都有过失眠的经历与体验，但是否属于睡眠障碍，则必须严格进行区分。

一、睡眠障碍的评估

（一）资料收集

询问详细的睡眠情况，包括失眠表现形式、作息规律、与睡眠相关的症状以及失眠对日间功能的影响等。询问可能失眠的原因，包括：社会心理因素，是否存在抑郁障碍、焦虑障碍及其他精神障碍，是否存在酒精、毒品及镇静、镇痛等其他物质滥用史，系统回顾是否存在影响睡眠的躯体疾患以及相关检查情况。询问既往治疗情况，包括药物、心理、物理治疗等。另外，最重要的是询问对睡眠的期望值。

（二）量表评估

（1）睡眠日记：多以表格形式连续记录（如两周）每天的情况，包括上床时间、入睡时间、醒的次数、起床时间、白天卧床时间、白天睡眠时间、白天精神状态、服药情况、情绪、活动情况等，帮助了解睡眠习惯以及存在睡眠问题的具体类型。

（2）匹兹堡睡眠质量指数量表（PSQI）：这是目前使用范围最广的睡眠质量评估量表，用于评估近一月内的睡眠情况，总分为 0～21，以≥8 分作为分界线，得分越高，睡眠质量越差。

（3）Epworth 嗜睡量表（ESS）：用于评估白天的困倦、嗜睡程度，得分越高，嗜睡程度越重。其可以作为嗜睡症状的筛查工具，若得分≥14 分，应引起重视，需要进一步检查排除发作性睡病、嗜睡症、睡眠呼吸暂停等。

（4）失眠严重程度指数（ISI）：用于评估失眠的严重程度，得分越高，失眠越严重。

（5）睡眠信念和态度问卷（DBAS）：用于评估有关睡眠及失眠后果的错误观念及行为的程度，得分越高，提示存在相应的错误观念及行为，失眠慢性化风险增高，需要进行认知行为等心理治疗。

（6）清晨型与夜晚型量表（MEQ）：用于评估昼夜节律，了解是否属于绝对夜晚型（俗称夜猫子型）、中度夜晚型、中间型、中度清晨型、绝对清晨型。

（三）客观检查

失眠者对睡眠状况的自我评估容易出现偏差，必要时需采取客观评估手段进行甄别。

（1）整夜多导睡眠图（Polysomnogram，PSG）：主要用于睡眠障碍的评估和鉴别诊断，特别是慢性失眠者。

（2）多次睡眠潜伏期试验（Multiple Sleep Latency Test，MSLT）：用于发作性睡病和日间睡眠过度（EDS）等疾病的诊断与鉴别诊断。

（3）体动记录仪（ActiGraph）：可以在无 PSG 监测条件时作为替代手段评估夜间总睡眠时间和睡眠模式，包括智能手机配置的相应软件等。

二、常见的睡眠障碍

（一）失眠症

失眠症是指睡眠启动和睡眠维持障碍，致使睡眠质量不能满足个体需要的一种状况。失眠症是最常见的睡眠障碍，包括入睡困难、睡眠不深、易醒、多梦、早醒、再睡困难、醒后不适或疲乏感、白天困倦。还可引起焦虑、抑郁情绪，或恐惧心理，并可导致精神活动效率下降以致影响社会功能。在普通人群中，失眠症的发病率高达4%～48%。如果严格按照失眠症的诊断标准，有31%～75%的人是慢性失眠症，其中大部分患者有长达一年以上睡眠不良的经历。每个人可能都有过睡不着觉的经历，或因为悲伤、欢喜，或因为紧张、兴奋，那么偶尔一两次睡不着觉是不是失眠症呢？其实，大部分都不是，失眠症有严格的诊断标准。从症状上来看，失眠症患者要有睡眠的维持障碍、入睡困难、早醒，或在恰当时间抵制上床就寝（即俗称的晚睡），或在没有他人看护、陪伴的情况下难以入睡。但是，仅仅有睡眠上的问题，是不能够诊断为失眠症的，当睡眠成为一种病症，就意味着其对我们的生活产生了影响，如注意力不集中、记忆力受损、疲惫不堪、引发不良的情绪，或出现其他的行为问题（如多动、易激惹等），造成体能下降或主动性下降，容易犯错误或发生事故，并对睡眠担忧或不满。出现了这些症状仍不足以诊断为失眠症，这些情况的出现还需要一定频率和足够长的时间，如至少每周出现三次，已经持续一个月以上。

（二）睡眠相关呼吸障碍

睡眠相关的呼吸障碍中最常见的是阻塞性睡眠呼吸暂停，症状是常见的打鼾。打鼾是因为上气道堵塞，气体流过狭窄气道时，发出鼾声。除了打鼾，患者还有可能伴随喘气、窒息（即俗称的憋气）或躯体运动。阻塞性睡眠呼吸暂停可以发生在任何年龄，男性发病率为3%～7%，女性发病率为2%～5%，发病率随着年龄增长而上升，在65岁左右达到峰值。虽然阻塞性睡眠呼吸暂停在老年人中很常见，但其通常表现出来的症状很少。阻塞性睡眠呼吸暂停的发生和气道结构有很大关系，气道狭窄（如扁桃体过大、软腭下垂或头面部有畸形等）往往是发病的重要因素之一。除此以外，肥胖也是阻塞性睡眠呼吸暂停的易感因素，60%以上的中重度阻塞性睡眠呼吸暂停可以归因于肥胖，且随着体重增加，患病风险增大。这可能是因为肥胖会导致气道局部结构异常，如上、下颌的畸形，腺样、扁桃肿大等。对于这些患者，治疗方法就是减重。

睡眠呼吸阻塞的危害非常大。人有1/3的时间用来睡觉，如果睡觉时发生呼吸阻塞，相当于有1/3的时间处于缺血、缺氧状态，供氧不足对机体有很大影响。睡眠呼吸阻塞会引起许多其他疾病，如心血管疾病、代谢疾病、肺动脉高压、抑郁症、胃食管反流等。尤其是高血压、糖尿病和睡眠呼吸阻塞有着直接关系。伴有打鼾的高血压和糖尿病患者，建议进行睡眠呼吸监测，随着睡眠呼吸的改善，患者的血压和血糖可能会得到改善。

（三）嗜睡症

嗜睡症又称为过度嗜睡障碍，指白天睡眠过多。虽然睡眠有很多好处，可以帮人体恢复各种机能，滋养器官，养护大脑。但睡眠其实是为了更好的觉醒，如果睡眠过多影响了觉醒，使人体长时间处于睡眠状态，则会对生活产生严重影响。一些过度睡眠，不仅不会带给人体好处，反而可能出现危险。

【案例 1】男，19 岁，大学生，主诉为严重睡眠增多。白天总是需要努力维持觉醒状态，但无能为力，上课、吃饭甚至走路时都能入睡，坐地铁、坐公交车时常因睡着错过终点站。很难在坐着时不打瞌睡，因上课时打瞌睡而影响学业，多次到医院就诊，各项检查均正常。

诊断：嗜睡症。

（四）发作性睡病

顾名思义，发作性睡病就是发作性地突然睡着。发作性睡病的发病率并不高，只有0.02%～0.18%，在男性、女性中所占比例大致相同，常于 10～20 岁起病，但是会持续终生，严重影响患者的生活质量，容易造成意外事故，甚至危及生命。100%的发作性睡病患者，白天时会出现突然的、不可抗拒的睡眠发作，如在行走、进餐或交谈时，在外界刺激减少的情况下更容易发生。发作性睡病发生时，患者会突然倒地睡着，持续10 分钟左右，频率不等，有的患者一天会发生十几次。多数患者醒后会觉得头脑清醒，但无法维持太长时间，同时，他们可能有夜间睡眠紊乱。

发作性睡病的病因不详。对这一类疾病，需要有一定的应对措施来改善其对人的危害。常用方法如下：让患者建立规律作息，白天安排小睡或午睡，尽量避免选择那些需要高空作业、驾驶或水下作业的工作，以免因工作时发生发作性睡病而产生各种危险；给患者建立和谐的环境，患者的家人、朋友、同事要对发作性睡病有一定了解，给予患者足够的宽容，很多患者会因患病而产生自卑心理，身边人应多鼓励患者勇敢面对；药物也可以改善发作性睡病的发生，如中枢神经系统兴奋剂，这些药物一定要在医生的指导下使用。

发作性睡病不同于普通的白天犯困，它是一种对生活有危害的睡眠相关疾病，应得到科学对待和规范治疗。

（五）昼夜节律睡眠障碍

在漫长的进化过程中，生物体逐渐获得了能够适应外界环境变化的功能，其中，昼夜节律的形成和生物钟的调控是重要的功能之一，对觉醒和睡眠起着十分重要的作用。地球自转形成的昼夜变化，引起生物体内生理活动发生节律性变化，这种与自然昼夜交替大致同步的生理活动，称为昼夜节律。日出而作，日落而息，就是对我们睡眠的昼夜节律的最直接描述。维持昼夜节律的一种重要激素就是褪黑素，褪黑素的分泌与光线有关。昼夜节律与昼夜节律性睡眠障碍之间有一定关系。昼夜节律性睡眠障碍有以下三种类型：

第一类是睡眠时相延迟，通俗地讲就是该睡时不想睡。这不是普通的睡不着觉，而是患者的主睡眠时段后移，一般超过两小时，这是一种延迟睡眠起始和觉醒时间的模式，且不能在期望或常规可接受的较早时间入睡和觉醒。如果让患者较早入睡和觉醒，则其会有明显的入睡困难，一旦入睡，其睡眠质量和结构都归于正常。睡眠时相延迟的主要表现就是不能按照社会环境就寝或起床，入睡晚、起床晚是最主要的临床特征。诊断这类疾病时，一定要与焦虑症这一类会引起入睡困难的疾病进行鉴别，如果患者没有其他情绪或生理相关问题，就可以诊断为睡眠时相延迟。对于睡眠时相延迟的主要治疗方法有睡眠剥夺治疗、心理治疗、光照治疗或使用褪黑素等，建议在专业人士的指导下进行。

第二类是睡眠时相提前，通俗地讲就是早睡早起，与睡眠时相延迟相反。睡眠时相提前在老年人中较常见。典型的患者会在晚上 6：00—8：00 睡觉，在凌晨 1：00—2：00 醒来，即使患者很努力地将睡眠时间后移，但睡眠开始和醒来的时间仍不能改变。由于提前入睡，患者不能参加夜间活动，其社交可能会受到限制。如果患者傍晚开车，可能会因为瞌睡而导致疲劳驾驶，存在潜在危害。睡眠时相提前的治疗主要依靠一些睡眠训练，需要在专业睡眠治疗师的指导下进行。

第三类是不规则的睡眠觉醒。普通人极少会患不规则的睡眠觉醒，其常见于弥漫性脑功能损害患者，因为大脑功能损害造成睡眠觉醒节律不规律。重建睡眠周期是一个大工程，需要慢慢训练。

还有一类昼夜节律性睡眠障碍和我们的生活相关，即“倒班工作型”。因为工作值班等，患者会表现在持续工作时过度疲倦、想睡觉，但在家或有时间睡眠时又睡不着，睡眠出现了明显的紊乱。这可能是因为倒班时打破了正常昼夜节律，从而造成睡眠紊乱。对于倒班造成的昼夜节律性睡眠障碍，可以适当使用褪黑素，或根据工作时间重置睡眠觉醒节律。

【案例 2】某女，42 岁，自由画家，晚睡晚起 10 余年，自感社交不方便而来就诊。十多年前就有入睡困难的问题，晚上 1 点到凌晨 3 点上床睡觉，下午 1 点以前醒来。起床后有 1 小时感到头昏眼花，什么事也做不了，但晚上精力充沛、思维敏捷、效率很高。为此，用推迟睡眠来提高工作效率，但严重影响日间工作，其睡眠时间与他人规律完全脱节，影响了日常生活、社交活动，为此感到十分苦恼。既往身体健康。

诊断：睡眠—觉醒节律障碍。

（六）不宁腿综合征

不宁腿综合征也是一种常见的睡眠障碍，指睡眠时，腿不停地动，不得安宁。具体描述是在入睡过程或者睡眠进行中，患者肢体出现肌肉抽动或刻板重复的简单运动，导致患者难以入睡，或从睡眠中反复清醒，使睡眠的连续性频繁被打断，从而使睡眠的整体质量下降。这些运动是自发的，也就是说患者主动踢腿，可能是因为患者感觉不舒服，要通过踢腿运动缓解。不宁腿综合征除使患者睡不好外，还会影响与其同睡的人。一些轻型患者往往由其配偶督促就诊，因为其睡觉时不停蹬腿，严重影响了配偶的睡眠。一些较为严重不宁腿综合征患者需要治疗，如戒烟、戒酒、接受健康教育、进行适当运动等，必要时还需要服药治疗。

（七）睡行症

睡行症即俗称的梦游症，指一种在睡眠过程中、尚未清醒时起床，在室内或户外行走，或做一些简单活动的睡眠和清醒的混合状态。睡行症发作时常难以被唤醒，刚醒时有短暂的意识障碍、定向障碍，警觉性下降，反应较迟钝，几分钟后即能恢复正常，不影响日常生活及社会功能。睡行症的儿童患病率较高，可达1%～15%，多见于男孩，可伴有夜惊症及遗尿症；成人低于1%。睡行症常表现为，患者入睡后不久忽然从起床，在屋内四处走动，双目凝视，不说话，询问也不予回答，有的可有一些复杂的行为，如避开障碍物、倒水、开抽屉等。此时患者难以被唤醒，持续几分钟到数十分钟，而后自行上床或被家人引导上床再次入睡。次日醒来，对之前发生的睡行经过完全没有记忆。睡行症的治疗主要以预防伤害为主。当患者发生睡行症时，应引导其回到床上睡觉，不要试图唤醒，次日早晨不要告诉或责骂患者，不然可能会使患者过度焦虑或感到挫败。另外，保证患者卧室内安全，避免摆放危险物品。如果发作频繁，建议服用专科药物治疗。

（八）夜惊

夜惊是儿童睡眠障碍中较为常见的一种，主要表现为儿童反复在睡眠中突然醒来并惊叫、哭喊，伴有惊恐表情和动作的症状。夜惊通常在夜间睡眠后较短的时间内发作，发作时间为1～10分钟；发作时难以唤醒，醒后会出现短暂的意识障碍和定向障碍，对其发作的表现也无法回忆，没有或很少说是在做梦。夜惊的治疗方法与睡行症类似，可适当辅以心理治疗。

（九）梦魇

梦魇是指睡眠中被噩梦突然惊醒，引起恐惧不安、心有余悸的睡眠行为障碍。梦魇的发病率儿童为20%，成人为5%～10%。很多儿童白天听恐怖故事、看恐怖电视或电影，夜晚就可能发生梦魇；成年人在急性应激事件后，如被绑架、被抢劫、被强暴以及火灾等灾难性事件后，可能会发生梦魇。当睡眠姿势不对时也有可能发生梦魇，例如，睡觉时手臂压迫胸部，感觉透不过气，可能会出现憋气、窒息、濒临死亡的梦魇。梦魇的梦境多半处于危险，使患者感到特别恐惧、紧张、害怕，可能出现哭泣、呻吟、惊叫直到惊醒，醒后对梦境中的恐怖内容能清晰回忆。偶尔发生的梦魇属于自然现象。对于发作频繁的患者，应给予相应的特别干预处理，如不看恐怖画面、不听恐怖故事、睡前调整舒适放松的睡姿等。另外，梦魇随年龄增长也会有所减轻。

三、失眠症的治疗

（一）健康教育

学习和掌握良好的睡眠卫生知识。

（二）心理治疗

治疗失眠的常用心理治疗、睡眠行为模式训练如下。

1. 刺激控制疗法

刺激控制疗法是一套改善睡眠环境与睡眠意向（睡意）间相互作用的行为干预措施，建立卧床行为作为诱导睡眠信号的功能，使患者易于入睡，重建睡眠—觉醒节律。具体如下：

（1）只在有睡意时才上床。

（2）如果卧床 20 分钟不能入睡，应起床离开卧室，可从事一些简单活动，待有睡意时再返回卧室睡觉。

（3）不要在床上做与睡眠无关的活动，如进食、看电视、听收音机及思考复杂问题等。

（4）保持规律的起床时间。

（5）日间避免小睡。

2. 睡眠限制疗法

睡眠限制疗法是通过缩短卧床清醒时间，增加入睡的驱动能力，以提高睡眠效率。具体如下：

（1）减少卧床时间，使其和实际睡眠时间相符，只在 1 周睡眠效率超过 85%的情况下才可增加 15～20 分钟的卧床时间。

（2）当睡眠效率低于 80%时，则减少 15～20 分钟的卧床时间；当睡眠效率为 80%～85%时，则保持卧床时间不变。

（3）避免日间小睡，保持规律的起床时间。

3. 认知行为治疗

认知行为治疗（CBT）是目前流行的治疗失眠的心理治疗方法，研究证实有效、可靠。认知行为治疗的核心思想是改变对失眠的认知偏差，改变对睡眠问题的非理性信念和态度，改变不良睡眠习惯，改变对失眠的恐惧等负性情绪。基本内容包括以下几点：

（1）保持合理的睡眠期望。

（2）不把问题都归咎于失眠。

（3）保持自然入睡，避免过度主观的入睡意图（强行要求自己入睡）。

（4）不过分关注睡眠。

（5）不因为一晚没睡好就产生挫败感。

（6）培养对失眠影响的耐受性。

（三）物理治疗

物理治疗包括光照治疗、重复经颅磁刺激、生物反馈治疗、直流电治疗等，主要是光照治疗。光照治疗机制是影响下丘脑控制生物节律的视交叉上核以及光刺激抑制松果体褪黑素的分泌，可以重建睡眠—觉醒节律，适用于那些睡眠—觉醒节律紊乱的患者。

（四）安眠药

安眠药是一种治疗睡眠问题的药品，服用安眠药需谨慎，在合理合规的范围内服用安眠药，是为了治疗睡眠障碍，改善人的睡眠状态。睡眠对人体健康十分重要，如果睡眠持续得不到改善，会让我们身心受损，无法建立正常、健康的生活状态。了解一些安眠药的知识有助于客观、理性地对待服用安眠药。安眠药主要分为六类。

1. 苯二氮䓬类药物

苯二氮䓬类药物是一类使用非常广泛的安眠药物，通常所说的安眠药就是这一类药物。苯二氮䓬类药物除可以帮助睡眠外，还可以缓解焦虑。很多患者服用这类药物后，可以安眠，并获得平静的感觉。苯二氮䓬类药物总体来说安全性较高，但大剂量服用可能会引起呼吸抑制。过量服用此类药物，可能会影响中枢的呼吸机能和外周的呼吸肌肉不能正常工作，使人缺氧，严重的会导致死亡。不同个体对这类药物的敏感度不同，有的患者服用半片就能改善睡眠，而有的患者可能需要服用两片。

苯二氮䓬类药物常见的不良反应有次日困倦疲惫，反应减慢，因此服用此类药物后应避免高空作业、进行危险操作，以及在高速路上开车等。苯二氮䓬类药物有一定成瘾性，在医生的监控和指导下科学、合规、安全服药，可以避免成瘾性发生。一些研究认为，苯二氮䓬类药物可能引起痴呆，但近年来的研究推翻了这样的说法：那些需要长期服用苯二氮䓬类药物的患者，可能是潜在的痴呆患者，是否服药对其痴呆疾病进程影响不大。

2. 非苯二氮䓬类药物

非苯二氮䓬类药物的作用机理与苯二氮䓬类药物不太一样，其起效快、维持时间短，对睡眠结构的影响很小，不良反应较轻。非苯二氮䓬类药物和苯二氮䓬类药物的副作用类似，一些患者服药后还会感觉口干口苦、头晕头痛等。苯二氮䓬类药物和非苯二氮䓬类药物没有可比性，取决于病人的状态、需求，以及对药物的反应。

3. 抗抑郁药物

一些抗抑郁药物具有帮助睡眠的功能，既可以抗焦虑、抑郁，又可以帮助患者进入睡眠状态。对于因为抑郁或焦虑情绪导致的睡眠不好的患者，这类药物十分适用。抗抑郁药物也有一定副作用，所以不能随便服用。

4. 褪黑素

褪黑素是一类助眠药物，不需要处方，在药店就能买到。褪黑素是人体分泌的一种与自然节律有关的激素，天黑时褪黑素分泌，天亮时褪黑素停止分泌。对于患有昼夜节律性睡眠障碍的患者，褪黑素是一种较好的选择。例如，倒时差就是因为睡眠节律被打乱，人体无法适应新的时差而不能分泌足够的褪黑素，所以补充一些褪黑素，可以让人快速地恢复睡眠节律。对于那些睡眠结构出现问题的患者，服用褪黑素可能没有效果。睡眠十分复杂，并不是由一种激素决定的，所以使用褪黑素时，需要持续观察它的疗效。

5. 食欲素受体拮抗剂

食欲素受体拮抗剂较新，2014 年才被美国 FDA 批准用于成人失眠症。我国这类药物还没有上市。

6. 其他助眠药物

如抗组胺药，在一些感冒药中就有抗组胺药的成分，所以常有吃完感冒药会感觉困倦的现象发生。但这一类药物不是助眠药物的首选。其他一些具有镇静安神功能的中药、中成药，也都具有一定的助眠作用。

（李元媛，蔡艳红）

附录　你的睡眠好吗？

附表　睡眠状况自评量表（SRSS）

睡眠状况自评量表有 10 个问题，请仔细阅读每个问题，根据您近 1 个月内的实际情况，在最适合您状况的答案序号上打钩（√）。

1. 您觉得平时睡眠足够吗？

①睡眠过多了 ②睡眠正好 ③睡眠欠一些 ④睡眠不够 ⑤睡眠时间远远不够

2. 您在睡眠后是否已觉得充分休息过了？

①觉得充分休息过了 ②觉得休息过了 ③觉得休息了一点 ④不觉得休息过了 ⑤觉得一点儿也没休息

3. 您晚上已睡过觉，白天是否打瞌睡？

①0～5 天 ②很少（6～12 天）③有时（13～18 天）④经常（19～24 天）⑤总是（25～31 天）

4. 您平均每晚大约能睡几小时？

①≥9 小时 ②7～8 小时 ③5～6 小时 ④3～4 小时 ⑤1～2 小时

5. 您是否有入睡困难？

①0～5 天 ②很少（6～12 天）③有时（13～18 天）④经常（19～24 天）⑤总是（25～31 天）

6. 您入睡后中途是否易醒？

①0～5 天 ②很少（6～12 天）③有时（13～18 天）④经常（19～24 天）⑤总是（25～31 天）

7. 您在醒后是否难以再入睡？

①0～5 天 ②很少（6～12 天）③有时（13～18 天）④经常（19～24 天）⑤总是（25～31 天）

8. 您是否多梦或常被噩梦惊醒？

①0～5 天 ②很少（6～12 天）③有时（13～18 天）④经常（19～24 天）⑤总是（25～31 天）

9. 为了睡眠，您是否吃安眠药？

①0～5 天 ②很少（6～12 天）③有时（13～18 天）④经常（19～24 天）⑤总是（25～31 天）

10. 您失眠后心情（心境）如何？

①无不适 ②无所谓 ③有时心烦、急躁 ④心慌、气短 ⑤乏力、没精神、做事效率低

注：自评结束后，将 10 个问题中的各项分数相加，即得到总分。总分为 10～50 分，分数越低，说明睡眠问题越少，10 分表示基本没有问题；分数越高，说明睡眠问题越多、越严重。

第五章　社交行为与健康

第一节　社交行为概述

人具有自然属性，也具有社会属性。人自出生起便处于人类社会，进行着各种各样的社会活动。社会活动是指人与人之间相互往来，进行物质、精神交流的交往活动。与此相适应，社会交往可以分为物质交往、精神交往。个体在社会交往活动中的各种行为表现称为社交行为。社交行为有利于个人成长和文化传播，是社会构成与发展的基础。

一些报道中记录的“狼孩”“猪孩”等，是人类在婴儿时期被动物养育，数年后回到人类社会，除个别能简单地进行词汇表达外，更多地表现出动物（照料者）般的行为。这很可能是因为婴儿脱离人类社会特别是语言环境后，错过了语言发育关键期，导致其后期无论经何种训练均无法掌握人类语言，无法通过语言表达人类的情感体验，以及无法理解并遵从各种社交行为规则。

一、社交行为的心理特征

社会心理学认为人类的社交行为一般具有以下心理特征。

（一）社交行为的学习性与模仿性

社会认知理论是美国心理学家阿尔伯特·班杜拉提出的社会心理学基础理论，源于行为主义学派的强化学习理论，即学习本质是受到增强与惩罚的影响，而改变了行为的发生概率。例如，小孩说真话而得到糖果奖励，以后他倾向于更多地说真话；小孩说谎话得到糖果，以后他倾向于更多地说谎话。个体的社交行为往往由其所处成长环境和父母教养方式塑造而成。例如，一个腼腆内向的成年人，可能在其婴幼儿时期便已表现出安静、回避的气质类型，在学龄阶段，相比同龄人的社交活动较少，其父母的性格也内向，不喜欢与人交往，喜欢安静、无打扰的生活。

（二）社交行为的动态性

社交行为随着个体的年龄增长、生活环境的变化，表现为动态发展过程。如童年期的社交行为主要表现为同伴之间的游戏，伙伴关系短暂且不稳定；青春期的社交行为表现为同龄人之间的肯定与价值认同；成年后的社交行为带有一定社会动机，具有复杂性，受到更多外界因素的影响。

埃里克森接受弗洛伊德有关本我、自我和超我，以及性心理发展中的性欲理论观点，但反对弗洛伊德试图单纯以性欲为基础来描述人格。埃里克森认为所有心理疾病都可以追溯到童年早期经验，童年早期经验很重要，但是个体仍能在社会环境内得到发展。埃里克森相信童年对人格发展非常重要，与弗洛伊德不同，其认为人格在 5 岁以后仍然继续发展，从婴儿期到成人晚期，分为 8 个发展阶段，见于其著作《儿童与社会》（1950 年）。在每个阶段，个人都要面临并克服新的挑战。每个阶段都建立在成功完成较早阶段挑战的基础上，如果未能成功完成本阶段的挑战，则会在将来再次产生问题。婴儿期（0～2 岁），发展的主题是“希望”，需要获得“信任”以克服内心的不信任感，其内心独白是“我能不能信任这个世界”，其日常社交活动主要与喂食、照料等有关；幼儿期（2～4 岁），发展的主题是“意志”，需要获得“自主独立”克服“羞怯怀疑”，日常社交活动围绕如厕训练、自行着装；学龄前期（4～5 岁），发展的主题是“主动性”，获得“追求有价值目标”的勇气，社交范围扩大至整个家庭，通过不断地探索、使用工具或手工劳动达到主动探索未知的目的，为成为一个有责任感、有创造力的人奠定基础；学龄期（5～12 岁），发展的主题是“获得能力”，通过培养勤奋的品格而克服自卑感，社交活动范围从家庭成员扩大到周围人（邻居、同学、老师），注意力更多地集中在学校活动；青春期（13～19 岁），发展的主题是“忠诚”，在个体身心飞速发展的过程中，通过对身份和角色的同一化，实现对自我的认同感，社交关注重点在同伴的人际关系上；成年早期（20～39 岁），发展的主题是“爱”，个体积极寻求建立亲密关系而克服对孤独的恐惧，社交范围在真正意义上形成，社交活动广泛，不断结交朋友、伴侣，建立并维持亲密关系是这一阶段的主要社交活动；中年期（40～64 岁），发展的主题升华至“关怀”，即对家庭成员、工作伙伴的关心和关爱，社交活动更倾向于付出；老年期（65 岁～死亡），人生进入完满阶段，回顾个体的成长过程，追求完美无缺，避免悲观沮丧，社交活动上升到人类视角。

（三）社交行为的多元性

不同文化背景、不同时代、不同民族有着不同的社交行为模式，如古代汉族的“作揖”、现在的“握手”“鞠躬”“贴面”“拥抱”“亲吻手背”等。判断个体的社交行为是否恰当、健康，需要结合个体所处时代、环境、年龄、文化背景、族群等因素综合考虑。即使是同一个社交行为，在不同文化背景、不同场合、不同氛围下也有不同的含义，例如，握手礼是最常使用、适应范围最广的见面致意礼节，表示致意、亲近、友好、寒暄、道别、祝贺、感谢、慰问等多种含义，从握手中往往可以了解一个人的情绪和意向，还可以推断一个人的性格和感情，有时握手比语言更充满情感：当对方久久地、强有力地握住你的手，且边握手边摇动，说明他对你的感情是真挚而热烈的；当对方握手时连手指都不愿弯曲，只是敷衍一下，说明他对你的感情是冷淡的；当你还没说完话对方就把手伸出来，说明他对你的话不感兴趣或对方还有其他事要处理，想尽快结束谈话。

（四）社交行为的可塑性

个体当下的社交行为模式是逐渐形成的，并非一蹴而就，除非遭遇重大变故。例如，一个人从腼腆内向、不爱社交应酬，变为能够游刃有余地处理社交中各种棘手的问题，这是日积月累的培养塑造过程。个体的社交行为是在一定社会文化环境中逐渐形成的，与社会习俗、道德标准以及法律法规和常识逐渐融合，更好地适应其所处社会环境。因此，一个人的社交行为模式是其人格特征的外在表现形式，成年后具有相对稳定性。个体往往通过后天学习各种社交技能、社交礼仪，不断地在日常生活中运用这些能力，根据外界环境的反馈信息，及时改善、修饰言行举止，最终达到相对稳定、良好的社交行为模式。一旦遇到某些特殊生活事件或重大变故，社交行为模式可能随思维认知的改变而发生变化。另外，不良的社交行为往往能够通过行为矫正、心理治疗以及必要的药物治疗等干预方式转变。反之，偶然的不良社交行为长期得不到重视，被不断强化，可能因此转变为异常社交行为以及严重的心理问题，甚至精神障碍。

二、虚拟世界的社交行为

互联网的高速发展使社交网络成为维护社交关系和信息共享的重要渠道和载体，可链接多元化的社会关系（血缘、姻缘、工作、朋友等），也可能构成其他社会关系，如购物群、读书群，甚至是完全陌生的群体。与传统媒体相比，社交网络中的任何人都能够发布各自的观点，信息可能形成爆发式扩散，构成“同主题”的虚拟社区，具有不同程度的社会影响力；通过社交网络可迅速集结个体进行现实社会活动，达到不同程度的社会动员力。随着5G时代的发展，在线社交网络和线下社交网络的无缝融合对人类社交行为的影响日益深远。

以互联网为媒介的沟通是破坏还是强化了人际关系一直备受争议，但不可否认，其影响了我们的社交行为。媒体具有促进不同类型社会行为（如亲社会行为和侵略行为）的作用。比如，在视频游戏如何影响行为的研究中发现，具有亲社会内容的视频游戏能够较好地影响玩家之后的帮助行为。这一现象表明，在玩游戏的过程中，亲社会想法更易获得，并得到肯定、强化，从而促使玩家更倾向于该行为。同样的，音乐对个体社会行为的影响也有类似作用：歌词中涉及侵略性与暴力性的内容可能导致个体表现出侵略性行为，而聆听具有亲社会性的歌曲（相对于中性歌词）则表现出更多的帮助行为以及更多的同理心。又如，浏览自己的网络主页可引发个体处于客体自我意识状态，因此会影响个体的自我评价，进而影响个体的社交行为。

2019新型冠状病毒肺炎（COVID－19）疫情暴发，人们选择居家隔离，保持一定的社交距离，有一部分人感到孤独，产生了压力和焦虑情绪。这时，虚拟世界的社交行为在一定程度上弥补了人的社会属性需求。

不同个体在虚拟世界的社交行为各不相同，一般认为虚拟世界的社交行为相对于现实中的社交行为具有以下几个特点：

（1）虚拟世界的社交行为具有虚拟性。

以虚拟技术为基础，以间接交往为主，以符号化为表现形式，网络的虚拟性与匿名性导致网络个体道德感出现弱化现象。比如，缺少面对面的压力，“快乐原则”支配着个人行为，现实中被压抑的欲望得到释放。

（2）虚拟世界的社交行为具有多元性。

互联网使全球信息实现共享，使不同思想观念、价值取向、宗教信仰、风俗习惯和生活方式等之间的冲突与融合变成可能。这种价值取向的多元化，给个体创造了宽松的社交空间。

（3）虚拟世界的社交行为具有创新性。

互联网是创新的产物，容易滋生更多元化甚至偏离社会正常行为规范约束的各种奇异观念。在创造便利的同时，也使传统道德、法制接受巨大挑战。

（4）虚拟世界的社交行为具有自由性。

与现实社会相比，网络社会的分散式网络结构使个体处于“无中心、无阶层、无等级关系”的虚拟世界，传统的监督和控制方式正在逐步适应其发展，但仍然存在一定风险。比如，个别青少年因缺少较强的外界约束力，且自我控制能力弱，可能频繁地浏览色情网站，与陌生人大尺度地聊天，通宵达旦地打游戏，对身心健康造成严重损害。

（5）虚拟世界的社交行为具有异化性。

虚拟世界的社交行为以互联网为中介，使人趋向孤立、冷漠与非社会化，容易导致人性的丧失与异化。网络社交开放、自由的信息系统提供了一种崭新、动态、超文本式的传播模式，人机系统高度自动化、精确化而缺乏人情味，加剧了现实生活中个体对他人与群体的幸福漠不关心，也使人变得麻木和道德冷漠，失去现实掌控感和道德判断力，严重时甚至导致一些触犯法律的极端事件。

综上而言，无论是现实环境的社交行为，还是虚拟世界的社交行为，人始终是社交活动中的绝对主体，多种因素共同影响个体的社交行为及心理。

三、社交行为与健康

从社会学、人类学或个体心理学的角度，良好的社交活动都有益于人类社会的发展、社会规范的建立和个体心身健康。

（一）良好社交行为与健康

1. 社交行为促进智力发展

社会交往能够为个体、群体提供重要信息。社会交往是发展社会文化、优化人群智能的重要途径，从普通人的衣食住行，到专业人士的知识交流，都与社会交往密不可分。从古至今，许多人物都是在密切的社会交往中增加知识、改善知识结构、产生新的思想。因为个体具有对其他个体来讲富含一定新鲜度的信息，社会交往可使信息交换，个体具有信息量增加。

2. 社交行为促进人际关系

社会交往有助于建立良好的人际关系。如果一个人经常受情绪困扰，在人际关系方面不协调，就会影响其生活和工作。对于群体，为了实现共同目标，就必须在共同的价值标准和行为规范约束下协调，这就要通过群体各成员的各种社交行为，以相互了解，逐渐形成共同的约束和规则，从而保证共同目标的实现。

3. 社交行为满足个人需要

马斯洛认为人的需要由生理需要、安全需要、归属与爱的需要、尊重需要、自我实现需要五个等级构成。他指出每个人都有需求，需求分层次，但没有完全的界限，各层次之间是相互重合、交叉的，随着某一项需求的强度逐渐降低，另一项需求的强度将逐渐增加。除生理需要和安全需要外，其他需要都要在社交场景中完成，通过社交活动获得与人交往的内心需要，获得对成就或自我价值的个人感觉（归属与爱的需要），以及他人的认可与尊重（尊重需求），对至高人生境界的需要，如发挥潜能（自我实现需求），甚至获得高峰体验（超自我实现）。

4. 社交行为提高人格魅力

个体在社交活动中会逐渐形成独特的人格魅力，进而形成相对稳定的社交行为模式。人格是各种心理特性的总和，也是各种心理特性相对稳定的组织结构，在不同时间和地点，它都影响着一个人的思想、情感和行为，使人具有区别于他人的、独特的心理品质。人格魅力主要是来自不断交往，在特定社会环境中，通过活动，借助语言、表情、姿态与他人交往，逐渐发展形成个性。比如，在单调的生活环境中较少与人交往的儿童，可能由于其探索行为受到抑制，从而造成智力和语言发展较迟缓，成年后往往表现为性情孤僻；亲子互动良好的儿童不断得到丰富的语言刺激，在不断的社交互动中，儿童的能力和人格得到迅速发展。总之，人具有独特的人格魅力是因为其在各种社会关系中意识到社会交往的力量和影响，能够做出特定应答活动，并在这种不断的应答活动中逐渐理解和掌握一定的道德规范、社会价值观念，学会审视、评价自身与外界，并以此为准则不断调整、修饰自己的认知和行为方式，表现出某种倾向，从而逐渐形成与众不同的人格魅力。

（二）不良社交行为与健康

不良社交行为会对个体造成明显的负面影响。人类社会高速发展，社会角色转型，个体往往会因为自身的一些不良社交行为，改变原本发展方向，失去实现个人理想与抱负的机会。

1. 社交范围缩窄："容器社交"

随着信息技术的迅猛发展，新媒体技术的发展和网络的普及催生了"容器人"。在高校学生群体中，学生思想变得愈发封闭，更加依赖手机，形成大学生"容器社交"行为。大学是大学生建立、发展和稳固人际关系的关键时期，过分依赖"容器社交"会使大学生养成不良的社交行为和社交习惯，并产生负面影响，不利于其在日后生活、学习和工作中建立良好的社交关系。

2. 社交能动性不足：退缩、恐惧

社交退缩是独自一人不与他人交往，在熟悉环境下的一种弥漫性的独处行为模式。社交退缩类型主要有抑制性退缩行为、安静退缩行为以及活跃退缩行为。社交退缩严重影响个体的社会功能，严重者甚至发展成社交恐惧障碍（社交焦虑障碍）。

3. 社交对象不当：交友不慎

益友如良师，有益友相伴，如同与高人为伍，与智者同行，可能在无形中化解困境，扭转逆境。但若结交损友，则很可能会给人带来厄运甚至是灾祸。大学生在课余时间可以阅读一些介绍识人辨人和社交规则的读物，以在社交活动中运用实践，形成个人独特的社交技能。一般认为不孝顺父母者、阿谀奉承者、贪财好色者和乘人之危者等不可结交。

要在恋爱中避免人品不好的恋爱对象，使自己免受伤害。大学生应结识不同的朋友，与各种类型的人进行人际交往，增强自身识人辨人的能力，确定恋爱关系前，尽可能地让更多的身边人了解该对象。如果在交往过程中发现对方“人品不佳”，应当果断分开，及时止损。当拿不定主意，甚至受到伤害时，可以主动积极地进行心理咨询，获得更多的心理支持，帮助自己走出困境。

第二节　社交行为的影响因素

社交行为受个人因素、环境因素和社会文化因素的综合影响。

一、个人因素

（一）性别

染色体决定生理性别，童年时期，父母对不同性别的孩子往往会给予不同的教育方式，这将导致其不同的社会性发展。童年期，男孩活动量大，倾向于理工科思维方式；女孩更安静，倾向于人文学科思维方式。除了先天性别的影响，还有后天家庭根据性别赋予孩子不同社会属性与社会行为规范的影响，如不同的社交文化、社交行为模式等。成年后，男性因为社交需求和压力等，更倾向于吸烟、饮酒；女性受自身性格特质、所处文化环境等，更多地承担照顾家庭的责任。这些因素间接影响了个体社交行为的偏好与选择。

（二）年龄

个体通过接受教育和社会影响逐步获得社会性，社会性的形成和发展是一个终身历程，个体在不同年龄阶段中有着不同的社会角色与任务，其发展的关键期也不同，且具有不同的社交选择与行为方式。比如，随着年龄增长，社会地位提升，个体对身体健康的重视程度不断增加，社交行为从青少年时期的运动、体育竞技、娱乐等向聚餐、运动健身、身体保健等不断转变。如埃里克森指出的，个体在不同年龄阶段需要完成的心理主题不同，其社交活动范围与相处对象也不同。总体而言，随着年龄增长，个体的关注对象从自我逐渐扩展到父母、家人、朋友及更多群体，社交活动也从简单的游戏发展到复杂的高级社交行为。

（三）气质、人格、性格

气质是人的个性心理特征之一，是指在人的认识、情感、言语、行动中，心理活动发生时力量的强弱、变化的快慢和均衡程度等稳定的动力特征，主要表现在情绪体验的快慢、强弱，表现的隐显，以及动作的灵敏或迟钝方面。人的气质差异一部分是先天形成的，受神经系统活动过程的特性制约。孩子刚一出生，最先表现的差异就是气质差异，有的孩子爱哭好动，有的孩子平稳安静。儿童最初的气质差异影响父母对其做出的反应模式，而这种反应模式又将导致儿童行为上的差异，以致从根本上影响儿童情绪及社会性发展。一般来说，困难型和启动缓慢型儿童相对于易养型儿童，其行为问题和社会生活能力低下更常见。学龄前儿童的气质特征对个体一生的行为表现和社会生活能力有重要影响。因此，随着儿童成长，其气质受环境及教养的影响可能会发生改变，又因气质具有感情特性，使其在作为儿童人格发展基础的同时，也成为儿童情绪社会性发展的重要影响因素。

人格是指个体在对人、对事、对己等的社会适应行为上的内部倾向性和心理特征，表现为能力、气质、性格、需要、动机、兴趣、理想、价值观和体质等方面的整合，是具有动力一致性和连续性的自我，是个体在社会化过程中形成的独特的身心组织。整体性、稳定性、独特性和社会性是人格的基本特征。英国心理学家 H. J. 艾森克提出人格类型的三个基本维度：根据外倾性分为外倾型和内倾型，根据情绪稳定性分为情绪型和稳定型，根据心理变态倾向分为精神失调型和精神整合型。

性格是一个人对现实的稳定态度，以及与这种态度相应的，在习惯的行为方式中表现出的人格特征。性格一经形成便比较稳定，但并非一成不变，而是可塑的。性格不同于气质，更多地体现了人格的社会属性，个体之间人格差异的核心是性格的差异。

综上而言，气质可以看作个体社会化的基础，社交行为模式的背景基调，不同气质类型可能塑造出个体不同的社交行为。气质、人格和性格彼此联系，互相影响，共同影响社交行为模式的多样性，通过社交活动体现不同的气质、人格和性格特质。一般认为，气质、人格和性格对社交行为模式的影响并无好坏之分。比如，安静型的孩子，日后成长过程中逐渐形成多血—黏液质人格特质，并表现出安静、内向、稳定的性格特点，反映在社交行为上为活动量偏少、被动接受、朋友相对固定等特点。这一社交行为模式本身并无好坏、优劣之分。

（四）自我效能与健康信念

自我效能是指个体对自身在未来能够完成某种目标行为能力所持的信念，是个体对自身能否完成和维持某种行为习惯的信念。个体的自我效能使得个体在社交情景中保持某种态度，决定个体是否选择这种社交行为和维持的时间，可以认为是形成和维持健康社交行为的激励因素。通俗来说，自我效能高的个体，能够在社交活动中积极、主动地选择并维持正确、健康的行为方式，即对自我的社交行为具有更强、更好的掌控力。

健康信念是指个体对疾病的易感性、严重性、采取预防行为利弊的综合感知，对于个体而言，时刻拥有健康信念，不仅能够努力维持身心健康，而且会在社交活动中展现良好的行为。如对烟、酒、毒品、赌博、色情等有清晰、健康的认知，就不会参加与此有关的社交活动。

个体的自我效能和健康信念影响个体对健康社交相关行为的采取和维持，自我效能和健康信念更多地源于个体早期成长环境，如父母和家庭的熏陶，但真正影响个体社交行为并被个体觉察的则是青春期至成年早期。因此，幼年时期家庭教育对个体的成长应从不同方面渗透，成年后个体又不断认识到自身不足，不断地完善自我发展。

二、环境因素

个体社交行为模式的发展成熟具有生物固有规律，如受性格、气质、年龄的影响，也受环境因素的影响。

（一）家庭环境与教育

父母教养方式、家庭环境对社交行为有深远影响，稳定的家庭、婚姻或情感状态对健康的社交行为有积极影响。原生家庭给予孩子足够的安全感，将令个体受益终身。亲子关系中最早出现的、最为重要的是父母与子女之间的依恋关系，它是父母在抚养并塑造孩子行为的过程中，通过教养行为，将其社会价值观、行为方式、态度体系及社会道德规范传递给子女。因此，依恋是个体生命早期对特定个体形成的情感联系，构成儿童早期生活中最重要的社会关系，是儿童社会性发展的开端和组成部分，对于个体社会性情感的发展具有重要影响。家庭教育与儿童，特别是婴幼儿的心理健康、认知发展、个性和社会性发展关系密切，婴幼儿认知能力、负性情绪，养育者的文化程度及心理特征，以及生活环境等，均会影响儿童情绪发展，父母的不良情绪及教养方式将会影响婴幼儿心理健康发展，父母严厉、惩罚、拒绝、否认、过度干涉等消极的教育方式会阻碍儿童的社会适应能力发展。另外，母亲的受教育程度对子女的教养方式有显著影响。受教育程度高的母亲在教育孩子时，能更多地使用说理方式，给予孩子一定的自由。因父母对教养方式的不同认知而营造的不良家庭气氛也是造成幼儿不良情绪的危险因素。采用强制教育，可使儿童养成胆小、退缩等不良性格，是阻碍儿童情绪与社会性得到良性发展的重要影响因素。

儿童情绪与社会性发展中的关键因素在影响个体童年的身心健康的同时，对个体成年的社交行为、人际关系、思维方式、行为模式等也有重要影响。看似偶然形成的异常社交行为与心理，实际上从发展心理学、社会心理学的理论假说中可以追溯到个体童年时期的原型和根源。并且个体一旦形成稳定的气质类型、人格特质与认知方式，社交活动中将秉持一贯的社交行为模式，除非遇到重大生活事件，否则很难发生重大转变。

在幼儿期、学龄前期和学龄期，对个体的成长最重要的是父母，父母在家庭教育的榜样作用对个体会产省重要影响。父母良好的言行和美好的品德，可令子女受益终身；父母的不当行为极有可能对个体造成巨大的负面影响，产生的心理创伤可能令个体成年后仍感到痛苦。父母在个体的早年成长中缺失，使个体在行为习惯养成的关键期缺乏引导，在情感无法得到满足，导致个体可能对很多事感到困惑、迷茫，当遇到困难时常有无所适从的感受。许多人在之后的成长需要克服父母早年对个体造成的不同负面影响，例如，来访者告诉心理医生："我所有痛苦的根源在于我的母亲，这么多年我一直都在努力摆脱她对我的影响""我现在已经不需要他们（父母）了，我当时每天晚上都想他们，希望他们回来，可是他们没有，现在我已经不需要了""奶奶只知道打骂我，我很难过，我不愿意跟她生活"。这些来访者都表现出情绪问题以及社交行为不良，需要心理咨询师介入，帮助其当年缺失的心理角色的重新成长。

（二）学校环境与教育

经济收入和文化程度可能影响社交行为。高收入与高文化程度的个体可能拥有更多的社会资源，有能力开始并维持健康、良好的社交活动，能够更好地接受并理解健康知识和社交技能。而低收入、低文化程度的群体可能需要从事高强度体力劳动，缺乏时间与可利用的优质资源，其所处的社交环境也可能存在不健康因素。

亲社会行为是指帮助他人或使他人或群体受益的自愿行为。亲社会行为在儿童和青少年阶段有随着年龄增加而增长的趋势。学校的日常教学活动对促进学生亲社会行为的作用并不明显，但一些特殊的教学安排可以提高学生的亲社会行为，比如，安排不同年龄的学生一起学习、做早操，使用主动合作的教学方法而不是单纯的讲授教学方法等。个体自幼儿园时期至大学阶段，几乎每天都在学校度过，良好的教育能够极大地促进个体亲社会行为的发展。

（三）同伴、榜样作用与影响

个体能够从亲人、朋友、同伴甚至陌生人身上获得促进健康社交行为的感知支持，包括情感支持、物质支持。一般认为，社会支持可以直接影响个体的社交行为，也可通过增加自我效能感、改变健康信念间接影响个体的社交行为。个体成长中有重要影响力的人会对个体的社交行为模式产生影响。

社会学习理论提出者班杜拉认为，观察学习是个体掌握大量行为模式的主要方法，榜样在其中发挥重要作用，自我通过引发动机调整行为。同伴关系是儿童社会化的重要动因，同伴交往有利于儿童学习社交技能和策略，促进社会行为向友好、积极方面发展。在幼儿交往过程中，同伴的反馈往往直接而坦率，当你做出友好、合作、分享等积极行为，同伴便做出肯定的反应；当你做出独占、抢夺、攻击等消极行为，同伴则相应做出否定、拒绝、讨厌的反应。同伴交往也会对幼儿情感起到积极促进作用，幼儿与幼儿之间的良好交往关系，能使个体产生安全感和归属感，从而使其心情轻松愉悦。通过观察幼儿与同伴的交往发现，幼儿在同伴交往中往往表现出愉快兴奋和无拘无束者，更能够在接下来的活动中表现出放松和自主投入。学前期幼儿在同伴交往中观察学习和积极探索，有助于促进其胜任能力的发展。同伴交往中，不同孩子带着各自不同的生活经验和认知基础，在共同生活中会做出不同的具体表现，即使面对同样的玩具，也可能探索出不一样的玩法，即同伴交往可以为个体早年提供分享知识经验、互相模仿学习的重要机会。

随着年龄的增长，家庭和老师对个体的影响逐渐减弱，青春期后至成年期，对个体行为影响最大的是同伴和榜样。进入青春期后，青少年不再将父母和老师视为榜样，而是更多地关注外界，将某个明星、历史人物、领袖等作为崇拜对象，主动学习、模仿，加入拥有共同榜样的社交圈子，甚至接近榜样，从言行举止、兴趣爱好等各个方面改变，力图让自己成为和榜样一样的人。

（四）人际关系、情感关系状况

内心孤独、没有稳定人际和情感关系的人更倾向于采取危害健康的行为，如不定期早餐、大量饮酒、不参加体检、社交平台不良交友，甚至随意性行为、赌博、网络游戏成瘾等。一方面，稳定的情感关系使个体具有较好的抗压能力，且同伴能提供一定的心理与社会性支持，使个体能够更加积极地应对生活事件；另一方面，不稳定的情感关系或孤独状态本身就是一种生活应激事件，某些个体可能会选择逃避或放纵行为，如酗酒、辞职、闭门不出等，严重者甚至出现焦虑、抑郁等情绪问题，最终影响个体的社交能力与活动。大学生正处在成年早期，是埃里克森人生 8 阶段的“个体积极寻求建立亲密关系而克服对孤独的恐惧”阶段，即“恋爱的季节”，美好、健康的恋爱对于大学生的人格、性格与社交行为模式有积极的促进作用。这里并不是鼓励学生恋爱，特别是未成年学生，而是鼓励他们建立多样化、亲密、健康的人际关系和情感关系。

三、社会文化因素

（一）文化

个体所处环境除家庭外还包括社会环境，文化的差异可能影响个体的社交行为。比如，“作揖”“握手”“鞠躬”“贴面”“拥抱”“亲吻手背”等；因新冠病毒肺炎疫情而在医务人员之间创新的“碰肘”礼。这些行为都体现了不同社会文化背景对社交行为的影响，如果不了解当地的文化，不能“入乡随俗”，自以为是礼貌的社交行为还可能引发冲突与误会。不同的宗教文化背景也会影响社交行为。

（二）法律、制度和道德规范

现代文明社会的前提是法治社会。法律通常指由社会认可、国家确认、立法机关制定，并由国家强制力（司法机关）保证实施，以规定当事人权利和义务为内容，对全体社会成员具有普遍约束力的一种特殊行为规范（社会规范）。制度就是规程，是一个社会组织或团体中要求其成员共同遵守并按必须程序办事的规程，是一种行为规范，是用来约束人们思想和行为的标准，是人们共同遵守的规章、条例、规则、办法等的总称。俗话说，“没有规矩，不成方圆”。任何人和集体在社会中的行为都应当遵守国家法律法规和各项规章制度，否则可能受到惩处。从这一角度看，法律和制度直接影响个体的社交行为模式，其往往明确规定了哪些社交行为可为，哪些不可为。道德规范是一种特殊的社会规范，在人类社会生活中有着重要作用，它并不直接影响个体的社交行为，往往是在行为发生后通过个体对价值评判后的结果，如满足感、公平、内疚（个体违反了一定的社会规范后产生的负性道德体验，对个体的心理和行为产生重要影响）等正面和负面情绪，间接影响个体之后的社交行为模式。如猥亵妇女、暴力行为、强买强卖等都会受到法律、道德的制约。

（三）社交媒体

社交媒体极大地改变了社交方式、沟通方式，我们可以访问无限的信息，几乎可以立即与来自世界各地的人们联系，可以即刻分享重要事项。社交媒体是激励人们采取行动和进行社会变革的有力工具，帮助我们探索新概念。社交媒体提供的平台使我们能够对与我们息息相关的问题发表意见，这时一些人可能在没有完全了解、掌握事实的情况下被误导，对自己或他人造成伤害。政府相关部门需要加强管理与引导，个体也应该增强法律意识，把现实的社交行为规范延伸到虚拟世界，形成良好的网络社交行为。

社交媒体的发展对社交行为和人际关系产生了重大影响，也带来了明显的“副作用”：聚会时只顾玩手机，夫妻、亲子、同事关系依靠“无线沟通”等，这使得现实社会社交技巧逐渐弱化，人际关系受到不良影响。沉迷于网络的人可能学业、事业、婚姻、家庭关系不良，社交行为变味，严重影响生活睡眠规律，出现情绪或心理问题，甚至导致情绪、睡眠障碍。研究表明，社交媒体使越来越多的人对自己的生活不满意，高度依赖社交媒体的人除可能遭受网络欺凌外，还可能对没有智能手机感到焦虑。目前，全球 30 岁以下的人中有半数以上可能存在社交媒体依赖。个体与家人和朋友之间的良好关系，对其身心健康至关重要，这正是社交媒体无法给予的。

第三节　社交行为的健康素质基础

拥有良好的社交行为，促进自己的身心健康，需要具备一定健康素质基础，要有意识地认识自己，克服不良社交心态。

一、良好社交行为所需的健康素质基础

（一）智力正常、意志健全

正常的智力是个体生活、学习、工作的最基本的条件，而意志健全能够让人较长时

间保持专注和控制行动去实现某一既定目标，这两者是拥有良好社交行为的先决条件。

（二）对自我认识恰当

自我意识是个体意识发展的最高阶段，是个体对自己的认识和评价。在与现实环境的互动关系、实际活动中认识自我，确立自我形象，包括能把“理想的我”与“现实的我”有机地统一起来，“理想的我”能够体现在“现实的我”中；能根据自己的认识和评价来控制和调节自身行为，使个体和外界环境保持平衡，在社交情境中展现和谐统一的自我。

（三）对现实环境适应良好

个体要合理地应对社交环境中的各类压力，要能够面对现实、接受现实，并能主动地适应现实，进而改造现实。除对自我的认识恰当外，还应对环境客观认识和评价，并能与现实环境保持良好的接触，能有效地适应环境，而非歪曲现实环境。个体能够良好地适应现实环境是掌握社交技能的先决条件。

（四）能与他人建立和谐的人际关系

人际关系既反映个体的社交能力，又体现个体的心理健康状态。个体的思想、目标、行为能与社会要求相互协调，能重视社交团体的需求，接受社交团体规范，并能够控制自身与社交团体相冲突的欲望，使个体行为符合社会规范，能够从社交活动中获取更多的资源与信息，真正地从社交行为中获益。

（五）热爱生活

心理健康的个体能够珍惜、热爱并积极投身于生活，享受人生乐趣。通过积极地工作、学习和生活而获得满足、激励和成就感，提高自我价值感，有助于个体表现出良好的社交行为。

（六）情绪乐观并能自控

健康的社交行为离不开良好的情绪体验，通过真实地感知自己与周围环境，真实地感受自身情绪，才能更好地控制情绪，达到身心协调。只有保持协调的身心状态，才能在社交活动中合理地表达自身需求与情感，才能更好地进行社交互动。

（七）具有健全的人格

健全的人格作为整体精神风貌应能够完整、协调、和谐地表现出来，思考问题的方式是适中、合理的，待人接物能采取恰当、灵活的态度，对外界刺激不会采取偏激的情绪和行为反应，能够与社会步调合拍，与社交集体融为一体。健全的人格是良好社交行为的基础，贯穿于个体的整个社交活动中，并始终影响个体的社交能力与行为。

二、识别不良的社交心理状态

不良的心理状态会对社交行为造成影响，如不敢或不能与人交往、交往变得困难、交往给人带来压抑等消极情感体验。日常生活中偶尔出现一些社交的困难、不适应和挫折，是难免的，也是正常的。有些人会由于不良社交心态的影响而将社交挫折扩大、灾难化，并进一步强化"错误"的认知，如"我缺乏社会交往经验""别人都讨厌我、不愿意与我交往、孤立我"等。有意识地认识自己，评估自己是否存在以下不良社交心态有助于改善社交技巧和人际关系。

(1) 恐惧心理。表现为与人交往时（尤其在大众场合）会不由自主地紧张、害怕，以致手足无措、语无伦次，严重的甚至害怕见人，内心渴望与人交往却以各种理由回避社交，患上社交焦虑障碍。

(2) 自卑心理。表现为在社会交往中预期成功的体验少，预期失败的体验多，缺乏自信，缺乏交往的勇气和信心。

(3) 孤僻心理。有两种情况：一是孤芳自赏，自命清高，不愿与人为伍；二是存在某种特殊怪癖，他人无法接纳，因此影响社交行为。

(4) 害羞心理。表现为社交活动中过多地约束自己，以致无法充分地表达，阻碍了个体人际关系的正常发展。害羞往往与个体的先天气质有关，与社交焦虑障碍有交叉又有区别。

(5) 封闭心理。表现为隐藏或掩饰自己的真实情感，与他人保持严格的距离。

(6) 自傲心理。表现为不切实际地高估自己，盛气凌人、自以为是，常使交往对方感到难堪、紧张、窘迫，从而难以推动社交互动。

(7) 敌意心理。表现为讨厌他人，甚至仇视他人，把人与人之间的关系视为尔虞我诈，对人存在一种普遍不信任的心理，从而逃避与人交往，甚至表现为攻击心理行为。

(8) 干涉心理。表现为专门打听、传播或干预别人的私事、秘密，从而引起别人的不满、厌恶情绪，影响人际关系。

三、培养健康的社交行为与心态

健康的社交行为建立在健康的社交心理状态上。大时代背景下出现了社交行为与心理状态的明显变化，潜移默化地影响着人的社交行为。试想一下，经过五十年分餐制后，你的孙辈可能会问："您那时聚餐是大伙围着一起吃，不分餐吗?"因此，掌握、培养现行文化背景和时代情境下的社交礼仪、技巧与能力，可以不断地完善自我。

（一）社交礼仪

以日常社交中最常见的握手为例，握手的具体样式千差万别。了解握手的典型样式，有助于了解对方的性格、待人接物的基本态度等，可使我们在人际交往中根据不同的场合、对象熟练地应用。

（1）谦恭式握手。又称为“乞讨式”握手、顺从型握手，即用掌心向上或左上的姿势与对方握手。以这种方式握手的人往往性格懦弱，处于被动地位，可能处世比较民主、谦和、平易近人，对对方比较尊重、敬仰，甚至有几分畏惧。这种人往往易改变自己的看法，不固执，愿意受对方支配。

（2）支配式握手。又称为“控制式”握手，即用掌心向下或左下的姿势握住对方的手。以这种方式握手的人想表达自己的优势，主动、傲慢或占支配地位。这种人一般讲话干净利落，办事果断，高度自信，凡事一经决定就很难改变观点，作风不太民主。在双方社会地位差距较大时，社会地位较高的一方易采用这种方式与对方握手。

（3）无力型握手。又称为“死鱼式”握手，握手时手掌无力，像是握住一条死鱼。以这种方式握手的人通常生性懦弱，或对人冷漠，待人接物消极、傲慢。

（4）“手套式”握手。握手时用双手握住对方的右手，既可表示对对方的尊重、亲切，又可表示感激、有求于人之意。这种握手方式最好不要用在初次见面的人身上，以免引起不必要的误会。

（5）抓指尖握手。握手时不用双手虎口相触对握，而只是捏住对方的几根手指或指尖。女性与男性握手时，为了表示矜持与稳重，常采取这种方式。如果同性之间这样握手，就显得冷淡与生疏。

（6）施舍型握手。在行握手礼时只伸出四个手指相握，表明此人缺乏修养、傲慢、不平易近人。

（二）社交技巧

在不同的社交场合，面对不同的社交对象，需要运用不同的社交技巧充分地表达自己，达到社交目的。

要想获得好人缘，首先，要成为一名好的听众，可以运用一些基本的社交技巧，如注视讲话者、靠近讲话者并提问、不打断话题、使用“您”的称谓。其次，多赞美身边的人，每个人都喜欢被表扬和赏识，微笑着感谢、赞扬别人，将收获人脉、风采和风度。还应适当地运用谈判技巧，当出现不同意见，要以友好的方式处理冲突。人和人的价值观不一样，想法不一样，要求同存异，要允许他人的想法和自己不一样。

社交中是否总是处于紧张、恐惧的状态，始终无法放松？这需要自己了解社交的目的，分析令自己感到紧张、恐惧的来源。

社交中是否不知如何开口？这可能是缺乏社交技巧，建议结合不同的社交场景和社交对象提前多做准备和练习。

是否越来越不想出门、不想与人交流，没有欲望和动力，觉得无聊又不知该做什么，好像交不到朋友？我们需要觉察自己是否有除社交方面外的其他问题，如情绪问题、睡眠问题、饮食问题等。如果有，则要寻求精神和心理医生的帮助，进行专业的诊断和治疗；如果没有，那就只是单纯的社交问题，那么可以问问自己：“从什么时候开始变得不爱出门了？这之前发生了什么事情使我变成这样？”如果对此感到困惑，可以多找身边人主动倾诉，请他们来帮帮自己。

（三）现实中的同伴关系

同伴之间的认同与归属感是社交行为的动力。每个人都希望得到肯定与赞美，不被理解是痛苦的。青春期建立并维持高质量的友谊对成年后心理健康有着重要影响。在青春期，亲密友谊会有助于保持长期心理健康，朋友间积极向上的友谊关系能够在自我认知发展阶段强化自身的积极情绪。通常认为，通过社交媒体所形成的“线上友谊”是非常危险而脆弱的，青少年应将时间和注意力集中起来，培养与现实朋友之间的密切关系。这种现实社会中建立的友谊能够更长久地陪伴，并且对未来成长产生有益的影响。因此，个体青春期在现实生活中建立起的同伴友谊弥足珍贵。

（四）家庭、学校对社交行为的积极引导

成长环境对个体心身健康的塑造至关重要。家长、老师需要思考如何以更健康的方式引导孩子、学生使用社交媒体，原则是宜引不宜堵。“引”不是不管、任其使用，而是引导、评估其是否能正确、理性地使用社交媒体，建立良好的网络社交行为规范，如交往对象、内容、时间、地点、场所是否适宜等。提醒孩子社交媒体不是社交的唯一途径，不要让网络与社交媒体占据自己的生活，鼓励其进行面对面的社交互动和联系。

第四节　社交障碍

因为各种原因，有些人会出现社交问题，甚至社交障碍。有的人是对社交有需求、有欲望，但又恐惧、害怕、痛苦；有的人自己不愿社交、不痛苦，但周围人痛苦，并认为其存在社交障碍。这些情况都会对患者的社会功能、生活质量造成影响，应该积极地寻求专业心理咨询师、精神专科医生等的帮助，寻求专业的意见与建议，包括临床诊断、治疗方案等。当个体觉察到社交方面的困扰，或有亲朋好友善意的提醒，但对就诊感到犹豫、恐惧甚至抗拒时，可以先用笔或手机，完成一些针对社交行为问题的专业评估量表，了解自己的社交行为与心理状况，对自己进行初步判断。

一、社交行为与心理相关自评量表

（一）Liebowitz社交焦虑量表

Liebowitz社交焦虑量表（Liebowitz Social Anxiety Scale，LSAS）是在1987年由哥伦比亚大学精神病学家Michael Liebowitz编制的自陈量表，通过测量人们在社会交互和社交表现中的恐惧和回避，来评价社交焦虑水平。该量表在临床上得到了非常广泛的应用，是目前测量社交焦虑最有效的工具之一，能够辅助心理工作者判断来访者是否存在社交焦虑障碍，有较高的信度和效度。Liebowitz社交焦虑量表共给出了24个情

境，即24道题目，受试者根据自身真实情况，对每个情境中的恐惧程度和回避程度分别进行回答，从而评估社交焦虑障碍的两个核心症状，即社交场景恐惧和对社交场景回避。有些轻度社交焦虑个体可能对某一社交场景恐惧，但没有回避现象。Liebowitz社交焦虑量表的评分规则为：害怕/焦虑因子得分=所有条目害怕选项得分总和；回避因子得分=所有条目回避选项得分总和；总分=所有条目得分总和。Liebowitz社交焦虑量表的计分结果及意义见表5—1。

表5—1 Liebowitz社交焦虑量表的计分结果及意义

计分结果	结论	建议
总分<38分	未见明显社交焦虑或恐惧症状	—
总分38～59分	存在可疑的社交焦虑或恐惧症状	进一步咨询医生
总分>60分	存在明显的社交焦虑或恐惧症状	进一步咨询医生

（二）惧怕否定评定量表

大学生处于个体心智发育的成熟关键期，社交行为相对中学时期显著增多，最易出现惧怕否定的心理。Watson和Friend（1969）将惧怕否定评价（FNE）定义为对他人的评价担忧，为别人的否定评价感到苦恼，以及预期自己会遭到他人的否定评价。惧怕否定评定量表含有30个题目，第2、3、5、7、9、11、13、14、17、19、20、22、24、25、27、28、29、30题计分规则如下：与我完全不相符计1分，与我有些不相符计2分，不确定计3分，与我非常相符计4分，与我极其相符计5分。第1、4、6、8、10、12、15、16、18、21、23、26题计分规则如下：与我完全不相符计5分，与我有些不相符计4分，不确定计3分，与我非常相符计2分，与我极其相符计1分。30道题目的得分相加为总分，该量表没有阈值界限划分，得分越高，表明被评者受到评价时更加不安、焦虑，期望被人喜欢、给人留下好印象。

（三）演讲者信心自评量表

大学生在学习生活中可能需要通过演讲等来展示自己，许多个体在演讲初期需要克服对演讲的恐惧、紧张和焦虑情绪，努力使自己更自信、从容地面对演讲。Paul（1966）发表演讲者信心自评量表用于评定各种临床治疗对慢性演说焦虑疗效的研究。该量表中共有30个题目，用于评价当众演说时的情感及行为反应。所有题目按“是/否”的方式回答。计分规则为：第2、3、5、7、8、13、15、18、19、20、24、25、26、28、29题，选择“是”计1分，选择“否”计0分；第1、4、6、9、10、11、12、14、16、17、21、22、23、27、30题，选择“否”计1分，选择“是”计0分。得分范围为0～30，没有阈值界限划分，得分越高，表明焦虑程度越严重。

（四）安全感量表

安全感量表由丛中和安莉娟于2003年编制，总共有16个题目，分为人际安全感因子和确定控制感因子，各 8 题，用于检测正常人和焦虑障碍患者的安全感心理特质。每个题目按 1～5 分进行五级评分，非常符合计 1 分，基本符合计 2 分，中性或不确定计 3 分，基本不符合计 4 分，非常不符合计 5 分。人际安全感因子的评价包括第 1、3、6、8、10、12、15、16 题，确定控制感因子的评价包括第 2、4、5、7、9、11、13、14 题。人际安全感因子反映个体在人际交往过程中的安全体验，确定控制感因子反映个体对于生活的预测和确定感、控制感。该量表的结论为连续谱，没有阈值界限划分。

二、常见的社交障碍

几乎所有精神障碍或心理问题均可能在一定程度上影响个体社交行为，特别是各类焦虑障碍、孤独症、注意缺陷多动障碍、强迫障碍以及进食障碍等。这些精神问题可能起病于童年、青少年时期，也可能出现在成年后，有些随着年龄的增长、心智的成熟以及人生境遇的改变，逐渐缓解甚至消失；有些不随时间、意志的改变，伴随个体终身存在；还有一些则可能反反复复，时好时坏，或者经过干预后症状消失，多年后又再次出现类似症状。几乎每个人在人生的某个阶段都会出现情绪问题（抑郁情绪、焦虑情绪等），情绪会影响个体的认知、行为：情绪低落时，人变得心情差，兴趣下降，活动减少，不愿外出，对热闹的环境感到烦躁，回避此类社交活动。因此，在外界周围人看来，此人变得沉默寡言，仿佛换了一个人，其实他可能是得了抑郁症或焦虑症。

（一）社交焦虑障碍

社交焦虑障碍又称社交恐惧症，表现为因惧怕他人评价而出现一系列社交焦虑情绪与社交回避行为。社交焦虑障碍常会严重影响个体的社交行为。社交焦虑障碍个体害怕在社交场合中出现各种意外、流露窘态、被周围人嘲笑等，这些心态会强化“自己无能、没用”的核心信念，形成负性的自我认知，逐渐表现出对社交场合的一系列回避行为。社交焦虑障碍除了上述恐惧感，还有以下躯体症状：口干、出汗、心跳剧烈、想上厕所，周围人可能看到的症状有脸红、口吃、结巴、轻微颤抖。患者有时会发现自己呼吸急促，手脚冰凉。最糟糕的结果是出现惊恐发作。2019 年我国最新流行病学调查显示，社交焦虑障碍的终身患病率是 0.7%，12 月患病率是 0.4%。张伟教授调查发现成都地区大中学生社交焦虑障碍总患病率为 8.15%，女性患病率为 8.35%，男性患病率为 7.62%。

目前社交焦虑障碍根据社交恐惧、焦虑的内容分为以下两类：

（1）广泛型：对几乎所有社交场景感到恐惧，产生焦虑情绪，进而出现回避行为。在任何地方、任何情境中，个体都害怕成了别人注意的中心，可能会认为周围的每个人都在观察自己。例如，害怕被介绍给陌生人，害怕在公共场所进餐、喝饮料，尽可能回避商场和餐馆，不敢和老板、同事或任何人争论等。

（2）特殊型：对某一特定社交场合感到恐惧、紧张。例如，害怕当众发言、当众表演者，平时无异常，但当需要上台表演或当众演讲时，会感到极度恐惧，常变得结结巴巴，甚至发愣。

当发现自己存在社交困扰后，应积极主动地到精神专科或心理门诊求治。目前对社交焦虑障碍的治疗包括心理治疗、药物治疗、物理治疗，以及心理、药物、物理的联合治疗。临床医生会与患者共同商量选择治疗方式。比如，心理治疗中目前认为对社交焦虑障碍最有效的是认知行为治疗，每周 1 次，持续 4 个月以上；药物治疗中目前首推帕罗西汀等抗焦虑药物，如果治疗有效，应在医生的帮助下逐渐减药，防停药复发。

（二）口吃症

患有口吃的个体说话时经常重复或者拉长声音、音节、字词等，有时候会在说话中突然停顿，显得语言不流畅。多见于青少年时期，男性居多，可能伴随一生，口吃现象时好时坏，当遇到压力、紧张、焦虑时往往会表现得更严重。

（三）分离性焦虑障碍

个体与其依恋对象离别时，会产生与其发育阶段不相称的、过度的害怕或焦虑，主要表现为害怕离开熟悉的人，主要是最亲密的人。多见于幼儿，如刚上幼儿园时哭闹，不能离开照料者，以至于不能独自上幼儿园。目前发现成人中也存在分离性焦虑障碍，对象多为恋人。

（四）选择性缄默症

在某些特殊情境中，如遭遇校园霸凌、权威人士的责罚、自卑、适应不良等，儿童、青少年个体出现不能说话的情形，但在另一些场合或环境中又能正常地表达，称为选择性缄默症或选择性失语症。曾有研究认为这种症状属于儿童社交恐惧症（儿童社交焦虑障碍）。

（五）自闭症谱系障碍

自闭症谱系障碍作为神经发育障碍，包括阿斯伯格综合征、自闭症、雷特综合征、儿童期崩解症以及待分类的广泛性发展障碍。语言与社交是个体出生后头几年最关键的发育要素，由于难以理解社交情境中他人的情感反应，患儿终生难以融入社会群体，表现出社交行为异常：对外界事物不感兴趣，甚少与他人有目光接触，不会注意他人的表情和情绪变化，难以从他人的言语、行为推断他人的想法、意愿和意图，或理解他人的感受。绝大多数儿童除了上述表现，还可能存在语言发展迟缓或障碍，说话内容、语速及音调异常，对语言理解和非语言沟通（眼神、象征意义）有不同程度的困难，可能欠缺口语沟通的能力。部分儿童还可能有智力发育异常。

1. 阿斯伯格综合征

阿斯伯格综合征（Asperger syndrome）是广泛性发育障碍中的一种综合征，其重要特征是社交与非言语交际困难，同时伴随兴趣狭隘及重复特定行为，相较于其他自闭症谱系障碍，仍保有一定语言及认知发展。患者经常出现肢体笨拙和语言表达方式异常等状况，偶尔会发出怪声。其症状一般在两岁前出现，并伴随患者终生。典型表现是社交困难、固执或狭窄兴趣。阿斯伯格综合征患者可能缺乏判断脸部表情的能力，读取心理状态较为困难；无法领会他人的举止动作和状况、气氛及情绪，即使能看到他人微笑的表情，甚至发觉他人的情绪变化，但仍然无法理解这些社交中的微妙信号。更多的时候，他们会刻板而局限地对一种或多种事物表现出异常强烈的兴趣，热切地搜集相关资料，从而不能灵活性地遵从各样规则，以致在社交上出现困难。此外，患有阿斯伯格综合征的儿童可能在很小的时候就掌握了复杂的词汇，但很难理解形象化的语言，特别是对幽默、反讽、戏谑和嘲讽等显得无所适从。

2. 自闭症

自闭症是在婴儿期或儿童期出现的神经发育障碍，存在社交沟通及社会互动缺损、非语言沟通行为缺陷，无法发展与维持人际关系，行为、兴趣及活动局限、重复，过度坚持常规，极度抗拒改变，以及对于感觉刺激过度反应或反应不足。其社交发展障碍主要表现为欠缺运用身体语言或其他非语言的沟通技巧，如缺乏眼神接触，在沟通上回应少、互动少，无法维持双向对谈及建立友谊；缺乏主动参与社交的动机，缺乏主动与人分享事情、兴趣和情感的动机与能力，往往表现为独来独往；不能察觉、了解及回应他人的感受和需要，甚至不能察觉他人存在。

值得一提的是，自闭症谱系障碍不同于社交焦虑障碍的社交异常，前者表现为社交动机缺乏或不足、社交技能缺陷，自幼年开始无法完成正常的社交互动；后者表现为有明显的社交动机和需求，只是在社交过程中表现出紧张、焦虑并由此继发出回避行为，其内心其实渴望他人的认可，希望能够展现良好的社交关系。

（六）其他精神障碍

惊恐障碍患者缺乏安全感，不敢独自出门。抑郁症患者无兴趣、无动力、无欲望与人交往。躁狂或轻躁狂发作患者自我评价过高或夸大、精力充沛、不感疲乏、活动增多，搭讪陌生人，交往增多。网络游戏障碍俗称网络游戏成瘾、网络成瘾、游戏成瘾，患者沉溺于游戏中导致人际交往障碍。强迫症患者，导致不交往或人际关系障碍，如强迫症丈夫可能因为担心弄脏双手，而不肯抱孩子、不碰妻子等。注意缺陷与多动障碍俗称多动症，患者活动过度，好冲动、鲁莽，不考虑后果，喜欢恶作剧，不分场合地插话或打断他人谈话，打扰或干涉他人活动，未经允许抢答，情绪不稳定，易怒，甚至出现反抗和攻击性行为，从而导致社交行为、人际关系障碍。精神分裂症患者受幻听、妄想、阴性症状等影响，回避与人交往或变得退缩，与社会隔绝。

（孟雅婧，邱昌建）

附录

附表 5－1　自评/他评——Liebowitz 社交焦虑量表（LSAS）

请仔细阅读以下题目，判断与你的感受和行为符合的程度。根据题意，先在“害怕/焦虑”选项中选出符合你实际感受的一项，然后在“回避”选项中选出符合你实际行为的一项。

适用范围：12 岁以上个体。

场景	得分 感受	0	1	2	3
1. 公众场合打电话	害怕/焦虑	无	轻度	重度	严重
	回避	从未（0%）	偶尔（1%～33%）	时常（34%～67%）	经常（68%～100%）
2. 参加小组活动	害怕/焦虑	无	轻度	重度	严重
	回避	从未（0%）	偶尔（1%～33%）	时常（34%～67%）	经常（68%～100%）
3. 公众场所吃东西	害怕/焦虑	无	轻度	重度	严重
	回避	从未（0%）	偶尔（1%～33%）	时常（34%～67%）	经常（68%～100%）
4. 公共场合与人共饮	害怕/焦虑	无	轻度	重度	严重
	回避	从未（0%）	偶尔（1%～33%）	时常（34%～67%）	经常（68%～100%）
5. 与重要人物谈话	害怕/焦虑	无	轻度	重度	严重
	回避	从未（0%）	偶尔（1%～33%）	时常（34%～67%）	经常（68%～100%）
6. 在听众前表演、演示或演讲	害怕/焦虑	无	轻度	重度	严重
	回避	从未（0%）	偶尔（1%～33%）	时常（34%～67%）	经常（68%～100%）
7. 参加聚会	害怕/焦虑	无	轻度	重度	严重
	回避	从未（0%）	偶尔（1%～33%）	时常（34%～67%）	经常（68%～100%）
8. 在有人注视下工作	害怕/焦虑	无	轻度	重度	严重
	回避	从未（0%）	偶尔（1%～33%）	时常（34%～67%）	经常（68%～100%）
9. 被人注视下书写	害怕/焦虑	无	轻度	重度	严重
	回避	从未（0%）	偶尔（1%～33%）	时常（34%～67%）	经常（68%～100%）

续表

场景	得分 感受	0	1	2	3
10. 与不太熟悉的人打电话	害怕/焦虑	无	轻度	重度	严重
	回避	从未（0%）	偶尔 （1%～33%）	时常 （34%～67%）	经常 （68%～100%）
11. 与不太熟悉的人交谈	害怕/焦虑	无	轻度	重度	严重
	回避	从未（0%）	偶尔 （1%～33%）	时常 （34%～67%）	经常 （68%～100%）
12. 与陌生人会面	害怕/焦虑	无	轻度	重度	严重
	回避	从未（0%）	偶尔 （1%～33%）	时常 （34%～67%）	经常 （68%～100%）
13. 在公共卫生间小便	害怕/焦虑	无	轻度	重度	严重
	回避	从未（0%）	偶尔 （1%～33%）	时常 （34%～67%）	经常 （68%～100%）
14. 进入已有人就座的房间	害怕/焦虑	无	轻度	重度	严重
	回避	从未（0%）	偶尔 （1%～33%）	时常 （34%～67%）	经常 （68%～100%）
15. 成为关注的中心	害怕/焦虑	无	轻度	重度	严重
	回避	从未（0%）	偶尔 （1%～33%）	时常 （34%～67%）	经常 （68%～100%）
16. 会议上发言	害怕/焦虑	无	轻度	重度	严重
	回避	从未（0%）	偶尔 （1%～33%）	时常 （34%～67%）	经常 （68%～100%）
17. 参加测试	害怕/焦虑	无	轻度	重度	严重
	回避	从未（0%）	偶尔 （1%～33%）	时常 （34%～67%）	经常 （68%～100%）
18. 向不太熟悉的人表达不同的观点和看法	害怕/焦虑	无	轻度	重度	严重
	回避	从未（0%）	偶尔 （1%～33%）	时常 （34%～67%）	经常 （68%～100%）
19. 与不太熟悉的人目光对视	害怕/焦虑	无	轻度	重度	严重
	回避	从未（0%）	偶尔 （1%～33%）	时常 （34%～67%）	经常 （68%～100%）
20. 在小组中汇报	害怕/焦虑	无	轻度	重度	严重
	回避	从未（0%）	偶尔 （1%～33%）	时常 （34%～67%）	经常 （68%～100%）
21. 试着搭讪、结识某人	害怕/焦虑	无	轻度	重度	严重
	回避	从未（0%）	偶尔 （1%～33%）	时常 （34%～67%）	经常 （68%～100%）

续表

场景	得分 感受	0	1	2	3
22. 去商店退货	害怕/焦虑	无	轻度	重度	严重
	回避	从未（0%）	偶尔 （1%～33%）	时常 （34%～67%）	经常 （68%～100%）
23. 组织聚会	害怕/焦虑	无	轻度	重度	严重
	回避	从未（0%）	偶尔 （1%～33%）	时常 （34%～67%）	经常 （68%～100%）
24. 拒绝推销员的强制推销	害怕/焦虑	无	轻度	重度	严重
	回避	从未（0%）	偶尔 （1%～33%）	时常 （34%～67%）	经常 （68%～100%）

附表 5-2　自评——惧怕否定评价量表（FNE）

本量表包含 30 道题，请结合自己的感受选择最符合自己情况的选项。

1. 我极少担心在别人眼里自己显得很傻。（R）	与我完全不相符	与我有些不相符	不确定	与我非常相符	与我极其相符
2. 我担心人家会怎样看我，尽管我知道这没什么要紧。	与我完全不相符	与我有些不相符	不确定	与我非常相符	与我极其相符
3. 如果知道了有人在对我评头论足，我会十分紧张不安。	与我完全不相符	与我有些不相符	不确定	与我非常相符	与我极其相符
4. 即使知道人们正在形成一个对我不利的印象，我也不在乎。（R）	与我完全不相符	与我有些不相符	不确定	与我非常相符	与我极其相符
5. 当我在社交中出了差错，我会非常不愉快。	与我完全不相符	与我有些不相符	不确定	与我非常相符	与我极其相符
6. 我不怎么担心重要人物对我的看法。（R）	与我完全不相符	与我有些不相符	不确定	与我非常相符	与我极其相符
7. 我常常害怕自己会显得滑稽可笑或很傻。	与我完全不相符	与我有些不相符	不确定	与我非常相符	与我极其相符
8. 我对别人不赞同我几乎无反应。（R）	与我完全不相符	与我有些不相符	不确定	与我非常相符	与我极其相符
9. 我经常害怕别人会注意到我的短处。	与我完全不相符	与我有些不相符	不确定	与我非常相符	与我极其相符
10. 别人的不赞同对我几乎没有影响。（R）	与我完全不相符	与我有些不相符	不确定	与我非常相符	与我极其相符
11. 假如有人在评价我，我很容易想到最坏的评价。	与我完全不相符	与我有些不相符	不确定	与我非常相符	与我极其相符
12. 我几乎不操心我给别人留下了什么样的印象。（R）	与我完全不相符	与我有些不相符	不确定	与我非常相符	与我极其相符
13. 我害怕别人会不赞同我。	与我完全不相符	与我有些不相符	不确定	与我非常相符	与我极其相符

续表

14. 我害怕别人会发现我的错处。	与我完全不相符	与我有些不相符	不确定	与我非常相符	与我极其相符
15. 我并不为别人对我的看法而烦心。(R)	与我完全不相符	与我有些不相符	不确定	与我非常相符	与我极其相符
16. 假如没能让某人欢心，我可能会无所谓。(R)	与我完全不相符	与我有些不相符	不确定	与我非常相符	与我极其相符
17. 当我同别人谈话时，我担心他们会怎么看我。	与我完全不相符	与我有些不相符	不确定	与我非常相符	与我极其相符
18. 我觉得一个人在社交中出点差错不可避免，因此，何必为此发愁呢。(R)	与我完全不相符	与我有些不相符	不确定	与我非常相符	与我极其相符
19. 我总是在担心我究竟给别人留下了什么印象。	与我完全不相符	与我有些不相符	不确定	与我非常相符	与我极其相符
20. 我很担心我的上司是怎样看我的。	与我完全不相符	与我有些不相符	不确定	与我非常相符	与我极其相符
21. 如我知道有人正在评价我时，我一点也不在乎。(R)	与我完全不相符	与我有些不相符	不确定	与我非常相符	与我极其相符
22. 我担心人们会认为我是无用之人。	与我完全不相符	与我有些不相符	不确定	与我非常相符	与我极其相符
23. 我对人家是怎样想我的几乎完全不担心。(R)	与我完全不相符	与我有些不相符	不确定	与我非常相符	与我极其相符
24. 有时我想自己太在乎别人对我的看法了。	与我完全不相符	与我有些不相符	不确定	与我非常相符	与我极其相符
25. 我常常担心我会说错话或做错事。	与我完全不相符	与我有些不相符	不确定	与我非常相符	与我极其相符
26. 我对别人对我的看法通常不关心。(R)	与我完全不相符	与我有些不相符	不确定	与我非常相符	与我极其相符
27. 我一般自信别人对我会有好印象。	与我完全不相符	与我有些不相符	不确定	与我非常相符	与我极其相符
28. 我总担心那些对我很重要的人们不会老是想到我。	与我完全不相符	与我有些不相符	不确定	与我非常相符	与我极其相符
29. 我因我的朋友们对我的看法而不开心。	与我完全不相符	与我有些不相符	不确定	与我非常相符	与我极其相符
30. 如知道我的上司正在评价我，我会变得紧张不安。	与我完全不相符	与我有些不相符	不确定	与我非常相符	与我极其相符

注：R表示反向计分。

附表5－3　自评——演说者信心自评量表（PRCS）

本表单含有30个描述有关你在演说时对信心感觉的条目。根据你最近演说时的感觉，请试着选择“是”或“否”。所有信息都会保密的，请尽可能快地选择答案，不要在任何一条上花太多时间(我们需要你对问卷的第一印象)。从现在起尽快地回答每一道问题。

1. 我盼望着在大众前演讲的机会。	是	否
2. 在拿讲台上放的东西时，我的手在颤抖。	是	否
3. 我老是害怕忘记我的演讲内容。	是	否
4. 当我对听众演讲时，他们似乎挺友好。	是	否
5. 在准备演讲时，我一直处于焦虑状态。	是	否
6. 在演讲结尾时，我感到一种愉快的体验。	是	否
7. 我不喜欢用我身体及声音来进行表达。	是	否
8. 当我在一位听众前说话时，我的思维开始混乱及不连贯。	是	否
9. 我不怕面对着听众。	是	否
10. 尽管在站起来前我感到紧张不安，但很快我就忘记了害怕并喜欢上这体验。	是	否
11. 我期望着我在演讲时能充满信心。	是	否
12. 当我演讲时，我感觉到我拥有我全身心。	是	否
13. 我喜欢在讲台上放上笔记本以防万一我忘记了演说词。	是	否
14. 我喜欢在演讲时观察听众的反应。	是	否
15. 尽管在与朋友们交谈时我言语流畅，上了讲台演讲时我却丢三落四。	是	否
16. 我在演讲时感到放松及舒适。	是	否
17. 尽管我不喜欢在公众前演讲，我也并不对之特别畏惧。	是	否
18. 如有可能，我总是尽量避免在公众前演讲。	是	否
19. 我朝我的听众们看过去时，他们的面孔都变得模糊不清。	是	否
20. 在我试着对一群人演讲后，我对我自己都感到厌恶。	是	否
21. 我喜欢演讲的准备工作。	是	否
22. 当我面对听众时，我的脑子是清醒的。	是	否
23. 我说得相当流畅。	是	否
24. 就要开始演讲时，我发抖出汗。	是	否
25. 我觉得我的姿势僵硬不自然。	是	否
26. 在人群前演讲时，我一直感到害怕及紧张。	是	否
27. 我发觉期待一次演讲有点愉快。	是	否
28. 对于我来说，很难冷静地找到合适的词句来表达我的思路。	是	否
29. 我一想到在人群前演讲就感到恐惧。	是	否
30. 面对听众时，我有一种思维敏捷的感觉。	是	否

附表 5－4　自评——安全感量表

请仔细阅读每一道题，判断与你的感受或行为符合的程度，然后选择最符合自己情况的选项，来表示你经常性的感受和行为。答案没有对错，你不必对任何一条陈述花太多时间考虑，只要答出你平时的实际感受。

	非常符合	基本符合	中性或不确定	基本不符合	非常不符合
1. 我从来不敢主动说出自己的看法	1	2	3	4	5
2. 我感到生活总是充满不确定性和不可预测性	1	2	3	4	5
3. 我习惯于放弃自己的愿望和要求	1	2	3	4	5
4. 我总是担心会发生什么不测	1	2	3	4	5
5. 我从不敢拒绝朋友的请求	1	2	3	4	5
6. 遇到不开心的事，我总是独自生闷气或者痛苦	1	2	3	4	5
7. 我一直觉得自己挺倒霉的	1	2	3	4	5
8. 人们说我是一个害羞、退缩的人	1	2	3	4	5
9. 我总是担心太好的朋友关系以后会变坏	1	2	3	4	5
10. 对领导我一般是敬而远之	1	2	3	4	5
11. 我常常担心自己的思维或情感会失去控制	1	2	3	4	5
12. 我总是“万事不求人”	1	2	3	4	5
13. 我总是担心自己的生活会变得一团糟	1	2	3	4	5
14. 我感到自己无力应对和处理生活中突如其来的危险	1	2	3	4	5
15. 我害怕与他人建立并保持亲近关系	1	2	3	4	5
16. 无论别人怎么说，我都觉得自己很没用	1	2	3	4	5

参考资料

[1] 李磊，汪萌，吴信东. 基于社交网络的社交行为分析 [J]. 电子与信息学报，2017，39 (9)：2108—2118.

[2] 姚琦，马华维，阎欢，等. 心理学视角下社交网络用户个体行为分析 [J]. 心理科学进展，2014，22 (10)：1647—1659.

[3] Maslow A H. A theory of human motivation [J]. Psychological Review，1943，50 (4).

[4] 戴美红. 95后大学生“容器社交”行为研究 [J]. 太原城市职业技术学院学报，2019 (6)：48—50.

[5] 刘国艳，汪艳霞，石淑华. 影响儿童情绪社会性发展的相关因素探讨 [J]. 中国社会医学杂志，2009，26 (3)：172—173.

[6] 张作记. 行为医学量表手册 [M]. 北京：中华医学电子音像出版社，2005.

[7] 肖融，吴薇莉，胡峻梅，等. 成都市大中学生社交焦虑障碍患病率及发病影响因素分析 [J]. 四川大学学报 (医学版)，2006 (4)：636—640.

[8] 吴文源. 焦虑障碍防治指南 [M]. 北京：人民卫生出版社，2010.

第六章　性行为与健康

第一节　性行为概述

自从自然界两性分化以后就有了性行为。人类的性行为虽然与动物有相似的生物学基础，但是随着社会的进化，人类的性行为在许多方面有别于动物。性是本能，是最自然的生理需求和种族延续的需要。

一、性行为的定义

关于性行为的定义，目前仍存在争论。有些学者认为以达到性满足为目的的所有行为，或能引起性高潮的行为都属于性行为。根据这个定义，异性之间的爱抚、自慰行为、同性恋、恋物癖，甚至性梦都属于性行为。从狭义来说，人类性行为仅指男女两性生殖器之间的接触，即性交行为。

二、性行为的功能

现代性科学认为，人类性行为主要有三大目的：一是快乐，二是健康，三是繁衍。繁衍仍然是目前人类性行为主要目的之一，但不是唯一目的。适度的性行为除能带给男女双方极大的愉快外，还能满足人的生理与心理平衡，维持家庭稳定等。所以性除了有基本的生理功能，还有象征功能：

第一，性是一种外部现实世界的身体交互行为，当性表达两人之间的情感时，它是象征内心幸福感的标志。

第二，成功的性体现了某种对受伤害内在的修复能力。

第三，让每个人在给予爱的同时也感受到了被爱。性行为是一种爱的表达方式。

性行为的合理目标如下：第一，它能化解一定的冲突与挫折。第二，性行为能够满足人们生理和心理的需求，进而带来愉悦感。

男性和女性在性行为方面存在一定的差别：

（1）在主动发起性行为方面，男性多数积极主动，而女性相对消极被动。

（2）在性行为的支配方面，男性通常为主导，而女性常处于被引导。

（3）在性满足方面，男性所获得的满足常多于女性，女性获得性高潮的比例低于男性。

（4）在性行为的心理需求方面，男性多倾向于生理反应带来的直接快乐，而女性多倾向于以情绪反应为基础的心理愉悦。男性追求征服感，更在意女性对于其性行为的表现是否满意，比如持久力或是否让对方达到高潮。而女性的需求是自我体验，以及性行为前后的情感交流或感官刺激，比如男性是否在意她的感受，以及接吻或爱抚。

（5）在性刺激的方式方面，男性对视觉刺激更敏感，而女性对触觉刺激更敏感。

当然，两性差异不是一成不变的，随着社会的发展，两者的区别会有所改变。

另外，男女之间的性欲差异与年龄有着明显的关系。男性年轻时性欲旺盛，性需求强烈，随着年龄增大，男性的性欲和性需求趋于平静和感性化。而女性则相反，年轻女性因传统思想和文化的影响压抑性欲，随着年龄增长，尤其是结婚生育后，女性的性欲和性需求会大大提高。

三、正常与异常的性行为

对于性行为正常和异常的区别，主要是根据个体具体的生理与心理过程来划分的。人类性行为中有许多公认的正常和异常行为，但对某些行为还存在争议，如同性性行为。中国古人很早就将性行为当成是享乐和养生的方式。古人持顺其自然的性爱观，强调性行为应遵循“人法地，地法天，天法道，道法自然”的哲学理念。

自慰行为在很多人看来属于一种异常的性行为。中国古文化中有很多关于自慰的认识误区，比如，“一滴精，十滴血”，自慰会引起“肾亏”甚至“精尽人亡”，自慰是一种肮脏、下流、道德败坏、罪恶的行为。其实，自慰是在性冲动时自我发泄性欲的一种方式。很多人错误地认为自慰与神经衰弱、智力发育障碍、性功能障碍、精神分裂症等发病有关，但大量研究表明，它们之间并没有直接关系。适度自慰有助于促进生殖器发育，对性交时早泄有一定预防作用。对自慰行为的负面宣传和误解，给很多青少年带来了巨大的精神压力，使其产生自责和罪恶感。所以应该正确认识自慰：在性生理和心理发育过程中，自慰行为是正常现象，适度自慰对身体并无伤害。对待自慰的不恰当态度和处理方式对心理的影响远大于自慰本身产生的影响。绝大多数情况下，父母不应过多干预，应让孩子知道自慰的原因，把握自慰的限度，使孩子在不影响健康、学习和生活的前提下，学会控制性欲。父母应学会通过自慰行为对孩子进行性健康和性卫生教育。

四、合法与越轨性行为

合法与越轨性行为的区别主要是基于社会道德和法律的角度来考虑的。合法和越轨性行为在不同社会、地域或文化习俗中是不同的。在一种文化和一个地区被认可合法的性行为，在另一种文化和另一个地区，可能被认为是越轨的。比如同性性行为在我国汉朝古时有“断袖之好”“龙阳之羡”的典故。

五、性健康的标准及意义

性是每一个人完整人格的一部分，性的充分发展是人类的基本需要，它与身体及心理的发展一样重要。性不仅是性行为，还包括身体接触、亲密关系和亲密情感的表达，以及在性行为过程中获得的快乐和爱。

人不仅要有健全的性器官和完好的性功能，而且要有健康的性心理，它直接关系到人格的发展和完整。世界卫生组织对健康性心理的定义是，通过丰富和完善人格、人际交往和爱情方式，达到性行为在躯体、感情、理智和社会等方面的圆满和协调。健康的性心理需要满足以下标准：

（1）认同并接纳自己的生理性别。健康的性心理是高兴地接受自己的生理性别，具有与自己生理性别一致的性别意识，对生理性别的自我认同度高，不存在性别的认同紊乱，不怨恨自己的生理性别。异装症和易性症患者违背了这一条标准。

（2）被异性吸引，能与异性和谐相处。性爱对象的选择是衡量性心理正常与否的重要指标。具有健康性心理的人不会对其他生物或物品产生性兴趣或发生性关系。恋物症患者违背了这一条标准。

（3）生理成熟过程有相应的性反应，能够理智地实现和控制感情。健康的性心理是对性本能有自觉的约束性；进入成年阶段，性对象的选择性和专一性越来越强，不会随意与异性发生性关系；懂得理智地满足和实现性欲，而不是一味地压制性冲动。

（4）有责任感，能承担性行为带来的后果。性行为会涉及其他问题，如怀孕、流产、性传播疾病等。具备健康性心理的人应充分考虑并能承担性行为带来的一切后果。

（5）性行为符合双方自愿、平等、卫生的原则。成熟的性行为应是双方自愿，和谐的性行为能使双方感到愉悦，双方对性的享受是平等的。另外，性行为要符合卫生要求，没有性传播疾病。

（6）性动机应当合情、合理、合法。健康的性心理需求与健康的性生理需求是同步发生的。合理的性动机应该是：性对象合法，性需求适度，性欲合情；性行为建立在爱情的基础上，是相互愉悦的，是符合社会道德的；性行为不涉及任何利益交换。

（7）健康的性心理和性行为是排他的。这一标准是指性行为在精神和行为上具有专一性和排他性。不能有多个性伴侣和不洁性行为。

性健康是完整身体及心理健康的一部分，是良好人际关系的基础，对家庭幸福和社会稳定十分重要。性体现了个体与社会之间的相互作用，性的充分发展对个体具有重要意义。

第二节　性心理发展理论

性心理发展理论对了解个体性心理和人格发展非常重要。性心理的发展是个体心理功能的重要组成部分，甚至可以说它能够决定个体人格是否健康。性心理作为一种心理现象，其发生发展的具有内在规律。伴随个体的发展，个体逐渐对性的认知、性的感受、性行为和性取向有了全面认识，这一过程就是性心理发展。

在性心理发展理论中，心理动力学理论是最重要的理论之一。心理动力学理论是由心理学家弗洛伊德提出的。弗洛伊德认为，人类心理和行为是受追求快乐、降低焦虑的驱动力推动的，他称这种驱动力为“力比多”（Libido），力比多是与性本能有关的潜在能量。弗洛伊德认为所有愉快的活动都起因于性本能。心理动力学理论认为性本能是躯体的一部分，对儿童的身体发展起重要作用。婴儿出生后的性能量以力比多的形式储存在体内，在个体成长的不同时期，力比多能量逐渐与不同的躯体快感部位联系。个体出生到性成熟的性心理发展主要包括口欲期、肛欲期、生殖器欲期、潜伏期、生殖期五个阶段。在个体成长过程中，不同阶段可能存在发展不良，这是成年期出现情绪和心理问题的主要原因。

（1）口欲期（从出生到1岁）。这一阶段，婴儿的需要和感觉集中在口部。嘴和口腔黏膜成了满足欲望及进行交流的最重要的身体部位。这一阶段的最大本能是需要食物，通过吸吮母亲的乳头和被拥抱得到快感。在这一阶段，常见到婴儿通过吸吮手指获得满足需要的快感。这些行为是追求自体性欲满足的表现。母亲通过喂养和抚摸等躯体性接触和情感交流，与婴儿形成依赖和安全感。如果婴儿在口欲期发展受挫或得不到满足，长大后人格可能存在偏离，如缺乏信任和安全感，可能成年后嗜烟酒、经常把手放在嘴里或口头攻击等；反之，过多的满足也可能发展成一种过分依赖的人格。

口欲期会发展出婴儿的依恋关系。依恋关系是指婴儿和母亲之间存在的一种特殊的感情关系，它是一种感情上的连接。依恋关系分为安全型和不安全型两类。具有安全型依恋关系的婴儿在与母亲共同相处时能安心玩游戏，并不总是依附母亲，当母亲离去时明显表现出苦恼，但当母亲回来时会立即寻求与母亲的接触，并能很快继续玩游戏。具有安全型依恋关系的婴儿与母亲紧密联系，他将母亲作为探索外部世界的基础，长大后更自信、更有安全感。不安全型依恋关系还可分为回避型和反抗型。具有回避型依恋关系的婴儿在母亲离去时没有焦虑感，当母亲回来时也不予理会，表现出忽视及躲避行为。具有反抗型依恋关系的婴儿对母亲的离去表示强烈的反抗，当母亲回来时寻求母亲的接触，同时显示出反抗甚至发怒的表现。过分依赖的人实际上对其依恋对象感到焦虑，他对能否得到依恋对象的回应缺乏信心。婴儿对母亲依恋的需求是为了刺激与表达性兴奋。分离是对丧失依恋对象的一种防御方式，如果丧失频繁或太久，就可能导致成年后性格方面的缺陷。

（2）肛欲期（1～3岁）。弗洛伊德认为婴儿的肛门区在这一阶段是一个动欲期。这一阶段父母开始培养孩子的大小便习惯，孩子则根据自己的快感需求决定保留还是排泄。这一阶段儿童的心理发展任务是获得独立性，发展自律性，接受控制大小便等生活技能的训练。孩子开始学会说“不”，通过控制躯体活动来表达自己的意愿和自主性。如果幼儿在这时期受到心理挫折，其在成年时表现出的人格特点是有洁癖、刻板、施虐、过分关注细节、强迫。

（3）生殖器欲期（3～6岁）。在这一阶段，儿童性别认同形成，开始表现出对生殖器的刺激产生兴趣，他们会通过刺激生殖器而获得快感。这一时期儿童对生殖器的刺激与成人的自慰行为性质完全不同，只是对性的探究行为。这一时期的儿童对异性父母产生了性兴趣，也就是爱恋情结，这也是我们通常所说的恋父情结或恋母情结。心理学中，俄狄浦斯情结指恋母情结①。这一阶段，儿童的羞耻心、厌恶感和道德感尚未建立，如果教育不当或存在某种外界诱惑，可能导致儿童性反常现象的发生。这一阶段对儿童造成的心理创伤，可能使其对性产生罪恶和恐惧感，成为成年后性功能障碍的根源。这一阶段儿童触摸生殖器的行为与缺乏母爱有关，应给予儿童足够的拥抱、触摸和关爱，让其学会愉悦自己，而过多的剥夺会导致其过分依赖刺激生殖器的行为。例如，儿童在五岁就表现出强迫性的自慰，甚至会当着父母的面，这与其从小缺乏父母关爱有关，而这种刺激生殖器的行为成为其吸引父母注意力的方式。

（4）潜伏期（6～12岁）。在这一阶段，孩子对父母和家人的兴趣减弱，对性的兴趣下降，开始发展出对学校、游戏伙伴、体育运动等新的兴趣；男女孩子之间的关系开始疏远，同性孩子之间的交往加深。当儿童在之后性心理发展遇到挫折时，个体的心理退行到此阶段，可能成为构成同性恋的心理根源。

（5）生殖期（从13岁开始）。女性进入青春期的年龄为12岁左右，男性为14岁左右。在这一阶段，个体的第二性征日益明显，性发育基本成熟，这是一个依赖并独立矛盾冲突的时期：对异性逐渐产生吸引和好感，有朦胧和不明确的情意；性别角色和性别认同的矛盾迅速膨胀，可能逐渐建立自我认同感，接纳自己，也可能出现认同混淆和认同危机，没有稳定的自我认同感。这一阶段的孩子心理较幼稚，缺乏自控能力，易受外界诱惑，所以也称为“青春期危机”。

影响性心理发展的因素包括个体生物基础、家庭教育、学校教育以及社会文化因素。①性别的生物学基础体现在四个方面：第一，基因性别，受精卵决定了个体性别；第二，性腺性别，性腺分泌性激素影响个体性别的发育；第三，体征性别，发育过程中基因和激素对个体产生影响，决定了个体在体内和体外生长出不同的性器官；第四，脑性别，出生前后性腺会分泌针对大脑的激素，有可能决定某些男性化和女性化行为。生理因素是性别意识的起源和基础。个体的性心理活动受神经与内分泌因素的影响很大，男性和女性都会特别在意自己第二性征发育，个体对第二性征的不满意就可能产生自卑，表现出不愿与异性交往或社交恐惧等心理障碍。②家庭是个体性心理发展的基本场所。性心理的发展成熟，具有向父母学习模仿的过程。父母性知识的缺乏及教育行为的不当，都会给儿童性心理造成伤害，为之后可能出现性心理问题埋下隐患。比如，家长

① 古希腊神话中，俄狄浦斯不认识自己的父母，在一场比赛中失手杀死了自己的父亲，又娶了自己的母亲。

对孩子自慰行为的批评可能导致其产生自责、自卑等负面情绪，影响孩子人格健康发展。③青少年的成长过程主要是在学校完成的，所以学校是青少年性心理健康成长的主要场所。学校教育是性心理发展的主要渠道。学校缺乏性心理健康教育或进行错误的引导，可能导致青少年走入性误区。④社会文化是个体性心理发展的大课堂。不同时期的性观念、性道德、性行为方式有很大差异。比如，青少年对某些男性明星的女性化气质产生盲目崇拜，可能会对其性心理发展造成负面影响，出现自我性别认同危机；一些网络传播的淫秽内容常常成为青少年性犯罪的诱因。

第三节　性心理障碍

性心理障碍是指在性行为方面的心理和行为明显偏离正常，并以这类偏离为性兴奋、性满足的主要或唯一方式的一组心理障碍。虽然界定正常性行为并不困难，但要界定异常性行为却并非易事，性行为的正常与否需要视具体文化、地域等多方面因素决定。过去人们认为性心理障碍是一种反社会、反道德的行为，将性心理障碍者称为流氓，但随着现代心理学研究的发展，性心理障碍被界定为属于一种疾病。

在不同国家、民族和文化下，在性行为方面的价值观存在差异。即使在同一个国家，不同的发展阶段对性心理障碍的标准也有所不同。对性心理障碍的判别标准主要包括以下三个方面：

（1）生物学标准，即性心理障碍患者的性欲、性反应和性功能是否正常。

（2）性心理标准，性心理障碍患者性身份的自我认同与其生物学性别是否一致，其引起性兴奋的方式是否正常，如恋物症患者需要通过异性使用的物品作为性刺激物。

（3）性的社会文化标准，性关系或性行为方式、性价值观和性伦理是否正常，比如，性施虐症和受虐症的性行为方式属于异常，乱伦行为属于性伦理异常。

性心理障碍的判别标准还包括有无给他人带来痛苦和影响，以及有无使自己感到痛苦。

很多人认为性心理障碍患者具有极强的社会危害性、攻击性，但很多研究表明，大多数性心理障碍患者并不会发生恶性犯罪行为。所以性心理障碍不能等同于性犯罪。性心理障碍患者主要有以下基本特点：①大多数性心理障碍患者并非性欲亢进者。实际上大部分性心理障碍患者性欲低下，甚至不能进行正常的性生活。②大多数性心理障碍患者并非道德败坏者。绝大多数性心理障碍患者社会适应良好、人际关系正常，他们对自己的不良行为感到自责和悔恨。③性心理障碍患者没有突出的人格障碍。④性心理障碍患者对自身异常的性行为方式具有辨认能力，但缺乏自我控制能力。⑤大多数性心理障碍患者儿童时期有不良经历和家庭环境的不良影响。

《国际疾病分类》（ICD－10）规定，性心理障碍包括三大类：性身份障碍、性偏好障碍、与性发育和性指向相关的心理和行为障碍。

第一类是性身份障碍，主要指易性症，其特点是在心理上对自己性别的认定与生理性别特征相反，并呈持续厌恶的态度。易性症患者持续存在改变自身性别的生理特征，以达到转换性别的强烈愿望，他们常把自己装扮成异性：男性患者常化妆，留女式发型，模仿女性姿态，女性患者则尽可能将自己塑造得更像男性。易性症通常开始于青春期，但患者往往在儿童期就学习并模仿异性对象，喜欢装扮成异性，并希望被异性接受，他们常常要求医生通过药物和手术来改变性别，其性爱对象都是同性。

第二类是性偏好障碍，指满足性欲所选择的对象和方式异常。

（1）恋物症。恋物症患者在强烈的性欲和性兴奋的驱使下，反复收集异性使用的物品或身体的一部分，如头发、袜子、内衣、鞋子等。患者通过抚摸、嗅闻这类物品伴自慰行为，或在发生性行为时由自己或性对象手持此物来获得性满足。恋物症患者几乎全是男性。

（2）异装症。这是一种反复而强烈的涉及异性装扮的性渴求与性想象，并付诸实施的心理障碍。异装症类患者表现为对异性衣着特别喜爱，反复出现穿戴异性服饰的强烈愿望并付诸行动，由此引起性兴奋。异装症患者并不要求改变自身性别，对自身性别的认同并无障碍，大多数有正常的异性恋关系，多见于男性。我们常见的反串演员并不属于异装症。儿童期的家庭环境及父母对孩子的影响可能会导致此类障碍。

（3）露阴症。露阴症患者的主要表现是有反复在陌生异性面前暴露自身性器官的性渴求，并以此获得性满足，其常以这种方式作为常用或唯一的满足性欲的方式。患者行为常终止于露出生殖器和当场自慰射精，并无强奸企图。露阴症只见于男性患者，他们在露阴之前有逐渐增强的焦虑紧张体验。情境越紧张、惊险，性满足也越强烈。大部分露阴症患者个性内向、性功能低下或缺乏正常性功能。

（4）窥阴症。窥阴症患者的特征是窥视异性裸体或性交行为，达到性兴奋的强烈欲望，并获得性满足的心理障碍。大多数患者没有性生活，或性经历和性生活不满意。窥阴症患者多为男性，其反复潜入女厕所、女更衣室、寝室等场所，从门缝、窗户偷看，或通过望远镜偷窥。窥阴症患者在偷窥同时可伴有自慰行为，或通过偷窥获得性兴奋后与异性发生性关系。这类患者往往胆小害羞，与异性交往存在障碍。他们清楚自己的行为违背道德，但依然无法控制欲望，常对自己的行为有不同程度的负罪感。

（5）摩擦症。这是一种在拥挤场所或乘对方不备，以生殖器或身体的某个部位摩擦异性躯体或触摸异性身体某一部位，而引起性兴奋的心理障碍。摩擦症患者经常出没于拥挤场所，如公交车、地铁、电影院、大型商场，被摩擦对象均为陌生女性。摩擦症患者仅见于男性，多数情况下，摩擦症患者佯装无意用手或其他部位触摸女性乳房、大腿或身体其他部位，或用勃起的生殖器顶撞女性的臀部、大腿。摩擦症患者一般不会有进一步的攻击和伤害行为。

（6）性施虐症和性受虐症。性施虐症是向性爱对象施加肉体或精神上的痛苦作为达到性满足的方式，多见于男性。性受虐症是以接受性爱对象的虐待而获得性满足，多见于女性。性施虐症和性受虐症可以单独存在，也可以在一个人身上同时存在。在一对配偶中，很少双方同时出现，往往是应一方要求，对方被迫配合。有时性施虐症可以造成对方性器官与躯体伤害，甚至死亡。

第三类是性指向障碍，其有多种表现形式，既往认为常见形式为同性恋。由于各国法律、文化的差异，对同性恋的评判标准有很大差别。

同性恋是以同性为性爱指向对象的心理现象，即正常条件下对同性在思想、情感和性行为等方面持续表现性爱的倾向。同性恋的表现程度有所不同：只对同性个体在思想上以及行为上产生性爱，而自幼对异性对象不产生性爱者为真正的同性恋；有些则处于两可状态，对同性和异性对象都产生性爱。多数同性恋者之间发生具体的性行为：男性表现为口腔—生殖器接触、相互自慰、肛交；女性除进行口腔—生殖器接触及相互自慰外，还有相互摩擦、使用器械等。女同性恋者之间的关系相对较为稳定，男同性恋者之间的关系较不固定。男同性恋性行为是我国目前艾滋病的最主要传播方式，因此，需要采取有效的方式降低感染率。我国权威部门调查报道，中国男同性恋者约占性活跃期男性人数的2%～4%，超过1000万人。也有学者报道我国同性恋人数超过5000万。

同性恋的形成可能有以下四个方面因素：

（1）遗传因素。有研究报道，同卵双生子同性恋的比例明显高于异卵双生子。

（2）内分泌因素。近年来有研究发现，性激素水平可能与同性恋的发生有关。

（3）家庭因素。导致同性恋的主要原因与特殊的家庭模式有关，即一个疏远和具有敌意的父亲以及一个贬低丈夫的母亲，或者一个强悍的母亲和一个软弱的父亲。父母角色的不和谐可能造成孩子性别认同出现障碍。

（4）社会环境因素。许多个案表明，同性恋者常在其他有经验的同伴的引诱下变为同性恋，他们可能是同学、朋友、邻居等具有亲密关系的人。

精神分析理论认为，幼儿时期特殊母子关系是形成同性恋的重要原因，男同性恋往往生活在一个母强父弱的家庭环境，他们往往与母亲有异乎寻常的亲密关系，取代了家庭中父亲的角色。而行为主义学说认为，青少年在性心理开始成熟并产生性冲动时，偶然通过同性性行为获得满足，就会对同性性行为产生强化，通过反复强化就会形成同性恋。

同性恋目前是一种值得关注的社会现象，世界卫生组织和ICD－11已经将同性恋去病化，也就是说，目前大多数国家不认为同性恋属于病态，单纯的性取向问题不再被视为一种障碍。临床实践发现，有些人不能确定自己的性身份、性取向，常见于青少年，其不能确定自己是同性恋、异性恋还是双性恋，从而出现苦恼、焦虑、抑郁等情绪，这些人可能存在性成熟障碍；也有一些人对自己的性身份、性取向非常明确，但由于心理行为问题而寻求治疗，试图改变，这就存在自我不和谐的性取向问题。自我和谐的同性恋群体属于少数群体，由于文化、社会、宗教甚至法律的压力，一部分同性恋者选择隐藏自己的性取向，或者在缺乏稳定情感关系的情况下选择一些高危性行为，从而导致该群体存在较高的各类心理、生理障碍以及性传播疾病风险。

性心理障碍可能会造成以下影响：①对患者自身躯体健康造成影响，同性恋者属于艾滋病的高危人群，容易引起艾滋病的传播；②对自身心理健康造成影响，多数性心理障碍患者因为受到社会舆论和道德的影响，会出现不同程度的焦虑、抑郁等情绪；③对家庭的影响。性心理障碍可能会对家庭具有一定破坏性，对家人的心理健康也有影响，如同妻现象（即男同性恋的妻子）；④对社会稳定造成影响，如露阴症、窥阴症、摩擦症患者会对社会治安造成一定影响。

性心理障碍是需要干预的。第一，对于性心理障碍者，我们应尊重、理解，保护其隐私，建立信任关系，向其表达愿意提供帮助的态度，提供关于疾病及治疗的有效信息。第二，很多人对性心理障碍有误解，甚至患者本人也有误解，他们认为性心理障碍者就是流氓或变态，从而感到自卑或自责。应该加强心理健康教育，让患者意识到性心理障碍是一类心理疾病。第三，要了解患者的治疗动机，一般性心理障碍患者并不愿意改变自己当下的情况，多数患者往往是因为自己的行为被其他人发现或感到内疚等来寻求帮助。治疗动机的强弱对预后的影响很大，要与患者共同讨论治疗的目标与计划。性心理障碍常采用的治疗方法是心理治疗，而对于一些伴有焦虑、抑郁情绪的患者，也可以采用药物治疗。

第四节　性功能障碍及治疗

一、性反应及性功能障碍分类

性反应是指人体在受到性刺激后，身体出现的可以感觉、观察并能测量的变化。性功能障碍普遍存在，且不同群体、不同特殊生理和病理时期的发病情况各不相同。性功能障碍包括男性性功能障碍和女性性功能障碍。

正常男性的性功能包括性欲、阴茎勃起、附属性腺分泌、性交、射精和勃起消退等一系列环节，若其中一个或几个环节发生异常，则导致性功能或性感受不全或缺失，这种状况称男性性功能障碍。临床上最常见的男性性功能障碍是勃起障碍和早泄。勃起障碍是指持续或反复不能达到或维持足够阴茎勃起以完成满意的性生活，发病时间至少3个月以上。早泄是指在性生活中持续或经常地缺乏对射精或性高潮合理的随意控制能力，临床表现为患者在插入时或插入不久后即射精，一般在2分钟以内，可造成患者本人或其配偶精神、心理上的不适。

女性性功能障碍是指女性在性反应周期中的一个或几个环节发生障碍，或出现性交有关的疼痛，以致不能产生满意的性交所必需的性生理反应及性快感。女性性功能障碍分为性欲障碍、性唤起障碍、性高潮障碍和性交疼痛障碍。性欲障碍包括低反应性欲障碍和性厌恶。性唤起障碍指持续和反复发生不能获得或维持足够的性兴奋，并引起心理痛苦。性高潮障碍是指在足够的性刺激和性兴奋后，持续或反复发生性高潮困难、延迟或缺乏引起心理痛苦。性交疼痛障碍是指在性交过程中未感到愉快，而是出现不适甚至疼痛。

二、性功能障碍治疗

（一）物理治疗

包括运动疗法和冷热水坐浴。运动疗法以有氧运动为主，包括慢跑、游泳、骑车等。冷热水坐浴可以改善尿道抑制射精的能力，对早泄有效。

（二）心理治疗

包括精神分析治疗、催眠治疗、团体心理治疗、认知行为疗法和支持性心理治疗。首先要指导患者学习性行为的基本知识和技巧，消除患者的焦虑情绪，加强夫妻双方对性行为体验的沟通和交流，正确面对挫折感。性功能障碍行为疗法包括性感集中训练、阴茎挤压法、自我刺激训练、盆底肌肉锻炼和脱敏治疗。

三、药物治疗

常用药物包括性激素药物、抗抑郁药物、多巴胺激动剂、西地那非等。

第五节　性卫生及性行为管理

健康的性行为需要培养正确的性态度。第一，必须充分肯定性欲和性行为是人类的本能，性行为除繁衍外还有心理满足的需要。第二，要认识到合理满足性欲是每个人的权利。第三，应该意识到性行为具有一定的社会后果，每个人应为其负责。第四，要鼓励健康科学的性行为，普及性知识，对于性有关的躯体和心理障碍应及时治疗。第五，性行为要符合法律和社会道德规范。在大学阶段，学生对“性”和异性非常好奇及敏感，但又拘谨和羞涩，部分学生关于性的知识往往来自网络或书籍，容易受到错误信息的误导，可能会导致过分焦虑、压抑，甚至扭曲。男性和女性对性的态度有一定差异，男性更直接主动，性冲动易被视觉刺激唤起；而女性更含蓄羞涩，易在听觉和触觉刺激下唤起。

健康的性行为必须以正确的性卫生知识为基础，要有意识地预防疾病的产生和传播。不当和不洁的性行为会对躯体健康产生影响，可能增加性传播疾病的发病风险。

性传播疾病是指主要通过性行为及其间接接触而传播的一组疾病，简称性病。全世界每年约有 4 亿人新发病例。我国法定性病有八种，包括常见的艾滋病、梅毒、淋病、尖锐湿疣等。性病的发病均呈逐年增长的趋势，我国多数性传播疾病的发病主要集中在 20～39 岁，目前儿童患者也在逐年增加，一般男性患病率要高于女性，男男性接触者是艾滋病、梅毒和淋病的高发人群。

性病的传播途径主要有四种：①性接触传播，这也是性病最主要的传播途径；②日常生活用品接触传播；③母婴传播；④血液传播。性病对自己和他人都存在严重的危害：对于个人，疾病和治疗会对患者躯体和心理带来痛苦，有的患者可能会产生焦虑、抑郁的情绪；对于家庭，治疗可能会给家庭造成经济负担，患者可能将疾病传染给性伴侣，影响家庭关系；对于社会的危害，个别患者由于对疾病认识不足或性乱交，可能会造成性病的传播。

对于性传播疾病，预防比治疗更重要。首先，要洁身自爱，避免性乱交；其次，正确采取安全措施；最后，注意生活用具的清洁卫生，避免交叉感染。

（李斌）

附录

附表 6—1　亚利桑那性体验量表

亚利桑那性体验量表（Arizona Sexual Experience Scale，ASEX）是一个包含 5 个条目的评定量表，每个条目从功能亢进到功能低下分别设定为 1～6 分，根据被检测者的性别分为男性版本和女性版本。亚利桑那性体验量表全面评价性反应，评定内容包括性驱动、性觉醒、阴道润滑/阴茎勃起、性高潮能力以及性满意度。

评分标准为：总分≥19 分，任意一个条目≥5 分或其中 3 个条目≥4 分，视为性功能障碍。

1. 亚利桑那性体验量表（男性）

（1）您的性冲动强烈吗？

①极其强烈　②很强烈　③有点强烈　④有点弱　⑤很弱　⑥没有性冲动

（2）您的性欲望容易被唤起吗？

①极其容易　②很容易　③有点容易　④有点困难　⑤很困难　⑥没有性欲

（3）您在性交时，阴茎能容易地勃起并能维持勃起状态吗？

①极其容易　②很容易　③有点容易　④有点困难　⑤很困难　⑥没有勃起过

（4）您容易达到性高潮吗？

①极其容易　②很容易　③有点容易　④有点困难　⑤很困难　⑥没有达到过性高潮

（5）您的性高潮能让您满足吗？

①极其满足　②很满足　③有点满足　④有点不满足　⑤很不满足　⑥无法达到性高潮

2. 亚利桑那性体验量表（女性）

（1）您的性冲动强烈吗？

①极其强烈　②很强烈　③有点强烈　④有点弱　⑤很弱　⑥没有性冲动

（2）您的性欲望容易被唤起吗？

①极其容易　②很容易　③有点容易　④有点困难　⑤很困难　⑥没有性欲

（3）您在性交时，阴道容易湿润或者潮湿吗？

①极其容易　②很容易　③有点容易　④有点困难　⑤很困难　⑥没有湿润过

（4）您容易达到性高潮吗？

①极其容易　②很容易　③有点容易　④有点困难　⑤很困难　⑥没有达到过性高潮

（5）您的性高潮能让您满足吗？

①极其满足　②很满足　③有点满足　④有点不满足　⑤很不满足　⑥无法达到性高潮

附表 6—2　女性性功能指数量表

女性性功能指数量表（Female Sexual Function Index，FSFI）是目前应用最广泛的评估女性性功能障碍的工具，是主要用于评估过去 4 周内异性恋女性性功能情况的自评量表。女性性功能指数量表共包含 19 个条目，6 个维度，分别为性欲望、性唤起、阴道润滑度、性高潮、性生活满意度和性交疼痛。各条目得分采用0～5分或1～5分，总分为36分。分数越低，性功能障碍越严重。

项目	0分	1分	2分	3分	4分	5分
1. 在过去4周里，您是否经常感到性需要或对性感兴趣？		几乎没有或没有	少数时间（少于一半时间）	有时（约一半时间）	多数时间（多半时间）	总是
2. 在过去4周里，您会如何评价您的性欲望或性兴趣的水平？		很低或全无	低	一般	高	很高
3. 在过去4周的性生活中，您有多经常感到性冲动？	没有性生活	几乎从不或从不	一些时候（小于一半）	有时（大约一半）	大多数（大于一半）	几乎总是或总是
4. 在过去4周的性活动和性交中，您如何评价自己的性兴奋水平？	没有性行为	非常低或根本没有	低	温和的	高	非常高
5. 在过去4周里，您在性活动时对获得性冲动有多少信心？	没有性行为	低信心或没有信心	信心低	一般	信心高	信心很高
6. 在过去4周里，您在性活动时您是否经常感到满足？	没有性生活	几乎从不或从不	很少数（小于一半）	有时（大约一半）	绝大多数（多于一半）	几乎经常
7. 在过去4周的性活动中，您经常感到阴道湿润吗？	没有性生活	几乎从不或从不	很少数（小于一半）	有时（大约一半）	绝大多数（多于一半）	几乎经常
8. 在过去4周的性活动中，阴道润滑困难吗？	没有性生活	非常困难或根本不可能	非常困难	困难	轻微的困难	没困难
9. 在过去4周的性活动中，您有多少次能保持润滑直到性活动结束？	没有性生活	几乎没有或没有	很少数（小于一半）	有时（大约一半）	绝大多数（多于一半）	几乎经常或经常
10. 在过去4周的性活动中，您保持全程润滑有多困难？	没有性生活	非常困难或根本不可能	非常困难	困难	轻微的困难	没困难
11. 在过去4周的性活动中，您有多少次能达到高潮？	没有性行为	几乎没有或没有	少数（小于一半）	有时（大约一半）	大多数（多于一半）	几乎经常或经常
12. 在过去4周的性活动中，使您达到高潮困难吗？	没有性行为	非常困难或根本不可能	非常困难	困难	轻微的困难	没困难

续表

项目	0分	1分	2分	3分	4分	5分
13. 在过去4周里，您对自己在性活动中达到性高潮的能力满意吗？	没有性行为	非常不满意	有点不满意	一半满意一半不满意	比较满意	非常满意
14. 在过去4周里，当您与性伴侣进行性活动时，您对感情亲密度感到满意吗？	没有性行为	非常不满意	有点不满意	一半满意一半不满意	比较满意	非常满意
15. 在过去4周里，您对您与性伴侣的性关系有多满意？		非常不满意	有点不满意	一半满意一半不满意	比较满意	非常满意
16. 在过去4周里，您对整体性生活满意吗？		非常不满意	有点不满意	一半满意一半不满意	比较满意	非常满意
17. 在过去4周里，当阴茎插入阴道时您有多少次感到疼痛或不舒服？	从没有尝试插入	几乎经常或经常	大多数时候（多于一半）	有时（大约一半）	有些时候（小于一半）	几乎没有或没有
18. 在过去4周里，当阴茎插入阴道后您是否经常感到疼痛或不舒服？	从没有尝试插入	几乎经常或经常	大多数时候（多于一半）	有时（大约一半）	有些时候（小于一半）	几乎没有或没有
19. 在过去4周里，当阴茎插入阴道时或之后您感到不舒服或疼痛的程度如何？	没有性生活	很高	高	一般	低	很低或没有

FSFI 评分标准

维度	问题序号	得分范围	系数	最低得分	最高得分
性欲望	1～2	1～5	0.6	1.2	6.0
性唤起能力	3～6	0～5	0.3	0	6.0
阴道润滑度	7～10	0～5	0.3	0	6.0
性高潮	11～13	0～5	0.4	0	6.0
性生活满意度	14～16	0/1～5	0.4	0.8	6.0
性交疼痛	17～19	0～5	0.4	0	6.0
FSFI 总分范围				2.0	36

附表 6－3　勃起功能国际问卷（International Index of Erectile Function，IIEF）

<table>
<tr><td colspan="2">下列问题是有关最近四周内您的阴茎勃起方面的问题对您的性生活的影响。请尽可能如实和清楚地回答，并在每个问题选项前“□”内打“×”（单选）。如果您没有把握如何回答，也请选出您认为最好的答案。
下列定义适用于回答这些问题：
*　性交：指阴茎插入（进入）配偶的阴道。
**　性活动：包括性交、爱抚、性交前嬉戏、手淫。
***　射精：指阴茎射出精液（或有这种感觉）。
****　性刺激：包括配偶间的调情、观看激起性欲的画片等。</td></tr>
<tr><td>1. 最近四周内您在性活动中有多少时候阴茎能达到勃起？
□几乎总是能达到或总是能达到勃起（5 分）
□多数时候能达到勃起（远多于一半时候）（4 分）
□有时能达到勃起（约一半时候）（3 分）
□少数几次能达到勃起（远少于一半时候）（2 分）
□几乎没有或没有达到勃起（1 分）</td><td>2. 最近四周内您因性刺激而有阴茎勃起时有多少时候感到阴茎硬度足够插入配偶的体内？
□几乎总是或总是感到硬度足够（5 分）
□多数时候感到硬度足够（远多于一半时候）（4 分）
□有时感到硬度足够（约一半时候）（3 分）
□少数几次感到硬度足够（远少于一半时候）（2 分）
□几乎没有感到或没有感到硬度足够（1 分）</td></tr>
<tr><td>3. 最近四周内您尝试性交时阴茎有多少时候能够插入（进入）配偶的体内？
□几乎总是能够或总是能够插入（5 分）
□多数时候能够插入（远多于一半时候）（4 分）
□有时能够插入（约一半时候）（3 分）
□少数几次能够插入（远少于一半时候）（2 分）
□几乎不能够或不能够插入（1 分）</td><td>4. 最近四周内您性交时阴茎插入（进入）配偶体内后，有多少时候能够维持勃起状态？
□几乎总是能够或总是能够维持勃起（5 分）
□多数时候能够维持勃起（远多于一半时候）（4 分）
□有时能够维持勃起（约一半时候）（3 分）
□少数几次能够维持勃起（远少于一半时候）（2 分）
□几乎不能够或不能够维持勃起（1 分）</td></tr>
<tr><td>5. 最近四周内您性交时维持阴茎勃起直到性交完毕有多大困难？
□困难极大（1 分）
□困难很大（2 分）
□困难（3 分）
□有点困难（4 分）
□不困难（5 分）</td><td>6. 最近四周内您尝试性交的次数有多少？
□ 1～2 次（1 分）
□ 3～4 次（2 分）
□ 5～6 次（3 分）
□ 7～10 次（4 分）
□ 11 次以上（5 分）</td></tr>
<tr><td>7. 最近四周内您尝试性交时有多少时候感到满足？
□几乎总是或总是感到满足（5 分）
□多数时候感到满足（远多于一半时候）（4 分）
□有时感到满足（约一半时候）（3 分）
□少数几次感到满足（远少于一半时候）（2 分）
□几乎没有感到满足或没有感到满足（1 分）</td><td>8. 最近四周内您多大程度享受到性交的快乐？
□享受到极度快乐（5 分）
□享受到高度快乐（4 分）
□享受到一般快乐（3 分）
□较少享受到快乐（2 分）
□没有享受到快乐（1 分）</td></tr>
</table>

续表

9. 最近四周内您受到性刺激或性交时，有多少时候伴有射精？ □几乎总是或总是伴有射精（5分） □多数时候伴有射精（远多于一半时候）（4分） □有时伴有射精（约一半时候）（3分） □少数几次伴有射精（远少于一半时候）（2分） □几乎不或不伴有射精（1分）	10. 最近四周内您受到性刺激或性交时，有多少时候有性高潮感觉（不论有没有射精）？ □几乎总是或总是有性高潮感觉（5分） □多数时候有性高潮感觉（远多于一半时候）（4分） □有时有性高潮感觉（约一半时候）（3分） □少数几次有性高潮感觉（远少于一半时候）（2分） □几乎没有或没有性高潮感觉（1分）
下面两个问题有关性欲。 性欲是指一种感觉，它包括想要进行性活动（如手淫或性交）、想有关性的事情或因缺乏性活动而灰心丧气等感觉。	
11. 最近四周内您多少时候感觉有性欲？ □几乎总是有或总是有性欲（5分） □多数时候有性欲（远多于一半时候）（4分） □有时有性欲（约一半时候）（3分） □少数几次有性欲（远少于一半时候）（2分） □几乎没有或没有性欲（1分）	12. 您对最近四周内您的性欲程度如何评价？ □很高（5分） □高（4分） □中等（3分） □低（2分） □很低或完全没有（1分）
13. 您对最近四周内全部性生活的满意程度如何？ □很满意（5分） □满意（4分） □一半满意，一半不满意（3分） □不满意（2分） □很不满意（1分）	14. 您对最近四周内和配偶的性关系的满意程度如何？ □很满意（5分） □满意（4分） □一半满意，一半不满意（3分） □不满意（2分） □很不满意（1分）
15. 您怎样评价最近四周内您对阴茎勃起和维持勃起的自信程度？ □很高（5分） □高（4分） □中等（3分） □低（2分） □很低（1分）	

IIEF 评分标准

6～10分	重度勃起功能障碍
11～16分	中度勃起功能障碍
17～21分	轻到中度勃起功能障碍
22～25分	轻度勃起功能障碍
26～30分	无勃起功能障碍

附表 6-4　早泄诊断工具（Premature Ejaculation Diagnostic Tool，PEDT）

1. 性交时想延迟射精有多困难?	没有困难	有点难	中等难度	非常困难	完全无法延迟
	□ 0	□ 1	□ 2	□ 3	□ 4
	（几乎）没有（0%）	不经常（25%）	约五成（50%）	多数时间（75%）	总是/几乎一直（100%）
2. 射精发生在想射精前的概率?	□ 0	□ 1	□ 2	□ 3	□ 4
3. 是否受到很小的刺激就会射精?	□ 0	□ 1	□ 2	□ 3	□ 4
	完全没有	有点	一般	很	非常
4. 是否对过早射精感到沮丧?	□ 0	□ 1	□ 2	□ 3	□ 4
5. 是否担心射精时间会让配偶不满意?	□ 0	□ 1	□ 2	□ 3	□ 4

评分标准：PEDT 得分≥11，早泄；PEDT 得分=9 或 10，疑似早泄；PEDT 得分≤8，非早泄。

第七章　成瘾行为与健康

第一节　成瘾相关概念

瘾，在口语中也用于描述某些人的癖好，从镇静药到止痛剂，从迷恋食物到痴迷运动，涵盖生活的各个维度，如何归纳这些“成瘾”，又如何判断它们是否达到病态程度是个复杂的问题，它跟社会文化、教育水平，甚至与个体状态有关，同时也和各种各样的“成瘾源”有关。但它们有一个共性，就是人类通过各种物质和行为来改善情绪、放松身体、追求快乐。你是否也和大多数人一样认为：药物成瘾者因为药物比其他的物质或行为能够让他们获得更多的快乐？那么哪些物质和行为属于成瘾，哪些又不是呢？很多人把“上瘾”当成爱好，如花大量时间做一些自己特别感兴趣的事情，这些爱好、甚至是嗜好，是一种健康行为，对身心有好处，但是成瘾不同，它会带来极大的愉悦，但同时它也会带来伤害，会对人们的心理状态和社会功能带来不同程度伤害。

一、成瘾

成瘾（addiction）这个术语的来源非常古老，它起源于拉丁语动词“addicere”，意指古罗马法院将一个人绑定到另一个人的一项行为，后来就意指附属于或献身于一项活动。十七八世纪成瘾一词开始使用，起初是指使用精神药物，后指重复使用精神活性物质或其他物质达到周期性或慢性中毒程度。1964 年，世界卫生组织专家委员会提出用依赖（dependence）取代成瘾（addiction）。此后，不管是国际疾病分类系统（International Classification of Diseases，ICD），还是《精神疾病诊断与统计手册》（The diagnostic and Statistical Manual of Mental Disorders，DSM）系统，精神障碍的分类与诊断标准不再使用成瘾这一术语。但是，DSM－5 却一改数十年的传统弃“依赖”用“成瘾”，将 DSM－4 中的“依赖”与“滥用”合并于 DSM－5 中称为“物质使用障碍”，并首次提出了“非物质相关障碍”，也就是将行为成瘾纳入其中。在临床诊断条目中，成瘾主要分为物质成瘾和行为成瘾，主要表现为生理依赖或过度的心理依赖，如物质滥用（如海洛因、吗啡和甲基苯丙胺类兴奋剂等）或者是持续出现的特定行为（如游戏、赌博等)。

二、精神活性物质

精神活性物质（psychoactive substances）通常是指来源于体外的能够影响人类精神活动（如思维、情绪、行为或改变意识状态），并能使用药者产生依赖的所有化学物质。一般分为中枢神经系统抑制剂（depressants），能抑制中枢神经系统，如巴比妥类药物、苯二氮䓬类药物、酒精等；中枢神经系统兴奋剂（stimulants），能兴奋中枢神经系统，如可卡因、苯丙胺类物质、咖啡因等；阿片类物质（opioid），包括天然、人工半合成或合成的阿片类物质，如阿片、吗啡、海洛因、美沙酮、二氢埃托啡、哌替啶、丁丙诺啡等；大麻（cannabis，marijuana），主要成分为Δ9－四氢大麻酚，吸入或食用可使人产生欣快感，增加剂量可致幻，陷入深沉睡眠之中；致幻剂（hallucinogen），能改变意识状态或感知觉，如麦角酸二乙酰胺（LSD）、仙人球毒碱三甲氧苯乙胺（mescaline）、苯环己哌啶（PCP）、氯胺酮（ketamine）等；挥发性溶剂（solvents），如丙酮、汽油、稀料、甲苯、嗅胶等；烟草（tobacco），致依赖活性成分为尼古丁（烟碱）。

这类物质会直接影响大脑的工作，改变大脑神经递质的浓度水平和分布情况，甚至引起脑神经回路的工作异常，让大脑失去对行为的控制，不断地、反复地去获得“成瘾物质”会降低对周围其他事物的关注和兴趣。有些物质甚至可能会让人出现一些怪异的感受，如吸食海洛因的患者在戒断期可能感到“蚂蚁蚀骨”般的痛苦；听到各种并不存在的声音，如突然听到火车的隆隆声；看到一些根本不存在的影像，如凭空出现的“海市蜃楼”等。这些物质大多被法律禁止使用。

三、成瘾的共同特征

成瘾有什么共同的特征吗？答案是肯定的，它们有着共同的生物学机制。从神经生物学的观点来看，成瘾是一种长期的、反复发作的脑病，具有长期性、反复性、阶段性的特点。成瘾的发展过程中会出现欣快感、依赖性、耐受性，一旦成瘾的轨迹形成，在你尝试摆脱它的控制的时候，可能还会遭遇戒断症状反应。

依赖（dependence），也称为依赖综合征，是一组认知、行为和生理症状群，个体尽管明白使用成瘾物质会产生明显问题，但还想继续使用，自我用药的结果导致耐受性增加、戒断症状和强制性觅药行为（compulsive drug seeking behavior)。依赖常分为躯体依赖和精神依赖。精神依赖是依赖综合征的核心，有些物质可以引起强烈的精神依赖，而躯体依赖并不明显。

耐受性（tolerance）是指反复使用精神活性物质后，使用者使用原来剂量达不到既往效果，必须增加剂量方能获得既往效果。使用过程中，因精神活性物质使用量逐渐增加，用药途径由口服变为肌肉注射，甚至静脉注射都有可能是机体耐受性增加的表现。值得注意的是，耐受性也会产生变化，停止用药后它也会逐渐消失，人体能够恢复对物质的敏感性，若再突然使用原来剂量，就可能出现药物使用过量的表现，甚至出现严重中毒等现象。

戒断综合征（withdrawal syndrome）是指停止使用药物、减少使用剂量或使用拮抗剂占据受体后所出现的特殊的、令人痛苦的心理和生理症状群。机制是长期用药后突然停药所引起的适应性反跳（rebound）。每一种药物的戒断症状都不一样，比如，酒精成瘾者戒断时会感到不安、焦虑、易怒、疲倦、颤抖、出汗和恶心，严重的还会出现幻觉、惊厥、高烧和心血管等问题；阿片类药物的作用逐渐减弱时，会使人感到虚弱，有点像感冒的前兆，会有畏寒、盗汗、流鼻涕及全身疼痛等状况；尼古丁成瘾者戒断后会感到易怒、疲倦、失眠、头痛和注意力难以集中。然而，所有使人成瘾的药物停用之后的戒断症状都有一个共通点：得到的时候有多幸福，失去的时候就有多痛苦，有多么渴望重新获得，也就是说停用药物的感受与用药带来的良好感觉完全相反，并可能伴随对药物的强烈渴求。

复发，是指在戒断一段时间后，使用者重新使用精神活性物质，并且很快恢复到戒断前的用药水平。复发是整个成瘾治疗过程中最让人沮丧的，但它并不是一瞬间形成的。处于恢复期的用药者常常情绪不够稳定，容易烦躁，不可避免地回忆起用药的“快乐时光”，甚至回到之前药物的使用环境中去。当然一切事物都有两面性，复发并不意味着失败，关键在于是否在复发中有所成长，获得经验，完成对自我的修正。

第二节　成瘾的机制

在对成瘾的认识过程中，成瘾的病因学研究一直是药物成瘾研究的重点，也是一个非常复杂的问题。有一些使用成瘾药物的人可以长时间停留在社交性、娱乐性使用的状态，最为明显的例子是绝大多数成人都有机会吸烟、喝酒，但只有部分人成为烟瘾者、酒瘾者。研究表明，即便成瘾性很强的可卡因，也只有不到20%的人在首次使用10年内成瘾。大部分人初次使用药物时的感受是难受。但另外一些人在初次使用之后就有快感，且很快进入成瘾状态。这些事实都说明，个体在成瘾的机制形成过程中存在差异性。

研究表明，拥有特殊的性格特征的人更容易出现成瘾问题，如好奇、冲动控制问题、对药物的奖赏性较为敏感、对应激反应过于强烈等，也就是说人的性格特征可能和成瘾有关。

另外，社会心理因素与物质使用也有很大的关系，很多人通过使用物质达到改善社会心理功能的目的，如人们常说的“何以解忧，唯有杜康”，人们会通过饮酒来“解忧”，也就是应对各种心理应激。而且研究发现，一旦形成成瘾机制，心理应激对物质使用行为可能起到非常重要的作用。

类似于其他的精神疾病，成瘾性疾病也可以用药理学因素、个体易感因素和环境因素共同作用的三因素模型来解释。

一、成瘾的药理学因素

成瘾的精神活性物质可以通过影响人类的精神活动（如认知、情绪等），使使用者获得或者保持一些特殊的心理或生理状态，并产生依赖。在解答这些物质为何会造成成瘾之前，首先要解答的问题是人类为什么需要使用这些物质？换言之，为什么人类对精神活性物质易感？

生物自诞生以来，其最重要的任务就是维持个体生存和种族延续。生物要如何在这亿万年漫长的生物进化过程中延续下去呢？这就需要生物本身有一种非常重要的辨别能力，这种辨别能力能够帮助生物识别来自体内或体外的各种刺激，判断哪种刺激是好的，哪种刺激是不好的，从而做出选择，这就是我们通常说的“趋利避害”“适者生存”。而这种辨别能力会形成牢固的记忆，从而帮助生物形成一套严格的辨别标准。但凡能够让个体产生愉悦和欣快感的刺激就是有利于个体生存或种族延续的刺激，如性爱、美食、运动等，这些活动让个体产生愉悦和兴奋感觉的程度越高，那形成的记忆就越牢固、越深刻。

奖赏环路（图7－1）是实现上述辨别和记忆功能的生物学基础。奖赏环路是位于中脑腹侧被盖区（Ventral Tegmental Area，VTA）内的多巴胺能神经元投射到伏隔核（Nucleus Accumbens，NAc）、前额叶皮层（Prefrontal Cortex，PFC）、海马体和杏仁核等不同脑区形成的神经环路。此环路和奖赏效应（如愉悦和欣快感）有关，使机体学会获得奖赏刺激，启动并建立用药线索和环境与奖赏的关系，防止奖赏反应过度，并使机体产生欣快感和相关记忆。此环路中多巴胺系统功能上调得越高，机体产生的欣快感就越强，形成的记忆就越牢固。

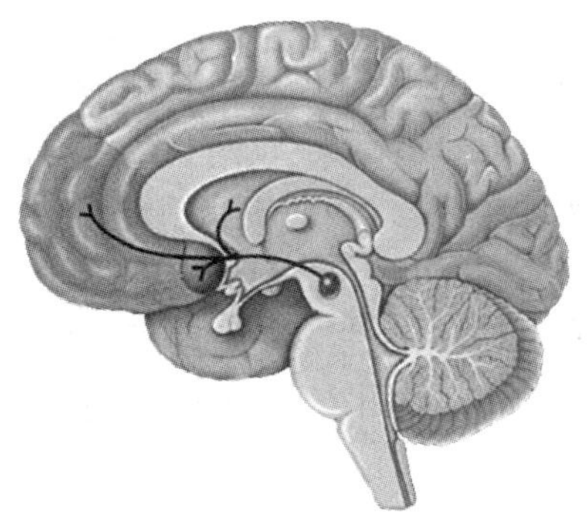

图7－1　奖赏环路

精神活性物质能像性和美食那样对个体产生刺激，直接或间接上调奖赏环路的多巴胺系统功能；而它们上调NAc内多巴胺浓度的程度远大于性和食物等生理性奖赏产生的刺激，所产生的记忆也比生理性奖赏刺激产生的记忆牢固得多。

精神活性物质之所以能使机体成瘾，就是因为它们“盗用”了机体固有的奖赏机制，使中脑边缘系统多巴胺水平升高，进而使机体把精神活性物质刺激误认为是有利于个体生存和种族延续的刺激。于是习惯性使用精神活性物质后，人往往会产生欣快感，从而改善了使用者的情绪，使用者为了不断感受这种美好的感觉而追求再次使用药物，此作用也称为精神活性物质的正性强化效应。在这个过程中，长期奖赏环路激活使VTA－NAc通路的多巴胺功能下调，使机体产生负性感受，包括躯体戒断症状和负性情感状态，为了缓解这种负性感受，形成一个反复丧失自我控制的恶性循环，导致成瘾行为。

精神活性物质的药理特性也与成瘾有关。不同的精神活性物质所致的耐受性、躯体依赖性和精神依赖性的程度有很大差别，阿片类物质的耐受性、躯体依赖性和精神依赖性均很强；酒、巴比妥和苯二氮䓬类药物的躯体依赖性强，精神依赖性和耐受性次之；可卡因和苯丙胺类物质的精神依赖性强，躯体依赖性和耐受性较弱；而致幻剂可能仅有精神依赖，躯体依赖性轻微，几乎可以忽略。同种精神活性物质也有很大差别，以阿片类物质为例，其能选择性地和中枢神经系统的阿片受体结合。通常将能兴奋阿片受体的称为阿片受体激动剂（如海洛因和美沙酮）；将同时具有兴奋和抑制作用的称为阿片受体部分激动剂（如丁丙诺啡）；能与阿片受体结合但缺乏内在活性，而产生阿片受体拮抗作用的称为阿片受体拮抗剂（如纳洛酮和纳曲酮）。一般来说，激动能力强的阿片类物质更能够产生成瘾性。

精神活性物质的药理作用也与产生依赖性有关。如能快速产生药理效应的药物出现成瘾的可能性更大。戒断综合征和药物种类、体内代谢清除、使用剂量、使用时间、使用途径、停药速度等因素有关。

二、成瘾的个体易感因素

成瘾的个体易感因素包括个体对于物质药理效应的敏感程度、物质在体内的代谢清除等，这些过程与物质的精神活性、耐受性的形成、戒断综合征有关，通常取决于遗传性因素。

在遗传学研究中，遗传度（heritability）是表示遗传因素所起作用大小的一个指标。遗传度指的是如果在相同的遗传背景下，两个个体均发生成瘾的可能性（共患病率或疾病发生的一致性）。遗传度越接近于1，提示遗传作用越大；越接近于0，说明环境作用越大。如一对同卵双胞胎，我们认为他们的遗传背景是相同的，那成瘾的遗传度就表示了这两个人同时发生成瘾的可能性。研究发现，成瘾物质使用障碍的遗传度为39％（致幻剂）～72％（可卡因），如图7－2所示，不同的成瘾物质其使用障碍的遗传度略有不同。

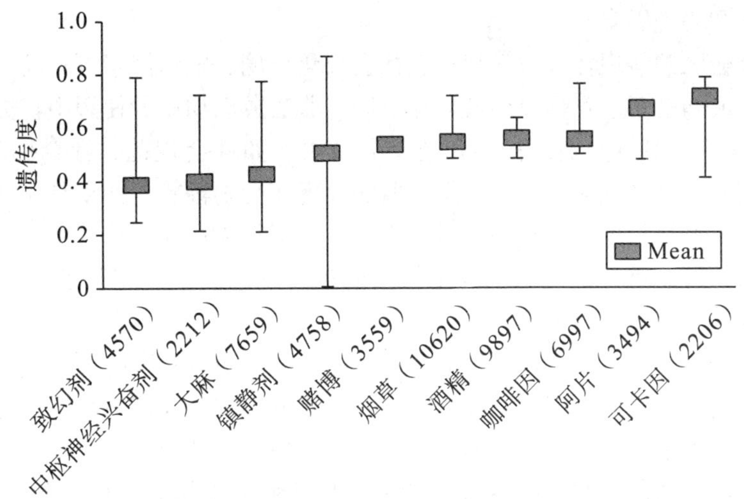

图7－2　不同的成瘾物质使用障碍的遗传度

如果个体携带某种或某些基因，在一些敏感环境因素（如接触成瘾物质）暴露下，这些个体将会表现出较高的易感性，更加容易从社交性、娱乐性使用成瘾物质逐渐发展为成瘾患者。遗传学研究中将这些基因称为危险基因（risk genes）或遗传学危险因素（genetic risk factors）。

遗传因素可以直接影响机体对成瘾物质的反应。个体对成瘾物质的耐受性和快感体验在很大程度上取决于遗传因素的影响，因为耐受性和快感体验的不同，也就产生了有些人可以维持在社交性、娱乐性层面使用，而有些人更容易出现成瘾行为的现象。

遗传因素也与个体一些特殊的性格特征有关。在成瘾发生发展的不同阶段，不同的性格特征起到了不同程度的作用。和成瘾相关的性格特征有冲动/冒险性高、奖赏敏感性强和对应激反应性强，而这三个方面的性格特征均有很强的遗传背景。

表7－1　不同种类的成瘾遗传学危险因素

成瘾种类	遗传学危险因素
酒精	ADH 和 ALDH 家族基因、GABRA2 和 GABRG、CHRM2 和 ACN9
阿片类物质	μ－阿片受体（OPRM1）基因 Asp40、类阿片肾上腺皮质前体（POMC）等
尼古丁	尼古丁受体相关基因 CHRNA5，CHRNA3，CHRNB3 及 CHRND
大麻	大麻受体（CB1）基因（CNR1）
行为成瘾	5－羟色胺转运体基因、多巴胺受体基因和单胺氧化酶 A 基因

三、成瘾的环境因素

多种环境因素及成瘾物质的可及性与遗传因素共同作用，影响着成瘾行为的发生和发展。遗传因素与环境因素共同作用决定着成瘾行为发生和发展的不同阶段。环境因素包括社会因素和心理因素。

成瘾的社会因素体现在人口学特征、社会文化环境、家庭因素等方面。在人口学特征方面，男性成瘾者多于女性成瘾者。在我国，非法成瘾物质的使用中，男性与女性的比例为 5.1∶1。这多与性别的社会角色差异有关，如社会规范、社会标准等。例如，男性大量饮酒通常会被认为是具有男子气概的表现而受到称赞，如果是女性大量饮酒会受到更多的带有贬义的评价。有一些研究指出，成瘾行为存在种族的差异。一些研究发现，首次饮酒年龄越小，出现酒精滥用依赖的风险越高。受教育程度较低、体力劳动者，也是形成成瘾的危险因素。

在不同的社会文化背景下，人们对于物质的使用也抱有不同的态度，因此社会文化背景对于物质使用、物质滥用和依赖的患病率有重要影响。经济因素也是与物质的使用相关的一个重要因素。社会压力增加，社会竞争激烈，使部分人陷入了各种困境，这些人成为物质滥用的高危人群。社会治安与物质滥用和依赖有关，不好的社会治安环境，个体更易获得非法物质，产生物质滥用和依赖的可能性更大；而好的社会环境，则可以减少非法物质的使用。

物质滥用和依赖的程度也取决于物质是否合法、是否能够轻易获得。烟草就是一个典型例子，烟草几乎在各个国家都是合法的商品，可以随意购买。在 19 世纪初期，鸦片贸易给近代中国带来了严重的危害，在新中国成立之后，中央人民政府明令禁止鸦片，阿片类物品滥用的现象逐渐得到控制。

对于青少年来说，来自同伴的赞同支持以及示范作用，也是成瘾行为产生的重要外部因素。家庭关系不良也是导致物质滥用和依赖形成的一个重要原因，有研究表明，药物依赖者的父母教育孩子的时间要少于没有这些问题的家庭。有一项对于酒精依赖形成的前瞻性研究指出，预测个体是否发展为酒精依赖的危险因素包括父亲患有酒精依赖、与父亲关系疏远、父母婚姻危机、家庭缺少凝聚力、早年反复搬家、母亲对子女监管不力或对子女的要求前后不一致。家庭结构的缺陷也与物质依赖有关，如单亲家庭、再婚家庭等。应更多地关注我国近年来留守青少年家庭、留守儿童的心理问题，以及家庭教育和家庭暴力等问题。

成瘾的心理因素还包括成瘾者病前的人格特征。“成瘾人格”通常包括：情感表达不成熟，对客观环境要求多，需要从周围人那里获得过度表扬和肯定；缺乏独立性，对挫折的耐受性差，一旦遭遇挫折容易受伤和自卑；缺乏社会责任感，不能尽职尽责，做事马虎懒散，不能遵守规则；善于交际，但容易与周围人发生冲突；容易接受新鲜事物，也容易受周围人诱惑和影响；有意志薄弱、任性、固执、冲动、叛逆、情感不稳定、自信心不足、好奇心强、喜欢模仿等特点。

某些精神疾病如情感障碍、焦虑障碍、创伤后应激障碍、人格障碍、精神分裂症等，也是物质成瘾的精神病理学因素。这些精神疾病与物质成瘾共病的可能原因包括：①躁狂或轻躁狂患者存在冲动行为，为寻求刺激而使用物质；②以自我治疗为目的的物质使用；③物质使用与情感障碍的临床表现有关；④焦虑患者使用物质来缓解焦虑，或两者互为因果，相互加重。

物质成瘾是一种慢性复发性疾病，具有复杂的生物心理社会学因素，产生生理、心理、家庭、社会一系列不良后果，而这些因素都可能导致复发。因此，成瘾治疗是一个长期的过程，需要考虑上述复杂的因素，采取医学—心理—社会综合干预模式来进行。

第三节　成瘾的危害

如前所述，人的奖赏机制本身对物种的存续是有益且必要的，精神活性物质之所以能使机体成瘾，就是因为它们“盗用”了机体固有的奖赏机制，让人把精神活性物质刺激误认为是有利于个体生存和种族延续的刺激。我们常说的毒品就是这类物质。所谓的毒品其实是一个法律概念，指的是非法的成瘾物质，根据各国的法律差异，各国对毒品的定义也会有不同。让各国都深恶痛绝的毒品就是海洛因。以海洛因为代表的阿片类物质能引起极强烈的欣快感以及躯体依赖和精神依赖。许多人最初因好奇尝试使用后就再难戒断了，继而终日陷入渴求毒品、寻找毒品、使用毒品、出现痛苦的戒断反应、再次渴求毒品的恶性循环之中，加之家庭破碎、失业、社会谴责等外界因素，吸毒者就此走上了不归路。由于毒品成瘾是符合固有奖赏机制的一种行为紊乱，要靠意志力来戒毒极为困难，即便在强制戒毒的帮助下戒断数年，也很容易复吸，这就是毒品的可怕之处。

毒贩为了兜售毒品，有时会说新型毒品不像海洛因那样会有戒断反应，还有减肥的功效，诱骗人们使用新型毒品。但这种说法是以偏概全的，冰毒等苯丙胺类兴奋剂的确没有强烈的躯体戒断反应，却有强烈的精神戒断反应，一旦不使用便会出现疲乏、无力、注意力不集中等与其药理作用相反的戒断反应，继而再次渴求；长此以往便是耐受、成瘾。用药初期吸毒者可能会觉得精神焕发，工作能力变强，甚至都不用睡觉，但长此以往便会出现不吸毒就什么事都做不了、吸毒频率不断增加、吸毒量不断加大，甚至出现幻觉、被迫害妄想等症状。

毒品除能引起渴求、戒断、耐受、上瘾外，还各有各的“特长”。比如K粉除了致幻、麻醉，还能让膀胱收缩，即让人时刻都想小便却解不出。笑气会损害神经，若不能早发现便可能致人瘫痪。

也许你会觉得毒品这类非法的精神活性物质离我们很遥远，但合法的成瘾物质却无处不在，如果你觉得合法就意味着安全，那就大错特错了！根据WHO的数据，全球每天有超过19000人死于烟草使用或二手烟暴露。众所周知吸烟容易引发癌症，但很多人不知道吸烟还能引起心脑血管疾病，全球成人烟草调查结果显示，73%的中国受调查者不认为吸烟会导致脑卒中。烟草和二手烟烟雾中有4000多种化学品，其中至少有250种已知有害物质，有50多种已知可致癌物质，这些物质通过各种途径引起炎症和内皮细胞功能障碍，引发血栓或心血管疾病，促成中风。

另一种无处不在的合法成瘾物质就是酒精。饮酒后酒精大多在小肠被吸收，在肝脏中氧化为乙醛，再经乙醛脱氢酶氧化为乙酸，最后氧化为二氧化碳和水。但人体代谢酒精的能力是有限的，未能及时代谢的乙醇和乙醛就会对人体各个组织带来伤害。和烟草不同，过度使用酒精不仅是导致肝硬化、癌症、胃肠道溃疡、痴呆等多种疾病和损伤病症的因素，还会引起交通事故、家暴、犯罪、虐待儿童等社会伤害，我国甚至将酒驾入刑，目前已成为我国严峻的公共卫生问题之一。饮酒还可导致严重的依赖综合征，引起的躯体依赖性程度甚至高于许多毒品，戒断也十分困难，甚至可能导致死亡。

成瘾物质并非一无是处，比如吗啡等阿片类物质就被用于医疗镇痛，苯二氮䓬类镇静催眠药也被广泛用于睡眠困难人群，但患者一旦长期使用往往会造成躯体依赖和精神依赖，此时再进行戒断就很难了，在疼痛或失眠问题上又叠加了成瘾问题，治疗起来可谓难上加难。

（李静）

第四节　行为成瘾

行为成瘾是与使用化学物质（如成瘾性药物或酒精）无关的一种成瘾形式，也称为非物质相关成瘾，是指控制不住地反复进行产生不良后果的冲动行为。特点为反复出现、具有强迫性质的冲动行为，给身体、心理、社会造成严重不良后果，尽管成瘾者深知行为会产生的不良后果，仍然执意坚持。我们生活中的很多行为，包括看短视频、性活动、进食、工作、购物、体育锻炼等，都属于易成瘾的行为。《精神疾病诊断和统计手册（五）》（DSM－5）目前将病理性赌博归于物质相关及成瘾障碍中的非物质相关障碍（又称为行为成瘾）。网络成瘾由于证据不够充分，DSM－5 未将其放在诊断分类系统中，其中的“网络游戏障碍”放在 DSM－5 第三部分“需要进一步研究的状况”。

一、非物质行为成瘾

一说到成瘾，人们往往会想到酒精、毒品这一类成瘾物质。但随着对成瘾现象研究不断深入，学术界提出了非物质相关成瘾障碍，又称为行为成瘾（Behavioral Addictions，BAs），是指控制不住地反复进行产生不良后果的冲动行为，行为实施后会出现愉快感、放松感甚至兴奋感等积极情绪体验，如赌博成瘾、网络成瘾、食物成瘾、性成瘾、购物成瘾等。在精神病学领域权威的疾病分类系统 DSM 和 ICD 中，都在最新的版本中对上述行为成瘾进行了定义。在美国精神病学协会（APA）发表的 DSM－5 中，使用了“网络游戏障碍”，引用了我国陶然教授的诊断标准，将其列入 DSM－5 第三部分“需要进一步研究的状况”。这样的设置反映出 APA 的观点，即基本认可网络游戏障碍属于一类病态行为，只是对于其疾病病理、诊断标准以及干预尚需进一步研究加以确认。

ICD－11 则明确地将成瘾行为所致障碍（disorders due to addictive behavior）单独列出，与物质成瘾并列。成瘾行为所致障碍是一组已知的临床显著的综合征，在反复、重复进行某（不属于使用成瘾物质）奖励性活动后出现，导致痛苦或各功能领域的障碍，主要包括赌博障碍与游戏障碍。

1. 赌博障碍

赌博障碍（gambling disorder）表现为持续而反复的赌博行为模式，包括在线（互联网上进行的）或线下的，同时有以下表现：①控制赌博行为的能力受损，如对开始赌博、频率、强度、持续时间、结束赌博、赌博行为的背景失去控制；②赌博在生活中的优先程度不断增加，超出其他兴趣或日常活动；③虽然已出现负面后果，但赌博行为仍持续或不断升级。这种行为模式必须足够严重，导致个人、家庭、社交、学业、职业或其他重要领域功能的显著损害。赌博行为模式是持续性、发作性或反复性的。诊断赌博障碍要求赌博行为及其他相关特征是通常明显的并且持续了一段时间（至少 12 个月）。如果在满足所有其他诊断需求的基础上症状十分严重，则持续时间的需求可适当放宽。

2. 游戏障碍

游戏障碍（gaming disorder）来源于“网络成瘾”这个概念。网络成瘾的概念本身具有很大争议。普通人尤其是学生家长往往有着自己对网络成瘾的理解，即“孩子每天上网，不学习，不跟我们交流，这就是网瘾”。甚至，有部分家长认为“网瘾”是万恶之源，孩子的一切问题都是由“网瘾”造成的。从某种角度来理解，这倒是可以大大缓解家长们的焦虑，因为至少他们为子女的行为、情绪等问题找到了一个看似合理，又简单明了、易于处理的原因，切断网络就万事大吉了。然而，网络从本质上来讲只是一种工具，在此基础上，人们可以进行游戏、购物、社交及信息查询等多种活动。笼统地给出网络成瘾的定义，会引起大多数人的反感与抵制。比如一个杯子既可以喝水，也可以喝酒，但如果因为有酒瘾的人天天用酒杯喝酒就创造出“酒杯成瘾”，这显然是不合适的。因此，人们创造了一系列的“网络成瘾”的近义词，以期能避免上述的困境。Goldberg 最早将过度使用网络成瘾命名为“网络成瘾症”（Internet Addiction Disorder，IAD），并定义 IAD 为病理性、强制性的网络使用。Young 认为网络过度使用是一种冲动控制障碍，提出了“病理性网络使用”（Pathological Internet Use，PIU）的概念，并将 PIU 分为网络性成瘾、网络关系成瘾、网络冲动、计算机成瘾和信息超载五种类型。

ICD－11 不再使用网络成瘾的概念，而只针对游戏（线上或线下）行为提出了游戏成瘾的概念及定义，表现为反复而持续的游戏行为（电子游戏或视频游戏），包括线上（互联网上进行的）或线下的，同时有以下表现：①控制游戏行为的能力受损，如对开始游戏、频率、强度、持续时间、结束游戏、游戏行为的背景等失去控制。②游戏在生活中的优先程度不断增加，超出其他的兴趣或日常活动。③虽然已出现负面后果，但游戏行为仍持续或不断升级。这种行为模式必须足够严重，导致个人、家庭、社交、学业、职业或其他重要领域功能的显著损害。游戏行为模式可以是持续性、发作性或反复性的。诊断游戏障碍要求游戏行为及其他相关特征是通常明显的，并且持续了一段时间（至少 12 个月）。如果在满足所有其他诊断需求的基础上症状十分严重，则持续时间的需求可适当放宽。

我国《中国青少年健康教育核心信息及释义（2018 版）》指出，网络成瘾是指在无成瘾物质作用下对互联网使用冲动的失控行为，表现为过度使用互联网后导致明显的学业、职业和社会功能的损伤。要诊断网络成瘾障碍，持续时间是一个重要标准，一般情况下相关行为至少持续12个月才能确诊。其中描述的网络成瘾包括网络游戏成瘾、网络色情成瘾、信息收集成瘾、网络关系成瘾、网络赌博成瘾、网络购物成瘾等，其中网络游戏成瘾最为常见。

综上，行为成瘾目前极为常见，但定义和涵盖的范围尚未完全确定，不同的国家和诊断标准有较大的差异，由于越来越多的研究证实行为成瘾具有与物质成瘾相似的神经机制，我们有足够的理由重视和干预行为成瘾，在我国最普遍的行为成瘾为网络游戏成瘾。

二、非物质行为成瘾的成因

尽管现行的各类诊断标准并没有网络成瘾的诊断，个体的行为总的来说是由个体自身的生物—心理因素与外部环境因素共同决定的，因此，行为成瘾也可以从这两个方面来分析，其中在青少年中最重要也最常见的行为成瘾为网络成瘾。

1. 个人因素

许多调查表明，青少年网络成瘾存在比较明显的性别差异，即男生明显多于女生。可能是因为男性使用网络时，更多是玩关于权力和控制游戏或探索性幻想，这类活动更容易导致个体的上瘾行为；相反，女性更倾向于在网上与亲密或陌生的朋友进行交流或网络购物等，这类活动成瘾性更小。另一个因素可能是应对方式的性别差异。男性比女性更可能采用回避策略和情绪分散应对问题或压力，即更倾向于将日常生活中所受到的挫折、情绪困扰、不受重视等体验，付诸网络的虚拟世界中寻求满足；而女性则更多地选择倾诉的方式来解决。

有研究发现，青少年网络成瘾与其他精神行为障碍共病，如注意力缺陷多动障碍（ADHD）、品行障碍、抑郁症等，且与非网络成瘾青少年相比，网络成瘾青少年酗酒率更高。有一些疾病（如ADHD）本身就存在冲动控制较差的问题，因此容易出现网络的过度使用与成瘾。而抑郁症、社交焦虑障碍等，则更可能是患者采用过度使用网络来缓解自己的情绪问题，满足自我的心理需求，实现自我情绪调节的一种方式。

2. 环境因素

1）家庭因素

家庭教养方式在青少年网络成瘾中起着非常重要的作用，这不仅来自人们的直观认识，也得到了国内外多个研究的证实。国内有研究发现，对于男生，父亲的过分干涉与关心理解程度是影响男生上网行为的主要因素。父母的严厉惩罚、拒绝、否认会影响男生的网络戒断行为和人际健康问题，而过度保护会影响男生的时间管理问题。对于女生，父亲的过度保护会影响其时间管理问题。国外研究表明，越严格的养育方式，青少年沉迷于互联网的可能性就越小。不仅如此，家庭因素对于戒除“网络成瘾”也是十分重要的。温暖、和睦以及对子女关注、认可和接纳的家庭氛围常常更有利于预防和戒除网络成瘾。

2）同伴关系

青少年时期，同伴关系的作用非常明显，常常大于家长或老师的影响。但是同伴关系对于青少年的网络使用也是一把双刃剑。良好的同伴关系，可以有效地支持青少年调节负面情绪，监督包括网络成瘾等在内的不良行为。相反，同伴关系也可能对青少年的网络使用带来负面影响。部分青少年在调查中表示，使用网络的原因之一是满足社交需要，他们认为只有通过网络联系或参与网络游戏等方式才能得到同伴的认可和接纳。因此，对于青少年的同伴关系需要进行正确的引导，减少同伴关系的负面影响，并使其成为青少年戒除网瘾的有利因素。

3. 社会文化因素

社会文化因素对游戏障碍这类新技术相关的行为成瘾影响显而易见。随着网络时代的开启以及智能手机的普及，对网络的使用已成为现代人的生活必需品。据《中国互联网络发展状况统计报告》统计显示，截至 2018 年 12 月，我国网民规模达 8.29 亿，全年新增网民 5653 万，互联网普及率为 59.6%，较 2017 年年底提升 3.8 个百分点。网络与智能手机的普及，必然使更多的人有机会接触游戏并可能发展为游戏障碍。另外，全球的调查发现，欧美等地区的网络成瘾率要显著高于东亚地区，其中社会文化是显而易见的关键影响因素。一项关于中国、美国与新加坡三国青少年网络成瘾的研究也显示，三个国家的青少年网络成瘾率存在差别，美国青少年报告的网络游戏成瘾率最高。从社会文化的角度来看，中国父母更会限制孩子使用网络，父母的权威性更高，对于子女的行为约束力更好。另外，从整个社会的价值观和教育观来看，中国文化更强调学生应当接受正规的系统教育，特长爱好的培养更倾向于“琴棋书画”一类的活动。而欧美国家对于网络使用、电子竞技等有相对更高的接受度。

三、行为成瘾对健康的影响

成瘾行为对个人的学业、工作以及人际关系等都会产生不利影响。其对个体的健康影响是多方面的，可以从生理与心理两个方面来看。

1. 对躯体健康的影响

由于网络的使用需要长时间面对手机、电脑等电子屏幕，这类电子屏幕不但有较强的光线刺激，还可能有屏幕闪烁问题，对视力的影响非常直接。近年来，近视人数的不断攀升以及近视低龄化在我国及全世界都越来越明显。其中，电子设备的过度使用被认为是造成近视的主要原因之一。随着使用时间的增加，其对于眼部的损害逐渐加重，甚至可能造成视网膜脱落、视神经病变等严重后果。另外，由于长时间的处于坐姿，活动减少，容易出现肥胖，引起代谢紊乱，进而引起血糖、血脂升高；由于在网络使用过程中，需要手部、颈椎等长时间处于某种姿势，久而久之容易造成颈椎疾病、腕关节炎等。

2. 对心理健康的影响

1）睡眠

网络成瘾的人往往作息不规律，熬夜、黑白颠倒，甚至持续不睡觉地使用网络等。夜间使用电子屏幕时接受的光线刺激被证实可能会影响褪黑素的分泌，进而影响人体的生物钟，导致即使停止使用网络一段时间仍然难以建立规律的作息。而不规律的作息及睡眠质量的下降，又是高血压、心脏疾病以及肿瘤等疾病的危险因素之一。

2）情绪

一系列调查发现，网络成瘾者的焦虑、抑郁水平更高。造成这一结果的原因，一方面是网络的过度使用，导致个体更多的时间和精力不能用于处理现实问题，因而更易出现焦虑或抑郁情绪；另一方面是现实生活存在人际交往障碍或人际关系紧张、生活压力大、比较焦虑和抑郁的人，更倾向于利用网络来摆脱自己所面对的不利局面，利用网络交际来满足自己对人际交往的需求，以逃避现实中的苦恼，获得心理安慰，实现虚拟人生目标，也更容易成为网络依赖和网络成瘾者。两者可能互为因果关系。

还有研究发现，网络的过度使用者常常躯体化水平也较高。可能是因为网络依赖和网络成瘾者往往花费了大量的精力和时间上网，有的甚至通宵达旦，破坏了正常的作息和饮食习惯，时间一久难免会影响自己的身体健康，而且长时间注意力高度集中地坐在电脑前，也容易出现肌肉酸痛、头昏头疼等躯体症状。

3）人际关系

当个体沉溺于网络虚拟空间中的人际关系和虚幻世界的美好，习惯了网络人际交往模式与虚拟人生目标的实现，对现实的人际交往和生活目标追求反而不太适应。所以一旦脱离网络虚拟空间回到现实中，可能会出现人际交往障碍，表现为心理紧张、缺乏安全感、丧失生活的信心和追求，甚至在极端情况下会感觉已经难以通过口头语言来表达情感。另外，如同上述焦虑或抑郁的情绪问题，存在人际关系困难的个体也常常更容易沉迷于网络使用，两者互为因果关系，也会互相加重形成恶性循环。

（朱鸿儒，黄明金）

第五节　成瘾的预防与治疗

成瘾与其他慢性疾病（高血压、糖尿病等）一样，基本原则是以预防为主，早发现，早治疗。倘若发展到成瘾状态，它的情况就会变得非常复杂。除成瘾问题外，还会合并一系列躯体与心理的不良后果，毒品的复吸率很高，需要采取医学、心理、社会的综合干预，以降低成瘾程度、预防复发、恢复躯体/心理社会功能、减少毒品危害。

一、成瘾的三级预防

（一）一级预防

通过纸媒、新媒体、手册、海报、广告等形式多样的宣传方式和手段，对公众进行成瘾相关的宣传和教育，让大家明白成瘾的危害。其目的是提高社会和公众对成瘾物质滥用的识别与免疫力，尤其是针对青少年等高危人群，减少他们对成瘾物质的好奇心，教育和提醒人们不要错用、误用、尝试成瘾物质或形成成瘾行为。

（二）二级预防

通过专业的部门机构如药物滥用防治机构、戒毒所、禁毒部门、社区居委会等，由专业人员对物质滥用严重的社区和高危人群进行有针对性和专业性的宣传教育，特别是对错用、误用和尝试过成瘾物质的人群要进行重点干预，必要时进行筛查及早期干预，以防止其进一步滥用和发展为成瘾者。

（三）三级预防

是由医务工作者等专业人员对已被诊断为成瘾的患者进行系统治疗，根据其生理、心理、行为和社会学等特点，进行医学、心理社会综合干预，帮助患者减少成瘾程度及恢复躯体、心理社会功能，降低复发率。

二、成瘾治疗的基本目标

对于成瘾的患者，应该根据其个体化评估结果结合自身与家庭社会资源来确定治疗目标。期望能够达到的治疗目标有以下四个方面。

（一）成瘾者能控制或停止使用成瘾物质和行为

成瘾物质和行为可以对人体造成直接的和继发性的损害，随着时间的推移，这些损害不断加重，甚至不可逆转。因此，控制成停止使用成瘾物质和行为，减轻其对成瘾者的伤害是成瘾治疗的首要目标。

（二）改善躯体与精神健康

不同的成瘾物质以及成瘾行为都可以导致各种躯体合并症，如酒精依赖可导致认知功能障碍、肝功能异常等；烟草成瘾会引起慢性支气管炎、肺气肿甚至慢性阻塞性肺疾病等。除此之外，成瘾物质对中枢神经系统功能的影响可导致各种心理精神障碍，如性格改变（以前性格温和的人变得冲动易怒、暴躁不安）、焦虑抑郁（以前性格开朗的人变得郁郁寡欢、患得患失）、幻觉妄想（总觉得有人要害自己、针对自己，听到有人在议论自己，并且对此深信不疑）等，因此，治疗成瘾患者的躯体与心理精神障碍，促进躯体与精神健康是成瘾治疗的重要目标。

（三）改善家庭及社会功能

众所周知，成瘾患者除了自己的生活没有秩序、一团混乱，还会对家庭造成损害，影响子女、配偶的身心健康。成瘾患者应进行长期治疗以恢复正常的家庭功能、社会功能和职业功能，以回归社会为目标。

（四）减少成瘾相关危害

成瘾常常和犯罪挂钩，如毒品交易、性交易等。除此之外，还会导致传染病的传播。因此，减少各种传播疾病的高危险行为，降低违法犯罪行为等也是成瘾治疗的目标之一。

三、成瘾治疗的基本原则

美国药物滥用研究所（National Institute on Drug Abuse）组织专家组讨论形成了十三条关于成瘾治疗的基本原则。这些治疗原则是世界各国成瘾治疗工作者经过数十年实践的经验总结，对现阶段各种物质依赖的治疗具有普遍的指导作用。

（一）个体化治疗原则

不同的物质成瘾患者具有不同的临床特点，并不是每种治疗都适合所有患者，因此，需要根据每位患者所特有的问题和治疗需求，选择个体化治疗方案，这对帮助患者恢复正常的家庭、工作与社会功能是非常关键的。

（二）治疗的方便性与可获得性

成瘾患者是一个特殊的群体，他们对是否参与治疗存在一种矛盾心理，利用一切可能的机会让其接受治疗非常关键；对有潜在治疗需求的成瘾患者而言，如果治疗需求不能得到满足或不方便获得治疗，其很可能会放弃治疗。

（三）采取综合性治疗措施

除了成瘾本身存在一定问题，其还会导致一系列心理、社会、职业和法律等方面的问题。为了使治疗更有效，除了治疗成瘾本身的问题，还必须关注成瘾相关的其他问题，采取综合治疗措施。

（四）治疗方案的灵活性

治疗过程中需要定期随访进行评估，根据病情变化和患者的需求及时对治疗方案进行调整，使患者能够保持治疗的积极性。成瘾患者在治疗过程中除需要药物治疗、心理治疗外，还需要家庭治疗、职业指导和社会救助等。

（五）足够的治疗时间

对成瘾患者来说，成瘾的性质及严重程度决定治疗的时间，但都需要足疗程完成治疗。治疗的过程十分漫长，需要患者有足够的耐心和信心。许多患者依从性差，常因中途放弃治疗而失败，确保足够的治疗时间是治疗成功的关键。

（六）重视心理行为治疗

成瘾物质和行为可导致一系列心理行为后果，有针对性的心理行为干预非常重要。在治疗过程中，心理治疗能激发患者的治疗动机，这个动机无论是来自自己还是他人，都是患者能够坚持治疗的动力和决心。另外，学习相关的心理行为技巧来应对对成瘾物质或行为的渴求。咨询还可以帮助成瘾患者学习替代性的健康活动与生活方式，增强解决问题、应对外在压力的能力。心理行为治疗还可帮助依赖者提高与他人沟通及人际交往能力，及早回归家庭及社会。

（七）积极采取药物治疗

根据各种成瘾物质的特点，目前有部分有效的药物治疗，例如，美沙酮等是治疗阿片类药物成瘾者的有效方法。纳曲酮（naltrexone）也是一种对阿片类药物依赖有效的治疗药物。但目前很多物质成瘾还没有特效药物，只能根据病情变化对症处理。

（八）积极治疗共患的精神障碍

成瘾患者的心理问题及精神障碍共病的比例较高，对于共病的患者需要整体治疗。

（九）脱毒治疗只是治疗的第一阶段

完整的成瘾治疗应该包括急性脱毒、康复、预防复发与回归社会三个阶段。脱毒治疗只是药物依赖治疗的前提。另外，脱毒治疗本身对戒毒最终疗效的影响很小，药物脱毒治疗只是起到辅助治疗的作用。

（十）治疗并非需要自愿才有效

成瘾患者对治疗存在矛盾心理，治疗动机在治疗中起着重要作用，能够推动患者进入治疗。研究显示，成瘾治疗并非自愿才有效，来自家庭、就业或司法系统的压力都能够显著增加患者的治疗参与率与保持率，并提高治疗效果。

（十一）定期监测成瘾物质使用

在成瘾治疗过程中可能会出现偶然使用成瘾物质的状况，因此，治疗中应客观监测患者是否使用成瘾物质，如通过不定期尿检或者其他检测方法来了解成瘾物质使用情况，可帮助患者保持戒断状态，也为医生根据患者成瘾物质使用状态调整治疗方案提供依据。

（十二）艾滋病（HIV/AIDS）和其他传染病评估与咨询

成瘾患者中存在不洁注射及不安全性行为等高危行为，因此他们是艾滋病等传染病的高危人群。成瘾治疗应包括降低这些危险行为的策略，减少成瘾物质滥用导致的不良后果，心理行为干预有助于帮助已感染者更好地应对及治疗这些疾病。

（十三）治疗的长期性

成瘾患者的康复是一个漫长的过程，通常需要经历多次治疗。往往会有失败再治疗、失败再治疗等多个循环治疗过程，还有可能复发，患者和家属都要有心理准备。在治疗期间和完成之后参加自助项目训练有助于维持治疗效果。

四、物质成瘾治疗手段

成瘾治疗是一个漫长的过程，包括脱毒治疗、康复治疗、预防复发与回归社会三个阶段，治疗手段除了药物治疗，还需要心理行为干预及社会干预，二者结合便于帮助病人恢复。

（一）成瘾治疗阶段

1. 脱毒治疗

脱毒治疗是指在停止使用成瘾物质的前提下，使用药物或其他方法缓解和消除成瘾者的躯体戒断症状，帮助他们停止使用成瘾物质并安全渡过急性戒断症状期。

2. 康复治疗

康复治疗是指在停止使用成瘾物质的基础上，采用躯体、心理、社会医学模式的理论与方法，对患者进行行为矫正、心理干预治疗、相关躯体和精神心理疾病治疗，并帮助他们恢复个人、家庭及社会功能的系统治疗。

3. 预防复发与回归社会

经过成瘾治疗的患者回到现实生活环境中，可能会因为种种原因而复发，此阶段是帮助患者应对回归社会过程中可能遇到的来自个人、家庭和社会等方面的问题和障碍，提供咨询、帮助和服务，预防复发，为他们能顺利回归正常社会生活提供条件。

（二）成瘾治疗手段

1. 药物治疗

使用药物缓解和消除成瘾者的躯体戒断症状，并发的失眠、情绪、精神症状，甚至是躯体症状等，也包括使用药物来防止复发。

2. 心理行为干预

结合患者的实际情况选择不同的心理治疗方法。在治疗早期以动机强化治疗为主，这是为了和患者建立良好的治疗关系，让患者配合治疗；治疗中后期以认知行为治疗为主。

3. 社会干预

当患者回归社会后，以社会干预为主，为患者提供良好的社会支持环境，帮助患者建立健康的生活方式。

五、非物质成瘾行为的矫治

成瘾行为的矫正，需要结合高发人群、行为特征等，进行基于症状、符合伦理的个体化的综合管理措施才能产生持久的效果。干预也需要医疗卫生、学校、家庭、社会等多方面的协调和监督。本人、家庭以及社会环境的改变都将对个体的成瘾行为产生影响。

（一）行为疗法

对于所有的成瘾行为，厌恶疗法都是一项简单、易操作且容易看到效果的方法。厌恶疗法的原理比较简单，即当个体出现网络使用或使用冲动时就给予一个相应的厌恶刺激，如电击或想象自己被他人呵斥、孤立的场景。经过反复的训练之后，让个体的网络使用冲动与痛苦的结果联系起来，从而达到减少使用网络的目的。但是，由于网络使用已成为当下社会生活必不可少的一部分，厌恶疗法可能会影响个体正常使用网络。因此，建议对个体使用厌恶疗法时，要对治疗的目标行为进行更精准的定义，如网络游戏、浏览色情内容等。同时，如果在进行行为干预的过程中缺乏患者的认同和配合，忽视成瘾行为背后的心理问题，只是期望从行为上进行“惩罚”，可能会加重患者的心理障碍，并破坏家庭成员、医疗和教育人员与患者的治疗同盟关系。

（二）认知调整

认知调整是帮助行为成瘾者改变现有的不合理认知，代之以正确合理的认知观念。Dong 提出了网络游戏成瘾的认知行为模型的三个方面：与寻求奖励和减轻压力有关的动机驱动、与反应抑制有关的行为控制和涉及权衡动机行为利弊的决策。在此基础上，Zhang 等使用渴求行为干预（CBI）治疗网络游戏成瘾，也证实了该疗法对网络游戏成瘾具有显著疗效，并且这种干预可以通过降低与奖赏系统相关脑区的激活以及加强与认知控制相关脑区的激活来发挥作用（如背外侧前额叶皮层）。鉴于此，研究者采用认知行为疗法对网络游戏成瘾者进行对照实验，结果表明，认知行为疗法显著缓解了患者成瘾症状，提高了患者的情绪状态、调节能力和自我管理能力，认知扭曲也得到明显改善。

（三）现实疗法

现实疗法认为，改变成瘾行为的关键在于改变行动和想法。Kim 基于现实疗法制订了一套针对韩国大学生网络游戏成瘾群体的团体辅导方案，并于 2008 年首次将该方案应用于网络游戏成瘾的团体治疗中，结果发现，成瘾组在治疗后网瘾得分显著下降，自尊水平显著提高。但目前将现实疗法应用于网络成瘾包括网络游戏成瘾治疗的实证研究还很少。徐广荣也制订了基于现实疗法的网瘾团体辅导课程方案，但并未提供实证研究数据。

（四）社会支持与人际关系调整

研究表明，人际支持是戒除酒精、赌博等成瘾行为的重要因素。在此基础上，建立匿名戒酒协会等人际互助群体，可取得良好的效果。很多酒精使用者或吸毒人员在戒断成功后，由于缺乏人际支持，又很快复发。因此，可借鉴匿名戒酒协会的形式，组成互助赌博障碍、游戏障碍的戒断小组，相互监督、鼓励和支持，以强化戒断效果。行为成瘾者家属应给予其更多的理解与支持，一味地苛责与排斥可能会使患者更倾向于求助网络，最终成瘾而无法自拔。

（五）药物疗法

药物能否治疗行为成瘾，目前仍存在争议。普遍来讲，成瘾者家属大多不愿意接受药物治疗，所以药物治疗通常不会作为治疗行为成瘾的首选。基于行为成瘾的一个较为公认的生理机制为：行为成瘾者通过相应行为（赌博、游戏、购物等）使机体内多巴胺等神经递质含量增加。因此，一些相应的药物，如哌甲酯和安非他酮等，已经被证实是有效的治疗方法。一些研究认为，缓解焦虑、抑郁等症状的药物也可通过缓解焦虑、抑郁症状来间接改善个体对成瘾行为的心理渴求。但是即便如此，使用药物仍然应当谨慎，需要在专业医生的指导下使用，并配以心理行为治疗。当然，部分成瘾行为继发于严重的精神和心理疾病，或者在成瘾行为后其精神和心理障碍加重，这也需要在专业医生的指导下进行相应的药物治疗。

行为成瘾的现象和成因都十分复杂，如果单一采用上述某种干预模式，并不能有效控制成瘾行为，需要整合多种方法进行综合干预，才能收到良好而持续的效果。而简单地将停止成瘾行为作为干预的终极目标而缺乏相应的支持，则可能会加重行为成瘾者原有的情绪障碍，导致更严重的后果。

（朱鸿儒，黄明金，李静）

附录

酒精使用障碍筛查问卷（Alcohol Use Disorders Identification Test，AUDIT）是WHO制定的一种标准的、经过多国验证的筛查工具，用以识别低（高）风险饮酒者、有害饮酒者及酒精依赖者。AUDIT优于其他饮酒自评筛查工具，优势在于简短、使用方便、灵活性强，能为患者提供有价值的反馈信息；与ICD－10中酒精有害使用和酒精依赖的定义一致；关注近期的饮酒情况；在多个国家得以验证并有多种语言版本。

初级医疗服务机构中分诊人员可嘱咐就诊者候诊时填写AUDIT，5分钟内即可完成。AUDIT包含10个问题。前3个问题测试的是定期和不定期饮酒的量和频率。中间3个问题测试的是酒精依赖症状。后4个问题测试的是与饮酒相关的近期和终身问题。每个问题的计分为从0分到4分；第9～10个问题只有3个选项，分别计为0分、2分和4分。AUDIT得分区间为0～40分。根据AUDIT得分高低将饮酒者划分为4个饮酒风险水平分区，即饮酒风险水平Ⅰ、Ⅱ、Ⅲ、Ⅳ区。AUDIT得分低于8分为饮酒风险水平Ⅰ区（WHO建议将65岁以上的饮酒者的AUDIT分界值定为7分），得分为8～15分为饮酒风险水平Ⅱ区，得分为16～19分为饮酒风险水平Ⅲ区，得分为20～40分为饮酒风险水平Ⅳ区。一般AUDIT分数越高，风险水平就越高，但该线性关系并不一定适用于所有群体或个体。AUDIT筛查结果应结合饮酒情况问诊。

附表 7-1 酒精使用障碍筛查问卷（请根据近 1 年的情况填写）

题目	0 分	1 分	2 分	3 分	4 分
1. 您多长时间喝一次酒？	从未喝过	每月 1 次或不到 1 次	每月 2～4 次	每周 2～3 次	每周 4 次或更多
2. 一般情况下您一天喝多少酒？	半瓶～1 瓶啤酒；38 度白酒半两～1 两[①]；56 度白酒 3～6 钱[②]	1 瓶半～2 瓶啤酒；38 度白酒 1 两半～2 两；56 度白酒 1 两～1 两半	2 瓶半～3 瓶啤酒；38 度白酒 2 两半～3 两；56 度白酒 2 两	3 瓶半～4 瓶半啤酒；38 度白酒 3 两半～4 两半；56 度白酒 2 两半～3 两	5 瓶啤酒或更多；38 度白酒半斤或更多；56 度白酒 3 两半或更多
3. 您一次喝酒达到或超过 3 瓶啤酒或 2 两 56 度白酒的情况多长时间出现一次？	从未有过	每月不到 1 次	每月 1 次	每周 1 次	每天 1 次或几乎每天 1 次
4. 近一年内您发现自己一喝酒就停不下来的情况多长时间出现一次？	从未有过	每月不到 1 次	每月 1 次	每周 1 次	每天 1 次或几乎每天 1 次
5. 近一年内您发觉因为喝酒而耽误事的情况多长时间出现一次？	从未有过	每月不到 1 次	每月 1 次	每周 1 次	每天 1 次或几乎每天 1 次
6. 近一年内您在大量饮酒后早晨第一件事是需要再喝酒才能提起精神来的情况多长时间出现一次？	从未有过	每月不到 1 次	每月 1 次	每周 1 次	每天 1 次或几乎每天 1 次
7. 近一年内您酒后感到自责或后悔的情况多长时间出现一次？	从未有过	每月不到 1 次	每月 1 次	每周 1 次	每天 1 次或几乎每天 1 次
8. 近一年内您由于饮酒以致想不起前一天所经历的事情的情况多长时间出现一次？	从未有过	每月不到 1 次	每月 1 次	每周 1 次	每天 1 次或几乎每天 1 次
9. 您曾因为喝酒弄伤过自己或别人吗？	没有过		是的，但近 1 年没有		是的，近 1 年有过
10. 亲戚朋友、医生或别的保健人员曾经担心您的喝酒情况或者劝您要少喝一些吗？	没有过		是的，但近 1 年没有		是的，近 1 年有过

注：①1 两=500 克；②1 钱=5 克。

附表 7－2 吸烟者尼古丁依赖检验量表（Fagerstrom Test of Nicotine Dependence，FTND）

题目	FTND	对应分值	你的得分
1. 你早晨醒来后多长时间吸第一支烟？	≤5 分钟	3	
	6～30 分钟	2	
	31～60 分钟	1	
	＞60 分钟	0	
2. 你是否在禁烟场所很难控制吸烟的需求？	是	1	
	否	0	
3. 你认为哪一支烟最不愿放弃？	早晨第一支	1	
	其他	0	
4. 你每天吸多少支烟？	≤10	0	
	11～20	1	
	21～30	2	
	≥31	3	
5. 你早晨醒来后第一个小时是否比其他时间吸烟多？	是	1	
	否	0	
6. 你卧病在床时是否仍旧吸烟？	是	1	
	否	0	

注：分值所代表的依赖水平：0～2 分，很低；3～4 分，低；5 分，中度；6～7 分，高；8～10 分，很高。当 FTND ≥ 6 时，被认为是区分尼古丁高度依赖的标准。

附表 7－3 网络使用评定量表

互联网的高速发展给我们带来了前所未有的变化，对我们的生活、学习、工作各方面都产生了影响，为了解你使用网络的现状，请认真填写。答案无对错好坏之分，凭自己的第一印象选择合适选项作答即可。

项目	几乎没有	偶尔	有时	经常	总是
1. 在过去的一个月内，你的实际上网时间长于预期（计划）的上网时间	1	2	3	4	5
2. 在过去的一个月内，你会经常因为上网耽误其他事情	1	2	3	4	5
3. 在过去的一个月内，你会经常因为上网而不想和朋友待在一起	1	2	3	4	5
4. 在过去的一个月内，你经常在网上结交新朋友	1	2	3	4	5
5. 在过去的一个月内，你周围的朋友、家长经常指责/抱怨你上网时间太长	1	2	3	4	5
6. 在过去的一个月内，你因为上网影响了学习	1	2	3	4	5

续表

项目	几乎没有	偶尔	有时	经常	总是
7. 在过去的一个月内，你总是控制不住想要上网	1	2	3	4	5
8. 在过去的一个月内，上网影响了你的日常生活	1	2	3	4	5
9. 在过去的一个月内，你总是担心网上的隐私被泄露	1	2	3	4	5
10. 在过去的一个月内，你会通过上网来缓解自己低落的情绪	1	2	3	4	5
11. 在过去的一个月内，上网后你总是会渴望下一次上网	1	2	3	4	5
12. 在过去的一个月内，如果无法上网，你就会觉得生活很空虚、无聊	1	2	3	4	5
13. 在过去的一个月内，你经常会因为别人打扰你上网而发脾气	1	2	3	4	5
14. 在过去的一个月内，你经常因上网而熬夜	1	2	3	4	5
15. 在过去的一个月内，即使没有上网，你也总会想着网络上发生的事情	1	2	3	4	5
16. 在过去的一个月内，你在上网时总会对自己说“再玩一会”	1	2	3	4	5
17. 在过去的一个月内，你虽然尝试过多次，却仍不能减少上网时间	1	2	3	4	5
18. 在过去的一个月内，你经常向他人隐瞒自己实际的上网时间	1	2	3	4	5
19. 在过去的一个月内，你宁愿上网也不愿意和朋友出去玩	1	2	3	4	5
20. 在过去的一个月内，不上网会让你烦躁不安，一旦上网这些烦躁不安的情况就可以得到缓解	1	2	3	4	5

该量表共有20个题目，每道题有5个选项，属于五级量表，1＝几乎没有，2＝偶尔，3＝有时，4＝经常，5＝总是。总分 $X=\sum_{i=1}^{20}x_i$，得分为20～100。

(1) $20\leqslant X<50$：网络是你生活的一部分，有消极情绪时你可能会选择上网来排遣。你能够合理利用网络，不过度依赖它；当停止使用互联网时，你也不会因此而感到身体不适。总之，网络对你的生活带来的更多的是一种积极的影响。

(2) $X\geqslant 50$：你在网络上投入了过多的时间和精力，很难控制自己不去上网，为了获得满足感，你会不断地增加上网时间。离开网络的你情绪会变得消极甚至可能有生理上的不良反应，你将网络作为逃避问题和排遣消极情绪的一种手段。

小建议：我们的时间很宝贵，网络的世界很精彩，但如果我们过度依赖网络，则会让真实世界变得暗淡。你要试着逐渐减少每天的上网时间，让自己不再沉迷于网络，发展其他兴趣爱好。你也可以寻求老师、家长或朋友的帮助，甚至是专业医师的帮助，期待你的改变。

附表7－4　网络游戏评定量表

以下题目用来了解您对网络游戏的态度和行为，请根据您最近一年的情况，选择最符合自己真实情况的答案。答案无对错之分，不需要过多思考，凭借自己的第一印象作答即可。

1. 筛选题目（不计分）

您玩网络游戏吗？选项：从不/很少、有时、经常、不想回答。（选择从不/很少、有时者，不用再评估此量表）

2. 正式题目

项目	从不	很少	有时	经常	总是
1. 觉得自己一心只想着网络游戏	1	2	3	4	5
2 当尝试去减少或停止游戏时，感到不安、暴躁、易怒、生气、焦虑或悲伤	1	2	3	4	5
3. 为了获得过去同样的乐趣，需要增加玩游戏的时间	1	2	3	4	5
4. 试图控制游戏行为，但总是失败	1	2	3	4	5
5. 由于投入到网络游戏之中，失去了对以前一些爱好和娱乐活动的兴趣	1	2	3	4	5
6. 明明知道网络游戏已经导致自己和其他人的一些问题，但仍要继续	1	2	3	4	5
7. 由于网络游戏行为而欺骗家长、治疗师或者其他人	1	2	3	4	5
8. 通过玩游戏来逃避和减轻负面情绪（如无助感、内疚和焦虑）	1	2	3	4	5
9. 因为游戏威胁到或导致失去重要关系、工作、教育或职业机会	1	2	3	4	5

3. 计分原则

“从不”计1分，“很少”计2分，“有时”计3分，“经常”计4分，“总是”计5分。总分$X=\sum_{i=1}^{9}x_i$。

4. 结果解释

(1) $0\leqslant X<36$：网络游戏使用适度。

在生活中您会玩一些电子游戏，如在心情烦闷时，会把它当作一种娱乐方式。可能有时您也会不自觉地沉迷其中，享受通关的乐趣，通关失败时也会郁闷一阵子，但在他人的帮助或自己的努力下，能够适时停止。

小建议：在看到网络游戏所带来的积极作用的同时，也要意识到不可以过度沉迷其中，不要为了获得虚拟的快乐而忽视现实世界的美好。

(2) $36\leqslant X\leqslant45$：网络游戏使用过多。

您对网络游戏投入了很多的时间和精力。想要成为游戏中的高手，当没有通关成功时，您会不断地尝试。甚至有时会为了玩游戏而去欺骗家长、老师和同学。当意识到网络游戏已经给您造成了过多负面影响想要停止时，却发现很难控制自己远离网络游戏，停止游戏时会感到烦闷、暴躁不安。

小建议：在这种情况下，想要远离网络游戏，仅仅依靠自己的力量是比较艰难的，您可以向家长寻求帮助，比如在周末举办家庭聚会，和父母一起玩耍等。请求家长严格监督您每天的游戏时间。必要时寻求心理咨询师的帮助。要对自己有信心、有要求，要相信自己是可以成功远离网络。

参考资料

[1] 李静，中国药物滥用防治协会组织. 酒精使用相关障碍临床诊疗指南 [M]. 北京：人民卫生出版社，2017.

[2] 瘾的奥秘 [EB/OL]. http://www.icourse163.org/course/SCU-1003482002.

[3] 郝伟，赵敏，李锦. 成瘾医学：理论与实践 [M]. 北京：人民卫生出版社，2016.

[4] 沈渔村. 精神病学 [M]. 北京：人民卫生出版社，2009.

[5] Christopher AC. 成瘾医学精要 [M]. 郝伟，刘铁桥，译. 北京：人民卫生出版社，2014.

[6] David G，Gabor O，Francesca D. The genetics of addictions：uncovering the genes [J]. Nature Reviews Genetics，2005，6 (1).

[7] Kleber H D，Weiss R D，Anton R F J，et al. Practice guidelines for the treatment of patients with substance use disorders [M]. 2 ed. Washington DC：American Psychiatric Publishing，2006.

[8] Graham A W，Schultz T K，Mayo-Smith M F，et al. Principles of addiction medicine [M]. 3 ed. Pennsylvania：Lippincott Williams&Wilkins，2003.

[9] U. S. Government. Principles of drug addiction treatment：a research-based guide [M]. General Books LLC，2012.

[10] Glantz S A，Forbes E R. The cigarette papers [M]. Berkeley：University of California Press，1996.

[11] 赫胥黎. 美丽新世界 [M]. 上海：世界图书出版上海有限公司，2015.

[12] Allegro J M. The sacred mushroom and the cross [M]. New York：Doubleday，1970.

[13] Polanyi K，MacIver R M. The great transformation [M]. Boston：Beacon press，1944.

第八章　自杀行为与干预

第一节　自杀行为

自杀行为指有意以结束生命为目的的行为。在发展为自杀行为之前，个体可能有自杀意念，即有自杀的愿望；自杀企图，即不仅产生了自杀意念而且开始做自杀的准备，如购买自杀的药物等；自杀未遂，已经采取了自杀行为但因各种原因未导致死亡。自杀成功，则是个体实施了自杀行为并导致自身死亡。应注意，某些行为虽然导致了死亡，但并不是自杀行为。例如，见义勇为导致的死亡、有意识障碍的情况下造成的死亡等。还有一种特殊类型的自杀行为——扩大性自杀，实施自杀者在决定自杀前因为想到自己的亲人活着也十分痛苦、为了解除亲人的痛苦和不幸的遭遇，常常会将自己的亲人（最常见的是孩子和配偶）杀死后再自己实施自杀，这通常见于抑郁症患者。通常一个个体自杀后，还会对其家人、朋友等各种相关的人员造成继发影响。

一、自杀的流行病学

自杀在整个生命周期中都有可能发生，是 2019 年全球 15～29 岁年龄组中第四大死亡原因。世界卫生组织（WHO）报告称，全球每年有 70 万以上的人死于自杀，每 40 秒就有一人死于自杀，还有更多的人企图自杀。全球 77％的自杀发生在低收入和中等收入国家。世界卫生组织的调查数据发现，全球最常见的自杀手段是喝农药、上吊和使用枪支。WHO 确认自杀是一项公共安全重点问题，将每年的 9 月 10 日定为世界预防自杀日，并于 2014 年发表了题为“预防自杀：全球一项当务之急”的首份世界自杀报告，以增强人们对自杀和自杀未遂问题公共卫生意义的认识，并促进将预防自杀作为全球公共卫生议程中的一项优先重点工程。

我国的自杀流行病学调查研究发现，2006—2016 年中国自杀标化死亡率逐年下降，2016 年标化自杀死亡率为 5.33/10 万，与 2006 年（9.23/10 万）相比，下降了 42.25％；2016 年中国自杀死亡率为 7.05/10 万。自杀死亡率随年龄增加而升高，85 岁及以上老年人自杀死亡率为 49.49/10 万。农村人群的第一位自杀方式为中毒（构成比为65.13%)，城市人群为锐器伤（29.90%)，10～17岁人群为高处坠落（25.47%)。

在高收入国家，自杀与精神疾患（特别是抑郁症和酒精使用障碍）之间存在密切联系。许多自杀是个体因丧失处理生活压力（如财务问题、关系破裂或慢性疼痛和疾病）的能力而陷入危机时发生的冲动行为。此外，经历冲突、灾难、暴力、虐待、丧失亲友和疏离感也与自杀行为有着密切关系。遭受歧视的弱势人群（如难民和移民，女同性恋者、男同性恋者、双性恋者、变性人和两性人，囚犯）中自杀率也很高。曾经自杀未遂是最重要的自杀危险因素。

二、自杀相关危险因素

（一）自杀的文化因素

在有些文化里自杀具有特殊的意义。宗教、民族文化、习俗都可对个体的自杀行为产生影响。安乐死本质上也是一种自杀行为，某些国家对严重疾病终末期患者经过系统评估后允许其实施安乐死。

（二）自杀的社会因素

1. 应激

失业、失恋、丧亲、被羞辱、财产损失、受处分、作为犯罪被害人等生活事件发生时，让存在自杀高风险的人群认为他们失去了不愿意失去的东西，或者说他们的某些需要没有被满足，进而带来一定的心理压力。因为自信心受损伤，自尊心受到打击，他们就会采取自杀行为，来应对内心的痛苦。这些让人产生应激反应的生活事件通常带有“丧失”的性质，

2. 社会支持

有研究表明，缺少或者被剥夺社会支持可以显著增加自杀的可能性。社会支持系统是个体应对外界压力时非常重要的中介系统，可以保护个体，给个体提供支持，避免外在的应激对个体造成过大的伤害。

3. 社会关系

儿童时期的不良家庭环境，紧张的人际关系、不良的亲子关系、夫妻关系会导致个体的自杀风险升高。这里需要提到的是，不恰当地对自杀事件的报道，会引起一些个体盲目模仿自杀。

（三）自杀的心理因素

心理学研究发现，自杀的动机通常分为两类：一类是当个体内心的欲望或需求不能被满足时，个体通过自杀来表达；另一类是自杀者试图通过自杀使他人做出其所期待的改变，如一些态度或行为上的改变。有一类自杀，我们称为冲动性自杀，这样的个体通常在面对一些心理应激的时候，在较短的时间内做出自杀的选择，他们不一定患有精神疾病，但是具有一定的个性上的缺陷，如边缘性人格障碍的患者，他们会以自杀相威

胁，因为他们习惯用这种极端的方式唤起其周围人强烈的注意和关心。

精神分析学家弗洛伊德认为，人的本能包括生本能与死本能，生本能越少则死本能越多。一旦死本能超过生本能，自杀就发生了。自杀是失败的应对行为，起因于精神冲突、人格失调、自我防御机制的崩溃。发展心理学家埃里克森认为，人类每个发展阶段都有危机和转机的相互转化，若某个阶段的危机得不到化解，会阻碍个体的适应能力，导致自杀。行为学派的心理学家认为，自杀的父母往往有自杀的孩子。当人们无法控制重复出现的消极性事件，最终对痛苦刺激只能被动接受时，习得性无助便产生了。长期处于习得性无助情绪下的人容易自杀。人本主义心理学家认为，各个阶段的需要没有得到满足，可使个体产生消极情绪，自我概念与外部评价不一致时则产生自杀行为。

自杀者一般具有一定的个性特征。例如，对社会或者周围的人抱有敌意，做事犹豫不决，认知范围比较狭隘，倾向于使用非黑即白、以偏概全、较刻板的思维模式，心理弹性较差，不能灵活、适度地退让，容易高估困难，遇到挫折时喜欢低估自己，喜欢将自己与社会隔离开来，过度控制，冲动、情绪不稳定等。

（四）自杀的生物学因素

1. 神经生化表现

五羟色胺是与自杀密切相关的一种化学物质，既往在活体及尸体上的研究发现，自杀未遂者其体内的五羟色胺及其代谢产物明显减少，在大脑前额叶、视丘下部、枕叶皮层存在五羟色胺系统的异常。此外，在有些个体，其中枢去甲肾上腺素能神经系统、多巴胺能神经系统，下丘脑—垂体—肾上腺系统也起了一定作用。还有研究发现，自杀个体的蓝斑去甲肾上腺素能神经元更少。

2. 遗传因素

有时我们会发现，在一个家庭系中有多个自杀未遂的个体存在，这说明自杀行为具有一定的遗传性。有一些家庭系研究、双生子研究同样发现，自杀存在一定的家族聚集性。至今，已有多个基因被发现与自杀未遂相关，如五羟色胺基因、五羟色胺转运体基因、色氨酸羟化酶基因、单胺氧化酶 A 基因等。研究发现，自杀者一级亲属自杀的危险性比一般人群高 10～15 倍。

3. 神经影像学

近来神经影像学研究发现，自杀未遂的个体其大脑的结构与功能与存在明显的差异。他们大脑的某些脑区可能存在与自杀相关的联系。当他们面对一些特殊的表情时，大脑某些区域的反应程度也与正常人有所区别。与正常人相比，自杀未遂者表现为前额叶低灌注（静息态磁共振）、额叶体积减小、胼胝体体积减小、侧脑室旁白质高信号。

4. 精神疾病

患精神疾病是自杀的高危因素。抑郁症患者在情绪低落、遭遇生活事件、不合理认知等因素作用下容易发生自杀。需要注意的是，有些抑郁症患者在疾病较严重、情绪较低落时没有精力实施自杀，但在情绪好转、体力恢复后却更容易自杀成功，此时家属预防其自杀的监护意识降低也是一个重要因素。有一种特殊类型的抑郁症——微笑型抑郁，此类患者表面上看起来嘻嘻哈哈，显得很快乐，其实内心十分痛苦，而且不愿将自己的抑郁情绪暴露出来，这类患者的自杀具有突发性，预测具有很大的难度。精神分裂症患者容易在疾病发作期幻觉和妄想的支配下产生自杀行为，或在恢复期由于对疾病的焦虑、未来的迷惘、社会适应不良或生物学原因导致的情绪低落而发生自杀行为。双相情感障碍的患者在抑郁发作时也容易出现自杀行为。药物滥用、精神活性物质滥用、酗酒的患者也是自杀的高危人群。

三、自杀风险评估

（一）需要评估的风险因素

目前已经有一些被大家所公认的自杀风险因素，包括：

（1）曾经有过自杀未遂或自伤行为，尤其是近期有过自杀未遂。针对这一风险因素，医生还需要对自杀未遂个体曾经采取过的自杀的方式、时间、地点进行评估。例如，一个在深夜、人迹罕至的地方采取上吊自杀的个体，其再次自杀的风险远高于另一个在白天、人多的地方、割腕自杀的个体。

（2）近期遭遇重大的、丧失性、压力性生活事件。

（3）流露出消极悲观厌世的情绪，表达过自杀的想法，与周围人讨论自杀的方法，购买自杀相关的工具或寻找自杀的地点。

（4）将心爱的东西送人、立遗嘱。

（5）酗酒或滥用其他精神活性物质。

（6）长期慢性躯体疾病，如癌症、肾功能衰竭。

（7）患精神疾病，如抑郁症、精神分裂症、双相情感障碍。

（8）长期处于慢性应激之中。

（9）独居。

（10）长期睡眠差，食欲有明显的改变。

（11）边缘性人格障碍。

（二）评估方法

1. 临床评估

临床评估即针对有自杀风险的个体，通过进行访谈、行为观察等方法评估其自杀风险的大小。

2. 量表法

常用的有华西心晴指数问卷、贝克抑郁量表、贝克绝望量表、贝克自杀意念量表、自杀态度问卷等。

（1）华西心晴指数问卷（Huaxi Emotional-distress Index，HEI）。

由华西医院心理卫生中心于2014年编制，主要用于情绪障碍及相关心理健康问题的快速筛查及评估分级。该量表根据经典心理测量理论和项目反应理论（Item Response Theory，IRT）编制而成，由9个条目组成，前期研究发现具有良好的信效度 。

根据 9 个条目的总得分，进行判断：0～8 分，没有或仅有很轻的不良情绪；9～12 分，轻度的不良情绪；13～16 分，中度的不良情绪；17 分及以上，较重或重度的不良情绪（抑郁和/或焦虑）。如果条目 9 得分≥2 分，提示可能有时存在消极厌世的倾向，需要进一步完善有关自杀风险评估。

（2）贝克抑郁量表（Beck Depression Inventory，BDI）。

Beck 于 1967 年编制此量表，是最常用的抑郁自评量表，适用于成年各年龄阶段，也有适用于儿童青少年的版本。最早的版本为 21 项，现有 13 项简版。各项采用 0～3 分的四级评分法，各项得分相加即得到总分，用以评估有无抑郁症状及其严重性。21 项版本的评估结果划分：总分≤4 分，无抑郁或极轻微；5～13 分，轻度抑郁；14～20 分，中度抑郁；21 分及以上，重度抑郁。13 项版本的评估结果划分为：总分≤4 分，无抑郁或基本无抑郁；5～7 分，轻度抑郁；8～15 分，中度抑郁；16 分及以上，重度抑郁。

（3）贝克绝望量表（Beck Hopelessness Scale，BHS）。

此量表包含 20 个条目，每个条目选择"是/否"，正向评分条目，"是"为 0 分，"否"为 1 分；反向评分项目，"是"为 1 分，"否"为 0 分。量表可归类为 3 项因子分：①对未来的感觉：1，5，6，10，13，15，19 项；②动机的丧失：2，3，9，11，12，16，17，20；③对未来的期望：4，7，8，14，18。总分范围 0～20 分，总分越高表明绝望程度越高：0～3 分正常，4～8 分轻度绝望，9～14 分中度绝望，大于 14 分重度绝望。

（4）贝克自杀意念量表（Beck Scale for Suicide Ideation，BSS）

Beck 于 1979 年编制，用来量化和评估自杀意念。贝克自杀意念量表最初由北京回龙观医院北京心理危机研究与干预中心进行翻译和修订，量表答案的选项为 3 个，从左至右对应得分为 1 分、2 分、3 分。总得分越高，自杀意念越强烈。测试者首先完成前 5 个题，如果第 4 和第 5 个项目的选择答案都是"没有"，则视为没有自杀意念，问卷结束。如果第 4 或者第 5 个项目任意 1 个选择答案是"弱"或者"中等到强烈"，则认定为有自杀意念，需要继续完成后面的 14 个项目。对后 14 个项目修订时，为了方便评估，对个别项目（如 6、7、11、13 和 19）的答案增加 1 个"近 1 周无自杀想法"的选项，其对应得分为"0"。

自杀意念的强度是根据量表 1～5 项的均值所得，分数越高，自杀意念越强度。自杀危险的判断依据量表的 6～19 项，用以评估有自杀意念的被测试真正实施自杀的可能性的大小。总分的计算公式是［（条目 6～19 的得分之和－9）/33］×100，得分在 0～100 变化。分数越高，自杀危险性越大。

（5）简明国际神经精神访谈自杀倾向评估（the Mini-International Neuropsychiatric Interview－Suicidality，MINI－S）。

MINI－S 共 6 个条目，评估测试者近一月的自杀倾向，1～5 分，低风险；6～9 分，中等风险；≥10 分，高风险。

（6）自杀态度问卷（Suicide Attitude Questionnaire，QSA）。

由我国学者肖水源等于 1999 年编制，用于评估对自杀的态度，共 29 个条目，每个条目分为完全赞同、赞同、中立、不赞同、完全不赞同五个选项。相应条目构成四个维度：①对自杀行为性质的认识（F1）：共 9 项，问卷的第 1、7、12、17、19、22、23、26、29 项。②对自杀者的态度（F2）：共 10 项，问卷的第 2、3、8、9、13、14、18、20、24、25 项。③对自杀者家属的态度（F3）：共 5 项，问卷的第 1、6、10、15、28 项。④对安乐死的态度（F4），共 5 项，即 15、11、16、21、27。

计分分析时：①选项 1、3、7、8、10，11、12、14、15、18、20、22、25 为反向计分，即回答选项“1”“2”“3”“4”和“5”分别记 5、4、3、2、1 分。②其余条目均为正向计分。回答“1”“2”“3”“4”和“5”分别记 1、2、3、4、5 分。③在以上基础上，再计算每个维度的条目均分，最后分值为 1～5 分。④可以以 2.5 和 3.5 作为两个分界值，将对自杀的态度分为三种情况：≤2.5 分对自杀持肯定、认可、理解和宽容的态度；2.5～3.5 分为矛盾或中立态度；≥3.5 分为对自杀持反对、否定、排斥和歧视态度。⑤本问卷的总分或总均分无特殊意义，各维度可单独使用。

（三）评估技巧

与测试者建立良好的关系，表达同情和关心，鼓励他们交谈，应不加判断地倾听，并表现出你在意其感受。

四、自杀的预防

（一）自杀预防面临的挑战

由于自杀耻感的存在，尤其是因精神障碍自杀的耻感，很多有自杀意念者或自杀未遂者并不会寻求救助，因此得不到其所需要的帮助。由于社会普遍对自杀这一重大公共卫生问题缺乏认识，对于公开议论这一问题存有禁忌。如果家庭成员出现自杀意念或自杀未遂，其他家庭成员更愿意在家庭内部采用安慰、掩饰、大事化小的方式处理，使得当事人没有得到及时的自杀危机干预，最终自杀预防未能得到正确的处理。迄今，只有少数几个国家将预防自杀纳入其工作重点之列，如有的国家会有政府出资的自杀干预热线，对于处于自杀边缘的人给予帮助和治疗；有的国家会从政策层面要求医生在发现自杀高风险的患者时立即启动紧急预案，要求患者接受强制性治疗，必要时由警察出面安排患者入院治疗。可是，全球只有 38 个国家称已制定了全国自杀预防战略。若想在更大的范围预防自杀并取得进展，就必须提高社区群众的认识并打破禁忌。

（二）自杀预防的方法

自杀可以预防，自杀预防需要社会众多部门（包括卫生部门以及教育、劳动、农业、商业、司法、法律、国防、政治和媒体等部门）的协调与合作。可针对人口、人群和个人采取若干措施，预防自杀和试图自杀行为。这些措施包括：

（1）减少获得自杀的手段（如农药、枪支、某些药物等）；

（2）负责任的媒体报道；

（3）基于学校的干预措施；

（4）实行酒精政策，减少酒精的有害使用；

（5）早期发现、治疗和看护精神障碍患者、滥用物质者、长期疼痛者和面临急剧压力者；

（6）培训非专业的卫生工作人员如何评估和管理自杀行为；

（7）随访自杀未遂者并提供社区支持。

可以采取以下的具体方法发现自杀高危人群并进行帮助：

首先，我们需要注意一些可疑的迹象：表达想要结束生命的想法或感觉，感到绝望或感觉没有理由活下去；出现自残的迹象；曾经或近期自杀未遂；表达孤独感、孤立感、绝望感或丧失自尊，或一味抱怨问题；不与周围人来往，工作绩效下降或难以完成任务；经常缺课或上课时难以集中注意力；行为发生变化，如不安、易怒、冲动、鲁莽或咄咄逼人；安排临终个人事务，如立遗嘱或制订具体的自杀计划；酗酒或滥用其他物质；情绪抑郁或提及以前想自杀的行为；欺凌、骚扰、与同伴关系破裂；学业发生突然或剧烈的变化；在高压力时期，如在考试前或学生生活面临其他重大变故期间，需特别注意情绪和行为的变化。

其次，我们可以这样做：表达同情和关心，鼓励他们交谈，应不加判断地倾听；询问他们是否想打电话给任何人或是否已经打过电话；鼓励其与其信任的人交谈；鼓励他们接触本单位的卫生或咨询服务部门，或外部的其他服务部门，并主动提出一起打电话或一起去那里；如果他们试图或表示他们将故意伤害自己，不要让他们接触到任何自杀工具，也不要让他们独处，应立即寻求本单位卫生服务部门（如果有的话）或外部卫生服务机构的支持。媒体应谨慎报道名人及其他自杀事件；不应将自杀报道放在报纸和网站显著位置，也不应一直重复报道自杀，不应明确描述自杀所用方法，不应提供有关自杀地点、位置等详细信息，不应使用与自杀事件相关的照片、视频或社交媒体链接。

在平时也需要实施的一些预防性的工作：安排学习了解精神卫生和预防自杀的知识；确保所有人都知道单位、学校内部和当地社区有哪些资源可用；营造良好的工作、学习环境，使大家可以轻松谈论影响他们有效做事的问题，并在困难时相互支持；识别并减少可能对精神健康产生负面影响的工作学习压力因素；设计并实施计划，敏感地管理和传达自杀意念或自杀未遂事件，最大限度地减少进一步压力；学校为学生提供训练有素的精神卫生工作者和心理支持服务。

五、自杀行为的应急预案

（一）如何面对处于自杀危机中的人

清理现场，留足空间，并确保自身的安全。首先做自我介绍，并请求允许靠近，表示同情和关心，以协助缓和气氛。认真对待其有自杀风险的一切言语和行为，与其交流，鼓励其交谈。尝试评估自杀风险，查明此人是否有计划、有途径，之前是否已尝试过自杀以及（或）是否喝酒或吸毒。如有可能，消除任何可能被其用于自杀的机会。积极联系精神卫生专家。杜绝让一个可能马上自杀的人独处。陪护此人，直到其家人、朋友或卫生工作者赶来帮忙。

（二）有人自杀未遂后如何做

检查生命体征，如果需要，应提供急救服务。如果需要医疗服务，应确保将患者送往急救中心。如果此人有反应，应试着以无威胁、平静、同情和友好的方式与其交流。可以在一开始问一些一般性问题，与其沟通时不要评判，不要让其感到内疚。如果不必送到医疗机构，应从现场移除任何可能用于自杀的物品，并确保有其家人或密友在场，以确保随时维护此人安全。引导此人和任何陪同人员与精神卫生服务机构或社区卫生服务机构联系，以确保采取进一步措施。对于存在精神障碍的自杀未遂者，一定要转介到专业的精神卫生机构做相应的处理，必要时要由其监护人知情同意后采取非自愿住院治疗。

（三）发生自杀成功事件后如何做

如有人自杀身亡，应联系死者的家人或最亲密的朋友，并确保以正确的方式传达此人死亡的消息。确保向此人、其家人或朋友提供心理支持，并提供关于如何获得心理支持的详细信息。由专业人员进行定期的后续随访。提供心理支持团体或危机热线的联系方式。考虑到处理自杀事件可能会对一线应急人员造成极大的心理冲击，如有必要，应寻求老师、专业心理咨询师、精神科医生或社区卫生服务机构的支持。

六、自杀干预的技巧与原则

（一）判断自杀是否与精神疾病有关

针对精神疾病患者和正常人的自杀干预是不一样的。对于有精神疾病的自杀高风险者，首先要考虑启动紧急住院的流程以使个体尽快得到对其疾病的干预，因为自杀也许是重度抑郁发作的产物或是在幻觉、妄想支配下的不理智、病态行为。此时强有力的医疗干预是最紧急，也是最有效的。当紧急住院不可行时，可以寻求急救服务，同时有必要详细、坦诚地与其家属联系，告知并教会家属监护的技巧，同时把这一过程进行详细的记录。作为经过自杀干预培训的医务工作者，一定要以专业的态度、诚恳的语气反复与家属交流，确保自杀干预的有效性。

（二）资源取向的交流

通过对话使处于自杀危机中的人获得有效资源，以保持其安全。例如，可以与其讨论如果他们产生难以克制的自杀冲动可以电话联系或者拜访哪些朋友；做什么事情可以让他们从自我伤害的压力中分散注意力；哪些危机干预服务或者热线可以 24 小时提供服务；可以指导其随身携带一个写着各种各样急救电话的清单，作为某种过渡客体。

（三）充分倾听

有些个体表达自杀的想法是想交流他不想活下去的直白愿望，而有些人却是用隐喻的方式表达一种现有的内心死去的感受。当自杀干预者真诚地表达对其真实内心活动过程感兴趣，而不是过快地焦虑地进入通常的危机干预条目，无论哪种人格的被干预者，都会受到安抚。某些情况下，当受干预者开始谈论他极度忧伤的感受，就表明自杀威胁解除了。这在对边缘型人格障碍的人做干预时尤为明显。有边缘型人格障碍的人往往觉得自己的话“没有被倾听”，因为有的干预者没有提及他们的孤独和痛苦等这些他所要传达的内容，因此他们会将自杀继续升级以确保被听见、被理解。边缘型人格障碍的人会经常去做一些导致死亡的“尝试”，如过量服用他们认为起效会比较慢的某些药物，服用这些药物后会有足够的时间被发现、送医院、被抢救，但有时这种行为也会脱离他们的安全掌控范围引起死亡。

（四）充分尊重

虽然自杀是一种负性的消极行为，但在此行为发生后，干预者一定不要指责批评。充分理解自杀者是在他的特定逻辑范式下做出的迫不得已的选择，虽然这样的选择并不是明智的、这样的逻辑未必合理。干预者要充分地尊重自杀者的痛苦与处境，并使用中性的、可被接受的语言进行表达。充分地尊重是自杀干预的重要起点，没有尊重就没有治疗同盟的建立，而自杀干预同盟的建立是自杀干预无比重要的关键点。

（殷莉）

附录

附表 8−1　华西心晴指数问卷（HEI）

使用注意事项：①该问卷评定结果仅用于心理健康问题的筛查，不能作为精神病学诊断。②要获得准确的结果，需被评定者真实反映自己的想法和感受。③主要以自评方式完成问卷，自评有困难者可由医务人员询问完成。

指导语：下面每道题目都是关于情绪和心理状态的描述，请您选择在最近一周里，您有多少时间感到与题目描述相符。为了保证测评结果的准确性，请务必根据您真实的情况判断。

请在以下每个问题右侧与您真实情况相符的对应选项内打“√”。

最近一周里，您有多少时候会：	完全没有	偶尔	一部分时间	大部分时间	全部时间
1. 感觉情绪低落到无论怎样都无法开心？	0	1	2	3	4
2. 感觉对什么事情都没有兴趣？	0	1	2	3	4

续表

最近一周里，您有多少时候会：	完全没有	偶尔	一部分时间	大部分时间	全部时间
3. 感觉过于紧张？	0	1	2	3	4
4. 控制不住地担忧或担心？	0	1	2	3	4
5. 感觉不安以致难以平静下来？	0	1	2	3	4
6. 害怕再次突然出现严重恐惧或惊恐感？	0	1	2	3	4
7. 经常责怪自己？	0	1	2	3	4
8. 感觉没有希望？	0	1	2	3	4
9. 感觉活着没意思？	0	1	2	3	4

评分标准：完全没有=0，偶尔=1，一部分时间=2，大部分时间=3，全部时间=4。

附表 8—2　贝克抑郁量表

在每个条目中选择最符合你最近两周的一项描述，并将那个数字圈出。

No.	0	1	2	3
1	0. 我不感到悲伤	1. 我感到悲伤	2. 我始终悲伤，不能自制	3. 我太悲伤或不愉快，不堪忍受
2	0. 我对将来并不失望	1. 对未来我感到心灰意冷	2. 我感到前景黯淡	3. 我觉得将来毫无希望，无法改善
3	0. 我没有感到失败	1. 我觉得比一般人失败要多一些	2. 回首往事，我能看到的是很多次失败	3. 我觉得我是一个完全失败的人
4	0. 我和以前一样，从各种事件中得到满足	1. 我不像往常，能从各种事件中得到满足	2. 我不再能从各种事件中得到真正的满足	3. 我对一切事情都不满意或感到枯燥无味
5	0. 我不感到罪过	1. 我在相当部分的时间里感到罪过	2. 我在大部分时间里觉得有罪	3. 我在任何时候都觉得有罪
6	0. 我没有觉得受到惩罚	1. 我觉得可能受到惩罚	2. 我预料将受到惩罚	3. 我觉得正在受到惩罚
7	0. 我对自己并不失望	1. 我对自己感到失望	2. 我对自己感到讨厌	3. 我恨我自己
8	0. 我觉得我并不比其他人更不好	1. 我对自己的弱点和错误要批判	2. 我在所有的时间里都责备自己的过错	3. 我责备自己把所有的事情都弄坏了
9	0. 我没有任何想弄死自己的想法	1. 我有自杀的想法，但我不会去做	2. 我想自杀	3. 如果有机会我就自杀
10	0. 我哭泣和往常一样	1. 我比往常哭得多	2. 我现在一直要哭	3. 我过去能哭，但现在要哭也哭不出来

续表

No.	0	1	2	3
11	0. 和过去相比，我现在生气并不多	1. 我现在比往常更容易生气发火	2. 我觉得现在所有的时间都容易生气	3. 过去使我生气的事，现在一点也不能使我生气了
12	0. 我对其他人没有失去兴趣	1. 和过去相比，我对别人的兴趣减少了	2. 我对别人的兴趣大部分失去了	3. 我对别人的兴趣已全部丧失了
13	0. 我做决定和过去一样好	1. 我推迟做出决定比过去多了	2. 我做决定比以前困难得多	3. 我再也不能做出决定了
14	0. 我觉得看上去我的外表并不比过去差	1. 我担心看上去我显得老了，没有吸引力了	2. 我觉得我的外貌有些固定的变化，使我难看了	3. 我相信我看起来很丑陋
15	0. 我工作和以前一样好	1. 要着手做事，我现在要额外花些力气	2. 无论做什么事我必须努力催促自己才行	3. 我什么工作也不能做了
16	0. 我睡觉与往常一样好	1. 我睡觉不如过去好	2. 我比往常早醒1～2小时，难以再入睡	3. 我比往常早醒几个小时，不能再睡
17	0. 我并不感到比往常更疲乏	1. 我比过去更容易感到疲乏	2. 几乎不管做什么，我都感到疲乏无力	3. 我太疲乏无力，不能做任何事情
18	0. 我的食欲与往常一样	1. 我的食欲不如过去好	2. 我现在的食欲差得多了	3. 我一点也没有食欲了
19	0. 最近我的体重并无很大减轻	1. 我的体重下降了5磅（约2.25千克）以上	2. 我的体重下降了10磅以上	3. 我的体重下降15磅以上
20	0. 我对最近的健康状况并不比往常更担心	1. 我担心身体上的问题，如疼痛、胃不适或便秘	2. 我非常担心身体问题，想别的事情很难	3. 我对身体问题如此担忧，以致不能想其他任何事情
21	0. 我没有发现我对性的兴趣最近有变化	1. 我对性的兴趣比过去降低了	2. 现在我对性的兴趣大大下降	3. 我对性的兴趣已经完全丧失

注：将21个条目的得分相加得到总分。

附表8—3　贝克绝望量表

请根据你近1～2周来的情况回答下列问题，如符合，请选择“是”；如不符合或相反，请选择“否”。请逐项回答和选择。每项回答只能选择“是”或“否”。

1. 我对前途充满希望和乐观	是	否
*2. 因为我做不好任何事情，所以我会放弃一切努力的机会	是	否
3. 一旦事情变糟了，会有人来帮我的，因为我知道人们是不会袖手旁观的	是	否
*4. 我不敢想象10年后我的生活会是啥样的	是	否
5. 我有足够的时间来做我最想做的事	是	否
6. 我希望在将来我能取得一些成绩	是	否

续表

*7. 将来对我来说可能是一团漆黑	是	否
8. 我想我生活中的好事会比一般人多一些	是	否
*9. 如果给我的工作当中不能休息的话，那么不要指望我会有什么发展前途	是	否
10. 我目前的经验和资历足以使我的前途光明	是	否
*11. 我认为我周围的一切充满了悲观，没有任何值得高兴的事	是	否
*12. 我认为我不会得到真正想要得到的东西	是	否
13. 当我憧憬未来时，我想我会比现在幸福得多	是	否
*14. 事情的结局总是出乎我的意料之外	是	否
15. 我对未来充满信心	是	否
*16. 由于达不到我所希望的，因此我认为一切事情都是无聊乏味的	是	否
*17. 将来我会心满意足，这是绝对不可能的	是	否
*18. 将来对我来说似乎很模糊和缥缈	是	否
19. 我对将来的憧憬是好多于坏	是	否
*20. 我想没有必要再做任何努力去得到什么了，因为我不可能会得到	是	否

评分原则：* 为反向评分，即“是”为1分，“否”为0分。

附表8-4　贝克自杀意念量表

下述项目是一些有关你对生命和死亡想法的问题。每个问题既问最近一周你是如何感觉的，又问既往你最消沉、最忧郁或自杀倾向最严重的时候是如何感觉的。每个问题的答案各有不同，请您注意看清题目和备选答案，然后根据您的情况选择最合适的答案。

1. 你希望活下去的程度如何？			
最近一周	中等到强烈	弱	没有活着的欲望
最消沉、最忧郁的时候	中等到强烈	弱	没有活着的欲望
2. 你希望死去的程度如何？			
最近一周	没有死去的欲望	弱	中等到强烈
最消沉、最忧郁的时候	没有死去的欲望	弱	中等到强烈
3. 你要活下去的理由胜过你要死去的理由吗？			
最近一周	要活下去胜过要死去	二者相当	要死去胜过要活下来
最消沉、最忧郁的时候	要活下去胜过要死去	二者相当	要死去胜过要活下来
4. 你主动尝试自杀的愿望程度如何？			
最近一周	没有	弱	中等到强烈
最消沉、最忧郁的时候	没有	弱	中等到强烈

续表

5. 你希望外力结束自己生命，即有“被动自杀愿望”的程度如何？（如，希望一直睡下去不再醒来、意外地死去等）

最近一周	没有	弱	中等到强烈
最消沉、最忧郁的时候	没有	弱	中等到强烈

如果上面第 4 项或第 5 项的答案为“弱”或“中等到强烈”，不论针对的是“最近一周”还是“最消沉、最忧郁的时候”，请继续回答下面的问题

6. 你的这种自杀想法持续存在了多长时间？

最近一周	短暂、一闪即逝	较长时间	持续或几乎是持续的	无自杀想法
最消沉、最忧郁的时候	短暂、一闪即逝	较长时间	持续或几乎是持续的	

7. 你自杀想法出现的频度如何？

最近一周	极少、偶尔	有时	经常或持续	无自杀想法
最消沉、最忧郁的时候	极少、偶尔	有时	经常或持续	

8. 你对自杀持什么态度？

最近一周	排斥	矛盾或无所谓	接受
最消沉、最忧郁的时候	排斥	矛盾或无所谓	接受

9. 你觉得自己控制自杀想法，不把它变成行动的能力如何？

最近一周	能控制	不知能否控制	不能控制
最消沉、最忧郁的时候	能控制	不知能否控制	不能控制

10. 如果出现自杀想法，某些顾虑（如顾及家人、死亡不可逆转等）在多大程度上能阻止你自杀？

最近一周	能阻止自杀	能减少自杀的危险	无顾虑或无影响
最消沉、最忧郁的时候	能阻止自杀	能减少自杀的危险	无顾虑或无影响

11. 当你想自杀时，主要是为了什么？

最近一周	控制形势、寻求关注、报复	逃避、减轻痛苦、解决问题	前两种情况均有	无自杀想法
最消沉、最忧郁的时候	控制形势、寻求关注、报复	逃避、减轻痛苦、解决问题	前两种情况均有	无自杀想法

12. 你想过结束自己生命的方法了吗？

最近一周	没想过	想过，但没制订出具体细节	制订出具体细节或计划得很周详
最消沉、最忧郁的时候	没想过	想过，但没制订出具体细节	制订出具体细节或计划得很周详

13. 你把自杀想法落实的条件或机会如何？

最近一周	没有现成的方法，没有机会	需要时间或精力准备自杀工具	有现成的方法和机会或预计将来有方法和机会	无自杀想法

续表

最消沉、最忧郁的时候	没有现成的方法，没有机会	需要时间或精力准备自杀工具	有现成的方法和机会或预计将来有方法和机会	无自杀想法
14. 你相信自己有能力并且有动力去自杀吗？				
最近一周	没有勇气、太软弱、害怕、没有能力	不确信自己有无能力、勇气	确信自己有能力、有勇气	
最消沉、最忧郁的时候	没有勇气、太软弱、害怕、没有能力	不确信自己有无能力、勇气	确信自己有能力、有勇气	
15. 你预计某一时间你确实会尝试自杀吗？				
最近一周	不会	不确定	会	
最消沉、最忧郁的时候	不会	不确定	会	
16. 为了自杀，你的准备行动完成得怎样？				
最近一周	没有准备	部分完成（如，开始收集药片）	全部完成（如，有药片、刀片、有子弹的枪）	
最消沉、最忧郁的时候	没有准备	部分完成（如，开始收集药片）	全部完成（如，有药片、刀片、有子弹的枪）	
17. 你已着手写自杀遗言了吗？				
最近一周	没有考虑	仅仅考虑、开始但未写完	写完	
最消沉、最忧郁的时候	没有考虑	仅仅考虑、开始但未写完	写完	
18. 你是否因为预计要结束自己的生命而抓紧打理一些事情？如买保险或准备遗嘱。				
最近一周	没有	考虑过或做了一些安排	有肯定的计划或安排完毕	
最消沉、最忧郁的时候	没有	考虑过或做了一些安排	有肯定的计划或安排完毕	
19. 你是否让人知道自己的自杀想法？				
最近一周	坦率主动说出想法	不主动地说出	试图欺骗、隐瞒	无自杀想法
最消沉、最忧郁的时候	坦率主动说出想法	不主动地说出	试图欺骗、隐瞒	无自杀想法

附表 8−5　MINI−S

序号	在最近一个月内：			得分
1	你是否觉得死了会更好或者希望自己已经死了？	否	是	1
2	你是否想要伤害自己？	否	是	2
3	你是否想到自杀？	否	是	6
4	你是否有自杀计划？	否	是	10
5	你是否有过自杀未遂的情况？	否	是	10
	在你一生中：			
6	你曾经有过自杀未遂的情况吗？	否	是	4

注：“否”评分 0，“是”按照右侧评分标准赋分。计算 6 个条目总分。

附表 8-6 自杀态度问卷

下列每个问题的后面都标有“完全赞同”“比较赞同”“不知道”“比较不赞同”和“完全不赞同”，请您根据您对问题的态度圈出相应的答案。

1. 自杀是一种疯狂的行为	完全赞同	比较赞同	不知道	比较不赞同	完全不赞同
2. 自杀死亡者应与自然死亡者享受同等待遇	完全赞同	比较赞同	不知道	比较不赞同	完全不赞同
3. 一般情况下，我不愿意和有过自杀行为的人深交	完全赞同	比较赞同	不知道	比较不赞同	完全不赞同
4. 在整个自杀事件中，最痛苦的是自杀者的家属	完全赞同	比较赞同	不知道	比较不赞同	完全不赞同
5. 对于身患绝症又极度痛苦的病人，可由医务人员在法律的支持下帮助病人结束生命	完全赞同	比较赞同	不知道	比较不赞同	完全不赞同
6. 在处理自杀事件过程中，应该对其家属表示同情和关心，并尽可能为他们提供帮助	完全赞同	比较赞同	不知道	比较不赞同	完全不赞同
7. 自杀是对人生命尊严的践踏	完全赞同	比较赞同	不知道	比较不赞同	完全不赞同
8. 不应为自杀死亡者开追悼会	完全赞同	比较赞同	不知道	比较不赞同	完全不赞同
9. 如果我的朋友自杀未遂，我会比以前更关心他	完全赞同	比较赞同	不知道	比较不赞同	完全不赞同
10. 如果我的邻居家里有人自杀，我会逐渐疏远和他们的关系	完全赞同	比较赞同	不知道	比较不赞同	完全不赞同
11. 安乐死是对人生命尊严的践踏	完全赞同	比较赞同	不知道	比较不赞同	完全不赞同
12. 自杀是对家庭和社会一种不负责任的行为	完全赞同	比较赞同	不知道	比较不赞同	完全不赞同
13. 人们不应该对自杀死亡者评头论足	完全赞同	比较赞同	不知道	比较不赞同	完全不赞同
14. 我对那些反复自杀者很反感，因为他们常常将自杀作为一种控制别人的手段	完全赞同	比较赞同	不知道	比较不赞同	完全不赞同
15. 对于自杀，自杀者的家属在不同程度上都应负有一定的责任	完全赞同	比较赞同	不知道	比较不赞同	完全不赞同
16. 假如我自己身患绝症又处于极度痛苦之中，我希望医务人员能帮助我结束自己的生命	完全赞同	比较赞同	不知道	比较不赞同	完全不赞同
17. 个体为某种伟大的、超过人生命价值的目的而自杀是值得赞许的	完全赞同	比较赞同	不知道	比较不赞同	完全不赞同
18. 一般情况下，我不愿去看望自杀未遂者，即使是亲人或好朋友也不例外	完全赞同	比较赞同	不知道	比较不赞同	完全不赞同

续表

19. 自杀只是一种生命现象，无所谓道德上的好和坏	完全赞同	比较赞同	不知道	比较不赞同	完全不赞同
20. 自杀未遂者不值得同情	完全赞同	比较赞同	不知道	比较不赞同	完全不赞同
21. 对于身患绝症又极度痛苦的病人，可不再为其进行维持生命的治疗（被动安乐死）	完全赞同	比较赞同	不知道	比较不赞同	完全不赞同
22. 自杀是对亲人、朋友的背叛	完全赞同	比较赞同	不知道	比较不赞同	完全不赞同
23. 人有时为了尊严和荣誉而不得不自杀	完全赞同	比较赞同	不知道	比较不赞同	完全不赞同
24. 在交友时我不太介意对方有过自杀行为	完全赞同	比较赞同	不知道	比较不赞同	完全不赞同
25. 对自杀未遂者应给予更多的关心和帮助	完全赞同	比较赞同	不知道	比较不赞同	完全不赞同
26. 当生命已无欢乐可言时，自杀是可以理解的	完全赞同	比较赞同	不知道	比较不赞同	完全不赞同
27. 假如我自己身患绝症又处于极度痛苦之中，我不愿再接维持生命的治疗	完全赞同	比较赞同	不知道	比较不赞同	完全不赞同
28. 一般情况下我不会和家中有过自杀的人结婚	完全赞同	比较赞同	不知道	比较不赞同	完全不赞同
29. 人应该有选择自杀的权利	完全赞同	比较赞同	不知道	比较不赞同	完全不赞同

第二节　自伤行为

自伤行为通常指故意伤害自己身体的行为，这种行为的实施者一般没有自杀意图，伴有或不伴有痛苦。自学者们提出自伤行为与自杀的动机存在区别，曾用“蓄意自伤”“类自杀”“非致死性行动”等来描述有意识的自伤行为，而目前对于此类事件的描述多以非自杀性自伤行为（Non-Suicidal Self-Injury，NSSI）为主，一般指不以自杀为目的，直接、故意地损伤自己的身体组织，本节中仍以自伤行为对此进行描述。

自伤行为比较常见，存在于不同文化背景和经济水平的群体之中，如切割皮肤、咬伤、割手腕、烫伤等，尤其在年轻女性群体中更为普遍，但在男性及老年女性群体中也有发生。自伤行为的原因是多方面的，包括生物学、心理学及社会学等方面的因素，其对个人来说也具有不同的作用解释，如应对压力的方式、调节不愉快的情绪、恢复平静、减少内疚、恢复现实感，以及作为一种向其他人传递痛苦的表达方式等。目前，自伤行为多被认为是一种行为模式，其并不意味着自我毁灭，而是一种处理个人困难的应对方式。

自伤行为虽然一般不会导致死亡，但是极具危险性，其与自杀之间存在着重要的重叠。尽管大部分实施自伤行为的个体没有自杀意图，但反复实施自伤行为也是日后自杀未遂的高危因素。自伤行为普遍存在于不同的群体，是一种不被社会和文化所认可的行为，尤其是近年来青少年群体中的非自杀性自伤行为发生率逐年升高，给家庭和社会带来了相当大的负担，已成为需要引起重视的公共问题。

一、自伤行为概述

自伤行为与自杀意图、自杀未遂等有所区别，主要是指故意的非致命性的伤害自己身体的行为，包括身体上的伤害、药物过量或中毒等，通常是个体在知道这些行为对身体有害的情况下实施的。自伤行为的发生率近年来逐渐升高，并且出现了年轻化的趋势，对个人及社会造成了严重的危害。在世界范围内，自伤行为的发生率已成为不容忽视的问题，其主要特征包括女性为主、低龄化趋势等。2014 年澳大利亚金伯利地区 12 个月的自伤发生率调查结果发现，25～34 岁的女性自伤行为发生率最高，为 3％，而在男性中，则以 35～44 岁为主，发生率为 2.5％。英国一项 2000—2012 年 3 个中心的自伤行为发生率回顾性分析发现，84378 例自伤行为中有 58.6％是女性，41.4％为男性，此外，自伤行为实施者当中有 38.4％的个体年龄低于 25 岁，而低于 35 岁者则占到了接近三分之二（62.1％），自伤行为发生率最高的年龄段无论男性还是女性，均聚集在15～24岁，并且以上自伤行为的发生例数远远高于自杀。

在我国，自杀是 15～34 岁人群的首位死亡原因，15～19 岁青少年人群的自伤行为发生率最高，自伤行为在我国已呈现低龄化趋势。近几年我国的一些调查数据也反映了青少年群体中自伤行为的严峻形势。例如，广州市青少年自伤行为发生率在 2008 年和 2013 年分别为 8.53％和 8.25％；而 2010 年一项针对安徽 4063 名学生的调查发现，近一年内，大学生的自伤行为检出率为 13.4％。2015 年，我国苏北地区大学生自伤发生率调查结果为 19.93％；2016 年，皖南、皖北地区 3 所高校 4363 名学生的总自伤行为检出率达到了 42.5％，其中 1 次或 2 次自伤行为检出率为 31.4％，不低于 3 次自伤行为检出率为 11.1％。由此可见，近年来自伤行为逐渐增高的发生率、越来越低龄化的趋势需要各界引起足够的重视。尤其是自伤行为常常会反复发生，而在反复发生的案例中，通常有 10％的个体会发生意外死亡，这对个人、家庭和社会都会造成非常严重的不良影响。

虽然自伤行为在女性中比男性更为常见，但也有数据显示在综合医院里男性自伤行为高于女性，我国皖南皖北地区 3 所高校大学生的自伤行为检出率显示男性高于女性，由于自伤行为对于个体来说是非常隐私的行为，所以很多调查数据或记录很难真实反映不同群体中的自伤现状。分析自伤行为性别差异的原因，一方面可能因为女性更容易倾向于攻击内在化，又或因为文化背景原因，男性需要表现出成功应对生活的表象，从而导致很多男性不会选择或不愿暴露自伤；另一方面，男性较女性更容易冲动，在受到刺激时往往会采用伤害自己的行为，如烫伤、击打等来发泄情绪。总之，我们需要清楚地认识到自伤行为在男性及女性群体中都会存在的事实，因此了解自伤行为的现状，分析不同群体发生自伤行为的原因及影响因素，总结自伤行为的干预措施是我们需要思考并践行的问题。

二、自伤行为的方式

自伤行为可分为轻度及中度自伤、严重自伤等，其中轻度及中度的自伤行为是最为常见的类型，主要包括割伤或烧伤皮肤、击打自己、阻碍伤口愈合等；严重自伤者通常涉及重型精神疾病患者，我们在此讨论的自伤行为主要是指轻度及中度自伤。

自伤行为中最为常见的方式是割伤，英国 3 个中心对 2003—2012 年自伤行为方式的回顾性分析发现，绝大多数自伤事件都涉及自我割伤或刺伤（76.7%），其次为窒息/上吊（6.0%）、从高处跳下（2.8%）、交通相关（1.9%）、一氧化碳中毒（1.0%）、溺水和枪击（0.9%），以及其他方式（9.3%）。值得我们注意的是，自我割伤的人群的自杀风险更大，而且反复自伤行为在这种人群中也更为常见。自伤行为对于个人来说可能是一种习惯，也可能是一种偶然的行为，或在某种特定的触发场景中才发生，选择某种自伤方式的原因可能包括：是个体容易接近的、渴望保密不让他人知晓的，以及对某个身体部位存在非常消极的感受等。

三、自伤行为的相关因素

目前已知的与自伤行为相关的原因有很多，包括生物学因素、心理学因素及社会学因素等，各因素之间相互影响。

（一）生物学因素

首先，在生物学因素方面，一方面，人体内血清素水平的下降可能导致其敏感性增加，容易引起攻击与冲动行为，如自伤。血清素是一种神经传递物质，影响人的情绪及内驱力等，血清素水平增高可以帮助缓解情绪、减少急躁等，其降低则会导致相反的效果。另一方面，内源性阿片类物质如具有止痛效果的内啡肽等被激发可能与自伤行为的反复发生有关，内啡肽是一种人体自己产生的内源性的具有类似吗啡作用的肽类物质，其具有镇痛效果及产生一定的欣快感的作用，这也是许多自伤行为具有成瘾性、反复性的可能原因。

（二）心理学因素

自伤行为与一些精神障碍密切相关，90%的自伤者通常都具有精神障碍，最常见的诊断是情感障碍。人格障碍，特别是边缘型人格障碍也与自伤行为相关，大约 3/4 的边缘型人格障碍患者至少有一次自伤经历。人格主要指一个人固定的行为模式及日常生活中处事待人的习惯方式，而人格障碍则是明显偏离正常且根深蒂固的行为方式，且这种行为方式导致个体对于周围环境及人际关系等表现出牢固和持久的适应不良，是自我和人际功能的损害，患者自己和周围的人往往都比较痛苦，也可能给社会带来不良影响。

其中边缘型人格障碍主要表现为情绪不稳定、高度冲动性、人际关系紧张和不稳定、自伤行为、持久空虚感和厌倦感等。此外，具有自伤行为的人群通常还具有伤害自我的其他行为及问题，如进食障碍、物质滥用，以及存在抑郁、焦虑等。

（三）社会学因素

多数情况下，自伤行为也可由人际关系或社会问题引起。童年期虐待、一些精神风险因素与自伤行为中度相关，而其他一些因素，如物质滥用、低自尊、欺凌、单亲家庭、对性倾向的困惑等也与自伤行为有着重要联系。有学者认为，许多自伤的人都有一些类似经历。例如，一个人在无价值的环境中长大，在这个环境中，任何对于个人想法的表达都不会被认可，反而可能会受到惩罚或忽视，这样的经历会导致他们错误地认识导致情绪、信念及行为的原因，并且他们的经验通常都具有不被社会所接受的特点或明显的个性特征。此外，关于自伤行为还有一个非常重要的影响因素就是同伴影响，许多年轻人的自伤想法通常主要来自其他具有自伤行为的人。

（四）其他因素

自伤行为的其他危险因素包括女性、离婚、低社会地位、失业、负债等。而针对青少年自伤行为的研究发现，与父母关系不和、父母打骂惩罚、学习负担重、与同学关系差等也是其发生自伤行为的危险因素。

四、自伤行为的功能

首先，自伤行为对于个体来讲是一种隐秘的、自我决定实施的行为，其对每一个个体都有特定的功能解释，这些功能通常因人而异，当个体从其发挥的功能中得到安慰时，可能导致自伤行为的反复。常见的关于自伤行为的功能解释包括应对危机及危机干预方式、平静或放松的方法、控制、现实感确认、惩罚、体验舒适的麻木感、寻求沟通及关注等。其次，难以调节的不良情绪也会促发自我伤害，个体可能会将自伤行为作为尝试自杀的另一种选择。自伤行为通常也会促进镇静激素的释放，起到镇静和安抚的作用，比如个体可能会将看见血液流出作为一种缓解紧张的方式，当一个人感到没有力量的时候，自伤行为可能使其感觉被赋予了权力或控制，也可能成为一种净化身体的方法。另外，通过给身体施加痛苦，分裂或人格解体的感觉可能会被阻碍，这也可以理解为恢复现实感。而患有抑郁症的人体验强烈的负罪感和羞耻感时，可能会将自伤作为惩罚的一种方式，又或许他们实施自伤是用一种非语言的方式来表达他们的不幸，因为他们认为没有人会倾听，或他们自己也找不到合适的语言来表达与沟通。

五、自伤行为的后果

（一）反复自伤

反复自伤的发生率与个体情况有关，对于反复自伤行为，有数据显示，自伤行为在

1年内反复发生的概率约为16%，其中25%在3周内再次发生自伤，再次发生自伤行为的中位时间只有12周。那些有可能反复发生自伤行为的人具有以下特征：曾经反复自伤、具有人格障碍、事业及社会地位低下、滥用酒精或药物、有犯罪记录或暴力史、年龄在24～35岁、单身、离婚或分居。此外，有研究报道女性在反复自伤行为方面相较于男性具有更高的发生率，而男性再次发生自伤行为的平均时间相较于女性却更短。反复自伤行为的其他危险因素还包括年龄较小、因服药过量自伤、增多的反复自伤次数等。

（二）自伤行为后自杀

采取自伤行为的人其自杀风险较正常人群大幅增加。有研究报道在自伤行为发生的第一年内，个体自杀风险为1%～2%。一篇系统评价也发现约4%的因自伤到医院就诊的患者在未来5年内最终自杀。采取低风险的自伤方式并不能表明其以后的自杀风险也低，自伤行为者最终死亡的风险比具有其他自杀风险因素的人群更高。

六、自伤行为的评估

自伤行为的评估主要是针对自伤行为现状、风险及对个体影响进行评估的一些方法，目前使用较多的形式包括问卷调查、结构式访谈等。国内外发展的相关量表较多，下面简要介绍一些较为常用的评估方法，实际运用过程中可结合评估人员、评估对象等进行选择。

（一）自我伤害想法与行为访谈

自我伤害想法与行为访谈（Self－Injurious Thoughts and Behaviors Interview，SITBI）为结构化访谈，问卷包括169个条目5个模块（自杀意念、自杀计划、自杀姿态、自杀企图以及非自杀性自伤），主要评估自伤行为的出现、频率和特征，更细化的内容还包括自伤行为的发生年龄、形式、严重性、诱发因素、不良经历、冲动性、同伴影响以及未来发生每种类型自我伤害想法和行为的可能性。每个模块最开始都设置了一个筛选问题，询问受访者一生当中是否存在自我伤害的想法和行为，如果答案为“是”，则开始进一步询问，如若答案为“否”，则跳过该模块。SITBI采用0分（低/很少）～4分（经常/严重）进行等级评分，访谈所需时间主要取决于需要使用的模块数，一般3～15分钟。针对青少年评估时，如果有父母或监护人在场，也需要对其父母或监护人单独询问同样的问题，以验证自评和他评的一致性。SITBI问卷具有较好的信效度，适用于青少年和成年人，为提高问卷使用效率，原作者对问卷进行修订简化成72个条目，经检测也具有较高的可靠性。

（二）自我伤害陈述清单

自我伤害陈述清单（Inventory of Statements About Self－Injury，ISAS）的第一部分主要评估个体一生当中出现不是以自杀为目的的故意自伤行为的发生频率，这些非致命性自伤行为共12种，包括敲击、咬伤、烧伤、割伤、切伤、伤口再次被弄伤、刺伤、掐、拔头发、用粗糙的物体表面摩擦皮肤、严重的抓伤以及吞咽化学品，受访者在此部分会被要求估计他们实施每个行为的具体次数。另外，此部分有5个问题用于评估描述性和情境性因素，包括发病年龄、自伤过程中的疼痛体验、自伤是单独进行还是和其他人一起、自伤冲动与行为实施的具体间隔时间，以及个人是否想要停止自我伤害，其中后4个问题使用多项选择的格式。ISAS的第二部分主要涉及那些具有一个或多个自伤行为的人，第二部分评估了自伤的13种潜在功能，包括情感调节、对抗分裂、对抗自杀、自主性、人际界限、人际影响、标记痛苦、同伴关系、自我照顾、自我惩罚、报复、寻求刺激、韧性。每个功能评估包括3个条目，使用0（不相关）～2（非常相关）的3级评分法用以评估这些功能与个人非致命性自伤经历的相关性，每个功能的总分范围为0～6分。

（三）自我伤害问卷

自我伤害问卷（Self－harm Questionnaire，SHQ）主要用于评估过去一年和一生当中的自我伤害行为。自我伤害问卷由3部分组成，包括非致命性自伤行为（16个条目）、自杀想法（5个条目）、自杀企图（8个条目）。在非致命性自伤行为部分，其评估内容主要包括不同形式的自伤行为、实施次数、开始日期及动机等。第一部分一生当中的非致命性自伤行为中，评估使用了是或否的问答结构，如“从您记事开始，您是否有伤害自己的行为而不是想要自杀?”受访者如果是肯定的回答，则需要进一步记录自伤行为的总次数、第一次实施的时间、具体方式以及实施动机等。在第二部分自杀想法中，主要评估自杀想法的严重性及频率，而第三部分自杀企图主要评估其出现频率、具体方法及动机。

（四）蓄意自伤问卷

蓄意自伤问卷（Deliberate Self－Harm Inventory，DSHI）主要用于测量自伤的频率、严重程度、持续时间和自我伤害行为的类型，共17个条目，所有条目都会首先询问“你是否有过某种故意自我伤害的行为?”然后再是一个特定的行为，如“是否实施过无自杀意图的割手腕、手臂或身体的其他部位的行为?”最后则是询问受访者是否做过其他自我伤害的行为。DSHI问卷具有较好的结构效度、区分效度和重测信度。

（五）自伤问卷

自伤问卷（Self－Injury Questionnaire，SIQ）主要通过自伤行为的4个量表，包括身体的变化、间接自伤、照顾自己失败和公开自伤，衡量自伤意图，并测量自我伤害行为的频率、类型和功能，以及自伤行为与童年不良经历的关联。问卷条目主要包括自我伤害行为的8个主题，即情感调节、真实性的监管、安全、自我沟通、与他人沟通、娱乐、社会影响和身体感觉的调节。

七、自伤行为的管理与干预

对于自伤行为的管理与干预，同理心及提供支持是最基本的要求，在管理与干预过程中，对于任何形式的自伤行为都需保持尊重与照顾的态度，并及时制订系统的治疗与干预方案。个体发生自伤行为时通常会就诊于急诊、精神科门诊，或进行住院治疗，根据英国国家卫生与保健研究所（National Institute for Health and Care Excellence，NICE）对自伤行为的管理与预防指南的建议，以下简要介绍其中重要环节的管理与干预原则。

（一）自伤行为的管理与干预原则

首先，参与自伤者评估和治疗的人员应充分考虑与自伤行为相关的痛苦，确保自我伤害的个体能够得到和其他患者一样的照顾、尊重和隐私保护。为自伤者提供治疗和照顾时要求有情感支持，工作人员需要有高水平的沟通技巧和支持方法。其次，在可能的情况下，可以在自伤者的评估和治疗过程中提供可供其选择的男性或女性工作人员，如没有选择应向自伤者进行解释。在自伤者的评估过程中，应要求其尽量用自己的话语描述对自伤行为的感受和理解，并且在接触反复自伤者时，应清楚每个人每次自伤的原因可能是不同的，因此对于自伤者的每次自伤行为都应该进行单独的评估与治疗。再次，无论自伤者是否愿意接受心理社会评估或心理治疗，其都应该接受自我伤害行为所导致的身体伤害方面的治疗，在治疗过程中，应向自伤者提供不同治疗方法的完整信息，让自伤者参与治疗与后续护理的讨论和决策。自伤者在接受评估和治疗的过程中，如果他们愿意，应该允许其家庭成员或朋友等进行陪伴，但是在心理社会评估访谈中，为了保护其隐私，访谈应与自伤者单独进行。另外，自伤者的家属或照顾者可能也正经历着高度的焦虑和痛苦，如有需要，应向他们提供情感支持与帮助。

（二）自伤行为的心理评估原则

首先，对于自伤者的心理评估应让自伤者本人参与，并对其进行全面的需求和风险评估，以便更好地理解自伤者及其行为。应注意的是，需要提供能够使自伤者感到安全和被接受的氛围，才可能鼓励及促进其进行开放性沟通。在需求评估方面，应包括：针对自伤行为的社会、心理和动机因素评估；目前自伤者的自杀倾向、绝望程度；完整的心理健康与社会需求评估。其次，所有自伤者都应该进行风险评估，评估内容应包括识别与再次发生自伤行为或自杀相关的临床和人口学特征、识别与风险相关的关键心理学特征，特别是抑郁、绝望及持续的自杀意念。风险评估过程中可以使用风险评估工具和量表来粗略判定风险水平，但在使用风险评估工具构建风险评估时，这些工具应覆盖以下内容：现在和过去自伤的方法和频率、现在和过去的自杀意图、抑郁症状及其与自伤行为之间的关系、精神疾病及其与自伤行为的关系、个人和社会环境因素、与自伤行为相关的特定风险因素与保护因素、自伤应对策略、重要关系等。最后，应将风险评估结合到需求评估框架中，以形成综合的心理社会评估过程与结果。

（三）自伤行为的急诊处理

自伤者出现自伤行为后可能会就诊于急诊科，这时急诊科工作人员应迅速评估其风险、情绪、精神和身体状况，并尽可能地鼓励其接受心理社会评估。急诊科的分诊护士应该接受心理健康分诊方面的培训。当面对自伤患者时，分诊工作人员应保持尊重和理解，紧急确定可能的身体风险及个人的情绪和精神状态，同时在确定优先治疗顺序时，应考虑自伤者可能不会表现出来的情绪困扰及自伤的严重程度。急诊科应考虑引入心理健康分级的相关量表以便及时筛查患者是否患有精神疾病，特别是抑郁症，并对其进行初步的心理社会评估，包括他们的痛苦程度、可能存在的精神疾病及是否愿意接受进一步评估的意愿等。当自伤者在急诊室治疗时，心理社会评估应尽早开展，并应向自伤者提供有关治疗过程的、明确的、容易理解的信息，如果自伤者需要等待治疗，应提供一个安全的、支持性的、尽量减少痛苦的环境，比如单独安静的房间，并且有监督的工作人员以确保安全。

（四）自伤行为的长期管理与干预

自伤行为的治疗与干预过程通常较长，在这个过程当中，自伤者可能会在门诊、住院病房及社区等进行治疗。根据个人需求及现状制订并实施系统连续的干预方案才可促进其康复。首先，与自伤者共同讨论制订长期治疗计划的目标非常重要，这些目标可以包括以下内容：预防自我伤害的升级；减少自伤造成的伤害或者减少、终止自伤行为；减少或停止其他风险行为；改善社会或职业功能；提高生活质量；改善心理健康状况等。其次，治疗计划可以在自伤者同意的情况下邀请他的家人、照顾者及其他重要的人共同制订，并应确定现实和乐观的长期目标，包括教育、就业等，还应确定与长期目标对应的短期目标以及实现这些目标的步骤。除此之外，治疗计划应确定团队成员和自伤者的角色和责任，并包括风险管理计划，当治疗计划制作完成后，应根据治疗目的及现状在不超过 1 年的间隔时间内对其进行修订。

此外，应向自伤者提供有关自伤行为治疗和管理相关的书面和口头信息，如自伤的危险和长期后果、有助于减少自伤或自伤后果的现有干预措施和方法、心理治疗等，并与其讨论相关信息内容以促进其理解并采纳。在自伤者的长期管理干预中，应考虑为其提供心理治疗以减少自伤，心理干预措施应根据个人需要进行调整，可以包括认知行为、心理动力或问题解决等。但关于自伤行为的干预治疗目前尚无有充分证据支持的有效方法，选择某种治疗方法更多的是取决于自伤者本身的问题而非自伤行为，如抑郁、焦虑、酒精滥用、创伤后应激障碍、人际关系、情绪控制等可能都是需要解决的内容。在边缘性人格障碍患者的治疗中，自伤行为作为其中的一个常见症状，辩证行为疗法已被证明是有效的。需要注意的是，不要将药物治疗作为减少自伤的具体干预措施。如果短期内让自伤者停止自伤行为不现实，可以考虑将治疗策略放在减少伤害方面，加强现有的应对策略并在可能的情况下发展新的应对策略替代自伤行为，同时也可以考虑与自伤者、他们的家人、照顾者及其他重要的人等讨论具有较小伤害或破坏性的方法，如通过分散注意力和采取其他替代方法如挤冰或在手腕上使用橡皮筋等来避免自我伤害。

八、儿童与青少年自伤行为的学校管理与干预

近年来，儿童与青少年非自杀性自伤行为的发生率逐年增加。据报道，青少年及年轻成年人最容易发生自伤行为，其终身患病率为13%～18%，而12岁以下的人群约6%曾经发生过1次自伤行为。儿童与青少年自伤行为的发生多与家庭破裂史、家族精神疾病史和受虐经历等有关，也与一些社会问题如父母关系、人际关系困难，以及人格障碍等相关。儿童与青少年进入学习阶段后大部分时间处于学校管理下，因此，学校在儿童与青少年自伤行为的管理与干预过程中发挥着重要作用。WHO也建议学校健康服务应该根据青少年不同的健康需求提供持续帮助以促进其健康行为。鉴于此，此部分主要讨论儿童与青少年自伤行为的学校管理与干预相关内容。

第一，学校应组建包括管理员、教师、心理健康管理人员、社会工作者等在内的健康团队，同时发展针对儿童与青少年自伤行为的管理与干预计划。其中，针对健康团队提供有关自伤行为的知识培训是第一步，尤其是学校心理健康人员，他们通常是与自伤者接触较多、较密切的成员。在与自伤行为者接触中，缺乏知识与自信可能导致其产生负面想法及误解，有限的心理健康知识也可能会导致其过度重视躯体需要而忽略了心理需求，而接受过培训的心理健康人员则在与自伤行为者接触时能表现出更少的消极态度、更多的同理心和自我效能感，并能提供更好的心理健康服务。因此，定期对学校心理健康管理人员等提供正式的自伤行为相关培训并保持他们对此的积极处理态度非常重要。培训内容主要包括自伤的定义与鉴别、自伤的性质及程度、情绪管理、评估、转诊、干预，以及自我管理的重要性。培训及实践过程中，应鼓励心理健康管理人员反思自己对于自伤行为的思考与感受，以及其如何影响了自身的反应，培训应注重发展清晰和建设性的沟通技巧并增强不批判反馈的能力。

第二，需注重培养心理健康管理人员与自伤者接触时保持不批判及同理心。同理心主要涉及意识到不能更深入理解个体如何感觉、思考、生活或行为时的一种分离或遗憾，它促使人们采取一种谦逊的态度，并保持渴望或好奇，以一种友善和尊重的方式去了解他人的更多经历，也可以称为尊重好奇心。以尊重好奇心的方式对自伤者提问举例如下：

您能帮我理解一下：

为什么自伤对你来说是有作用的?

自伤后您有什么感觉?

是什么样的感觉或经历让您想要自伤?

我能做些什么来支持您?

在学校或家里发生了什么事触发您自伤?

同理心的表达需要意识到环境的复杂性及对情感矛盾的容忍，在与自伤者沟通过程中还需注意以下几点：

（1）保持不批判及同理心。（例：听起来您最近过得不大好，我很感激您愿意跟我谈这件事。）

（2）使用尊重好奇心。（例：自伤可能有很多原因，我愿意去理解您的经历，您能帮我理解一下自伤对您的意义吗?）

（3）确认自伤是有目的的。（例：听起来自伤帮助您在最苦恼的时候感觉不那么难过。）

（4）确认很难去谈论自伤。（例：我想这个谈话对您来说可能非常不容易，但我非常感激您愿意跟我谈论这件事。）

（5）使用学生群体的语言。（例：学生可能会使用不同的词语去表达自伤，可以使用他们描述中的词语去反馈。）

（6）关注整体幸福感。（例：学生自伤通常有许多原因，如压力、悲伤或分离，您能告诉我您的原因是什么吗?）

除以上注意点外，沟通过程中还需注意不能过度反应、不要质问（如您为什么这样做）、不要过分关注自伤细节、不要传达过分关心。培养尊重好奇心主要是为了传达健康管理人员真正想理解年轻人的情况。学校健康管理人员需了解自己与自伤者之间是持续的关系，他们可能会因为反复自伤需要急救、也需要持续关注，在接触过程中保持不批判及同理心有助于开放性沟通及关系的维持。

第三，当学生发生自伤行为时，可以使用SOARS模式快速筛查自伤者并处理关键问题。SOARS每个字母分别代表：自杀想法（suicidal ideation）；开始、频率和方法（onset，frequency，methods）；处置（aftercare）；原因（reasons）；改变阶段（stage of change），其具体内容如下：

（1）自杀想法：主要涉及在自伤背景下确定自伤者自杀想法的性质及风险。（例：我理解自伤行为是一种应对方式而非自杀企图，我也知道有时会出现自杀想法，那您在自伤时有自杀想法吗？或您没有自伤的其他时候有自杀想法吗?）

（2）开始、频率和方法：识别可能会增加自杀风险的自伤行为的其他因素，包括自伤开始的年龄、频率和方法等，主要为干预提供信息。（例：第一次/最近一次自伤是什么时候？一周或一个月自伤的频率？您通常采取什么样的自伤行为或采用什么进行自伤?）

（3）处置：识别自伤后发生了什么，有无伤口、疤痕等。（例：自伤后您怎么处理您的伤口？曾经因为自伤需要医疗处理吗?）

（4）原因：确定自伤的目的性并使用不批判及同理心去理解学生为什么自伤。（例：听起来自伤对您来说是有作用的，它对您的作用是什么，在哪些方面有帮助?）

（5）改变阶段：认识到有些学生还没有准备停止自伤行为，确认学生是否希望停止，为什么愿意停止/不愿意停止。（例：您愿意停止吗？您有考虑过停止吗?）

学校健康管理人员了解到学生自伤通常包括以下几种情况：学生自伤后自己寻找健康管理人员进行急救处理或者学生自己陈述自伤以获得支持，有时健康管理人员会发现学生的伤口或瘢痕，也有可能有其他学生报告其他人自伤。无论哪种情况，学校健康管理人员都需要评估学生自伤情况是否需要紧急医疗处置并及时送医，并可使用SOARS模式快速筛查自伤者并处理关键问题。自伤行为的发生有很多原因，不应该被视为寻求关注或不配得到支持，学校健康管理人员在帮助儿童与青少年寻找适当支持的过程中发挥着重要作用，可以帮助他们理解自身的压力与紧张，并拓宽应对方式和提升幸福感，从而减少自伤。

九、自伤者的自我管理与干预

自伤行为是一种痛苦的表现，人们在自伤行为中通常感觉自己的情感与痛苦分离。自伤行为的性质和意义也因人而异，虽然个别自伤行为可能是试图结束生命，但其并不总是和死亡联系在一起的。人们发生自伤行为的动机往往是模糊的，而个体伤害自己的原因可能每次都不一样。如果您有自伤行为，您需要了解有关自伤的相关知识，并最好去寻求专业健康服务人员的帮助。自伤虽然是在多种因素的共同作用下产生的，但在诸多影响因素中，情绪因素发挥着非常重要的作用，下面主要从情绪调节的角度介绍自伤者可以采取的一些预防自伤行为的自我管理与干预策略。

（一）识别负性情绪

自伤是一种与情绪紧密相关的行为。研究发现，情绪清晰度缺乏能预测自伤行为，因而自伤者了解情绪相关知识并学会识别自身的情绪，尤其是消极的负性情绪对于减少或停止自伤行为具有一定的意义。情绪根据个体的愉悦度可以分为正性情绪和负性情绪，两者是相对而言的，认识负性情绪的同时也需要了解正性情绪，以便能更好地对负性情绪进行识别。负性情绪主要指个体在环境目标中对厌恶刺激的一种回避行为，也就是对厌恶刺激敏感，与回避目标有关，其包括两个独立的维度：恐惧性痛苦和焦躁。负性情绪表现为对自我和他人都有较低的评价，抑制人的活动效能，负性情绪主要包括愤怒的、拒绝的、悲伤的、陷入困境的、忧郁的、害怕的、嫉妒的、神经过敏的、恼怒的、担忧的、失望的、孤独的、沮丧的、充满敌意的、尴尬的。而正性情绪是指个体在环境目标中对奖赏刺激的一种趋近行为，也就是对奖赏刺激敏感，与趋近目标有关。正性情绪表现为对自我和他人的评价较高，是一种增强的心境和情感，能够提高人的工作效能，正性情绪包括兴奋的、高兴的、富有激情的、精力充沛的、满意的、喜悦的、和气的、热情的、欣喜的、满足的、平静的、温和的、放松的。情绪的种类虽然多样，但个体可以通过测试法和记录反思法帮助认识自己的情绪，尤其是觉察自身的负性情绪。测试法主要指通过焦虑抑郁等自评量表测试了解自己是否处于相应的情绪中，而记录反思法则主要通过问题提纲的方式（例：我处在什么情绪中？我的情绪的强烈程度如何？是什么让我处在这样的情绪中？）去帮助自身识别当下的情绪反应。自伤者在做出自伤行为时可能对自我的情绪并不能完全识别，可以在自己觉察有自伤行为冲动时采用以上方式帮助识别自身的情绪反应，以采取相应调节策略预防、减少自伤行为。

（二）情绪调节策略

情绪调节策略是指个体为了达到情绪调节的目的，一种有计划、有意图的努力和做法。情绪调节策略的缺乏可能是影响个体自伤的一个重要因素，下面主要介绍一些常用的情绪调节策略，帮助个体从负性情绪中转移出开，以预防、减少自伤行为的发生。

1. 问题解决策略

经常运用问题解决策略来处理人际冲突和人际矛盾的个体在同伴中一般更受欢迎，更容易被同伴所接受。发展问题解决策略也是降低负性情绪最有效的办法，可以通过以下步骤对问题进行剖析并发展应对策略，如清楚地认识问题、做所能改变的事情、列出所有可能的解决办法、权衡每一种解决办法的利弊、尝试选择实施某一种解决办法、评估这一解决办法的效果、进行调整、再尝试其他可能的解决办法。

2. 分心策略

分心主要指不要把自己的注意力集中在负性情绪上，远离负性情绪和心境可能引发的思维和活动，继而把注意力投到乐观或中性的行为上，这样起到了与负性情绪的分离，同时增强了正性情绪的作用。当个体识别到负性情绪，如遇到不愉快的事物时，可以通过运动、散步、听音乐、打球、下棋或做些其他自己感兴趣的事情等方式缓解自身的负性情绪。

3. 认知策略

认知情绪调节是个体通过改变对情绪事件和情境的认识从而在一定程度上调节生活事件引起的心理问题，减缓或避免对心理健康的不利影响。研究表明，生活事件作为应激源不仅能直接引起问题，而且通过个体对由生活事件引起的消极情绪反应的认知应对策略间接地影响心理健康，而善于使用认知重评策略的个体其幸福感和生活满意度等均较高。情绪 ABC 理论有助于个体理解认知在生活事件与情绪行为之间所发挥的作用，并学习调整自我在面对生活事件时的认知策略。A（activating event）指诱发性事件，B（belief）指个体对诱发事件进行认知和评价后产生的信念，即个体对这一事件的看法、解释和评价，C（consequence）指特定情景下个体的情绪及行为结果。情绪 ABC 理论认为人的情绪不是由某一诱发性事件本身所引起，而是由经历了这一事件的人对这一事件的解释和评价所引起的，情绪或心理上的困扰通常来源于不合理的、不合乎逻辑的信念，但个体通过调整按照理性信念去思维和行动时，就会很愉快且行动具有成效了。因而，自伤者通过学习积极认知情绪调节策略教育有助于提高其应对生活事件产生的负性情绪的能力。

4. 宣泄策略

宣泄作为情绪调节策略之一，主要是个体对负性情绪状态的关注及对自己情绪释放的适应性表达，合理宣泄对于释放负性情绪具有一定的效果，个体可以通过情绪的合理宣泄缓解负性情绪的困扰。负性情绪宣泄有多种方式，包括替代表达与直接表达。替代表达指通过间接表达情绪，使情绪得到释放的一种情绪调节方式，较常使用的是倾诉。倾诉可以找一个值得信赖的人敞开心扉，其不仅可以缓解情绪还可以获得理解和支持，也可以自言自语地进行自我倾诉，自己的声调可以调整思绪，让人平静，还可以用写日记的方法倾诉，把困扰的事件、情绪及对此的想法写下来，以此进行情绪宣泄。其他的宣泄方式还包括高喊、哭泣、对令你情绪不佳的假想对象进行发泄、跑步、打沙袋、瑜伽等。直接表达指面对激发情绪的事物，直接表达自己情绪的一种情绪调节方式，如当受别人侮辱时直接通过语言表达等方式释放自己的愤怒情绪。自伤者可以根据自身情况选择适合自己的方式合理宣泄情绪。

（三）主动寻求社会支持

社会支持因素对自伤者有着重要影响，在日常生活中，保持与家庭成员及朋友等的交往和联系，能够让人更多地体验到放松的感觉，感到被支持与关注，增加社会联结感，降低负性情绪的想法和感受。因此，指导自伤者与朋友或家庭成员等保持联系非常重要。

（四）寻求专业帮助

很多自伤者对寻求帮助存在顾虑，他们可能会认为医务人员不理解他们为什么会伤害自己，或者即使得到了支持也要继续伤害自己，担心这种缺乏理解会让事情变得更糟糕；会认为医务人员厌恶或警惕自己，或者害怕别人认为自己是在寻求关注。然而医务人员都经过专业的训练，在任何时候都会保持尊重与不批判，并在自伤者可能感到最痛苦的时期进行倾听和支持。

因此，如果有了自伤行为，如果非常痛苦，可能有再次伤害自己的强烈风险，最好去寻求专业医务人员的帮助。在寻求专业帮助的过程中，医务人员会想要了解您，了解您的自我伤害行为和感受、心理和身体健康、人际关系、生活方式，以及您用来停止或减少自我伤害的任何应对方式等。您可能很难谈论您的自伤行为，但医务人员将与您建立一种支持的、信任的关系，尊重您的隐私，鼓励和支持您去寻找解决问题的办法，并与您一起做出自己的决定、治疗选择和目标。如果您有精神健康问题，如抑郁症、双相情感障碍、边缘性人格障碍等，您接受的治疗可能包括心理治疗或药物治疗，心理治疗可以长期帮助自伤行为者，如果短期内停止自伤不现实，医护人员可能会与您讨论除自伤以外的其他处理问题的方法，或减少伤害的方法。

（陈娟，蔡艳红）

第三节　安乐死

安乐死具有双重含义：一是安乐的无痛苦的死亡；二是无痛的致死术。目前，各国对安乐死的伦理问题各执一词，全世界范围内只有荷兰、比利时、瑞士等国家立法允许“安乐死”，他们已经实现了“安乐死”的合法化。美国有个别州承认安乐死合法，但绝大多数州都禁止安乐死。我国 20 世纪就有人提出有关“安乐死”的倡议，并开始了长久激烈的争论，至今尚未得到我国法律认可。安乐死涉及人的自由权、生命权等，这些权利都是人权的一部分，出于怕被利用、误用、滥用等原因，安乐死也越来越成为法学界、医学界、社会学界等必须直面的问题。

一、安乐死的概念

“安乐死”（Euthanasia）出自希腊文，可以理解为“无痛苦地终结生命”。在现代的生命、伦理与法律关系中，安乐死问题充满着争论，呈现出复杂性。对于“安乐死”，学界一直争议不断，所以目前为止还未形成统一的概念。在《中国大百科全书·法学卷》中，安乐死的概念为：“病人若患有当代医学条件无法治愈的绝症或者濒临死亡时，若患者真诚地请求，医生以减轻病人痛苦为目的，可以采取一定的医疗措施以终结病人的生命。”《美国百科全书》对于安乐死的解释是：“在患无法治愈病症的病人极端痛苦时，使其结束生命的一种方式。”也有学者认为：“安乐死指对身患绝症濒临死亡的病人，为解除其极度的痛苦，由病人或亲属要求，经医生鉴定和有关司法部门认可，用医学方法提前终止其生命的过程。”

二、安乐死的基本类型

关于安乐死的基本类型，有着不同的分类方法，目前比较主流的观念是以作为和不作为为区分基础，辅之以直接或间接的结果，将安乐死的基本类型区分如下。

（一）消极安乐死

消极安乐死又称尊严性安乐死或自然死，一般是指通过不作为的方式，对已不存在生还希望的患者选择不施予救助，任其自然死亡。这种行为并非积极缩短病人的生命，只是单纯地不为其延长生命、不加重病人的痛苦，其典型的行为是不对临终患者继续提供医治，或者终止治疗。例如，由医生消极地不实施、撤除心肺复苏等维持生命的医疗手段，或者终止不必要的医疗措施。在这种类型中，患者死亡结果不是由外来的、积极的因素所导致的，是一种消极放任的临终过程，患者在一种自然状态下死亡。

（二）积极直接安乐死

一般指因不忍目睹患者继续在痛苦中挣扎，认为死亡会减轻患者的痛苦而选择的直接终止该患者生命的行为。积极直接安乐死可以分为患者意愿主导和非患者意愿主导两种。前者多集中在绝症晚期、饱受痛苦折磨的患者，他们意识清楚，能够充分真实地表达自己的意愿，虽然他们很痛苦，但他们因为各种各样原因，如信仰、社会规范、不愿家人承受世人骂名等，不会、不愿意或不能采取自杀行为。此时，他们只有仰赖他人的协助才能实现安乐死。至于后者，大多发生于“植物人”的案例中，患者不能表达自己的意愿，常常起于家属不忍心看到自己的亲人因疾病而日益萎靡、饱受折磨，而产生终结患者生命的死亡期待。不论是上述哪种类型，积极直接安乐死向来都是安乐死中最受人们争议的类型。

（三）积极间接安乐死

一般指依靠药物减少患者难以忍受的痛苦，但存在缩短患者生命的风险，间接导致患者死亡。将这种情况概括于积极间接安乐死的意义在于，虽然医生明知所采取的缓解痛苦的医学措施可能会导致患者死亡，但出于同情，或患者强烈要求，或权衡利弊，依旧做出了如此选择，用以与积极直接安乐死区别。

三、安乐死的发展及世界各国相关立法情况

“Euthanasia”（安乐死）一词由弗朗西斯·培根在1905年首次提出。1906年美国俄亥俄州提出了安乐死法案，这是世界上最早提出的安乐死法案，但当时未被通过。1939—1976年，美英等国均提出过安乐死法案，但均未获通过。1976年，在日本东京举行了第一次“国际安乐死讨论会”，会议宣称：要尊重人的“尊严的死”的权利，人们对安乐死的尊重就是对人权的尊重，安乐死首次被提到了“尊重人权”的高度。虽然近年来有相关报道显示，安乐死的人数每年在持续上升，但目前安乐死也只有在少数国家或地区是合法的，如荷兰、比利时、瑞士和美国俄勒冈州。其中积极直接安乐死只在荷兰和比利时合法，而瑞士和美国俄勒冈州法律则只允许积极间接或消极安乐死。美国俄勒冈州是世界上第一个承认安乐死合法的地区，荷兰是世界上第一个对安乐死立法的国家。2001年荷兰上、下两院通过了安乐死合法化法案，率先于世界各国将安乐死彻底合法化。2002年比利时紧随其后，是安乐死合法化的第二个欧盟国家。在比利时，安乐死被视为一项基本的医疗服务，由每个公民每月向其保险公司缴纳的保险费支付，寻求安乐死的患者必须在被执行前几个月内与执行安乐死的医生见几次面，以确保申请是自愿的，并且符合安乐死的患者应在实施前充分考虑，无外界压力。申请人必须报告无法忍受的身体或心理上的痛苦，以及严重且无法治愈的疾病所造成的无法缓解的痛苦。申请安乐死的人主要是60～80岁的患者，大多患者具有生理和心理的痛苦，常常是一种或多种不治之症，例如：肿瘤、多发病、神经系统疾病、循环系统疾病、呼吸系统疾病及精神和行为障碍。此外，近年来有国家推出了“安乐死旅游”服务，比如荷兰安乐死法案并没有规定必须是具有荷兰国籍的人，或已经申请到荷兰国籍的人，或必须在荷兰居住具体时间的人才能受这项法律的保护，法案表明只要在荷兰就可以按照安乐死法案来执行。因此，一些国家的医生和患者，特别是来自欧洲地区、美国及加拿大的患者，通过旅行前往荷兰、瑞士接受安乐死，即所谓的“死亡旅行”。

四、我国安乐死的立法情况

我国在安乐死的问题上尚未正式讨论，实施安乐死不仅涉及社会规范、道德等问题，还存在伦理、法律等问题，具体情况非常复杂，故我国至今还未形成有关安乐死的法案。但我国曾多次尝试对安乐死进行立法。例如，1988年，第七届人民代表大会会议上，儿科专家胡亚美及妇产科专家严仁英提出了有关安乐死的立法案，这是中国首次

在全国人民代表大会上提出安乐死立法案；1994 年，32 名来自广东的人民代表共同提出一份议案，建议“尽快结合中国具体情况将‘安乐死’纳入我国法律的调整范围”；1995 年，第八届人民代表大会第三次会议，全国人民代表大会收到了四份关于建立安乐死法律的议案，该份议案由 170 名人大代表提出；1996 年，上海市的人大代表提出有关安乐死立法的议案，在此基础上建议以上海为试点，逐渐开展将安乐死予以合法化的尝试；2003 年，著名儿科专家胡亚美委托全国人民代表大会代表王忠诚，提交了一份关于将安乐死立法的议案，提出可以将北京作为试点地区率先实施安乐死。

安乐死虽然在我国未合法化，但安乐死的问题正在逐渐步入人们的视野，其中就不乏安乐死的典型案例，如 1986 年的“陕西汉中王某案”是我国首例安乐死案件。关于安乐死的定性和立法已经成为一个有待解决的问题，社会各界对其的关注度也在逐渐增加，2005 年中央电视台“东方时空”节目曾对观众进行安乐死相关调查，结果显示 62％的观众赞同“安乐死”，30％的观众反对“安乐死”。而 2009 年有学者对 864 人进行调查，支持安乐死者 623 人（72.1％），反对者 241 人（27.9％）。由此可见，安乐死在我国同样存在较大分歧，其立法进程仍比较漫长，需综合考虑各方因素进行讨论。

五、安乐死的多学科争论

安乐死的问题是复杂的，它不仅涉及医学、法学、伦理道德等方面，还涉及患者、医生、家庭、社会等多重关系。由于各方在社会身份、社会责任上存在差异，因此，在安乐死问题的认知上存在着很大的分歧，主要的争论有以下几个方面。

（一）医学方面

医学方面主要存在“安乐死与医务工作者的职业道德是否冲突”和“安乐死是否阻碍医学的发展与进步”的争论。

反对安乐死的人们认为，患者有痛苦，医生要设法减轻，而不是实施“安乐死”，此法有违医生职业道德，未来还会面临更多的困境，比如医患关系的矛盾升级。如果安乐死立法成功，面对痛苦不堪的患者，医务工作者会觉得采取安乐死更有用，久而久之就会改变医务工作者对医学目的的理解，违背了医务工作者的职业道德。同时他们还认为，如果觉得无法医治就放弃治疗、难以救治就选择安乐死，难题终将是难题，这有可能错过医学本该有的进步，错过本可能治愈疾病的方法，将阻碍医学科学的进步与发展。

而支持安乐死的人们则认为，医生的职责不只是救死扶伤，同时也应帮助患者减轻痛苦，对于那些饱受病痛折磨而暂时无法采取合适救治方法加以救治的患者来说，执着于采取徒劳的方法，反而增加患者的痛苦，这并不是医疗的最终目的，医生按照患者的意愿和权利帮助患者去实施安乐死，患者在生命的最后走得有尊严，这并不违背医德，反而使患者的生命得到质与量的保障。他们认为安乐死不会阻碍医学的发展，即使安乐死法案获得通过，并非所有绝症患者都会选择安乐死，医生仍然可以继续观察绝症患者的病情变化。同时，随着社会整体文化素质的提高，安乐死的患者可能选择将遗体捐赠给医学研究机构，这无疑将为医学研究提供更多疾病发展不同阶段的标本，不会阻碍医学的发展与进步。

（二）法学方面

安乐死问题与人的生命息息相关。对于生命权的讨论和研究，一直存在着较大的争议。

生命权作为人权中最基本的权利，已经成为我国宪法的一部分。《中华人民共和国宪法》第三十三条规定“国家尊重和保障人权”，生命权就是自然人所享有的人权中最基本、最重要的权利。有的人认为生命权是指自然人维护自身利益的权利，它不包括人对生命的处置，只包括对生命的严格保护，它不同于财产权可以由民事主体自由转让或抛弃，也不能由继承人继承。安乐死是剥夺生命权的一种方式，任何人都无权以任何理由来剥夺他人的生命，承认安乐死将无法有效地保障公民的生命权，患者也会因为面临安乐死，精神负担极度增加。我国现行刑法中，也明确规定故意非法剥夺他人生命的行为构成犯罪，而积极安乐死的行为属于非法剥夺他人生命，在司法实践中应该将其定罪，因此法律应该对安乐死进行禁止。

也有人认为生命权是指对生命的自主选择权和决定权，因此，解决安乐死问题的关键在于解决生命权问题，应该尊重患者选择安乐死。社会是平等的，死亡的权利也应由本人来决定，这是对人权的尊重。可以通过立法来肯定安乐死，只有这样公民才能实现真正意义上的自由和平等。同时，我国刑法保护自然人的生命权，非法剥夺他人生命，并造成严重社会危害的行为构成故意杀人罪。而安乐死是根据患者的要求，人为提前结束患者生命的行为，其行为尊重患者的权利和尊严，只要通过严格的法律约束来实施安乐死，就谈不上对社会产生危害，所以安乐死行为不应构成犯罪。这也正是“陕西汉中王某案”中法院最终判无罪的依据。

（三）伦理道德方面

人们争论的焦点主要在传统伦理道德与安乐死的矛盾上。

反对安乐死的人们认为，中国几千年文化形成的传统的生死观主要表现为珍视生命，儒家的生死观是“乐生恶死”，道家的观念是顺其自然、超我的态度。这些观念体现了人的生命是至高无上的，影响着人们的生死观和价值观。同时，人道主义生命伦理规范的价值追求是热爱、珍惜并保护生命，这是传统伦理道德的基础和核心。中国的传统文化思想——“百善孝为先”，“孝”是人最基本和最重要的义务，亲人患有绝症濒临死亡或无论亲人病情恶化到什么情况，亲属都应该陪守到死，以尽孝心。而安乐死则既违背了传统伦理道德，又与传统文化和人道主义相冲突。

支持安乐死的人们认为，人类应当理性地认识生命的本质，坚持科学正确的生死观。我们应该顺应由生到死这一自然规律，不要惧怕死亡，把死亡看作生命旅程画上一个句号。作为现代人，我们应该摒弃传统生死观中消极的部分，站在科学、理性的视角来辩证看待生死问题。在传统文化思想基础上重构家庭伦理，主动摒弃影响现代社会和谐发展的旧观念旧思想，摒弃传统家庭伦理中“愚孝”的思想，做到“孝心”和“孝行”的知行合一。安乐死可以尊重病患死亡的权利——与其让患者受尽痛苦而死，不如尊重患者的选择，用“快乐无痛苦”的方式离开人世。这不仅是人类选择死亡方式的文明与进步，更是人类社会的进步，更加符合人道主义精神。同时安乐死也是一种积极的人生态度，它不仅让绝症患者摆脱疾病折磨，而且在很大程度上减轻了家属的经济负担和精神负担，还可以对节约医疗资源起到一定的积极作用。

尽管我国迄今为止尚无针对安乐死的明确立法，但我们的法律却早已接受了安乐死问题的考虑，不管是今天我们对安乐死持否定的态度，还是将来我们对之采取更加开放的态度，它都将继续面临法律、道德等各种观念的角逐与冲突。

（蔡艳红）

参考资料

[1] 刘协和，袁德基．牛津精神病学教科书［M］．成都：四川大学出版社，2004.

[2] Duffy F. Self－injury［J］. Psychiatry，2009，5（8）：263－265.

[3] Lilley R，Owens D. Services for assessment，aftercare，and psychological treatment following self－harm［J］. Psychiatry，2009，5（8）：246－251.

[4] 乔云雁．情绪性青少年情绪调节策略研究［D］．北京：首都师范大学，2011.

[5] 刘伟，刘伟佳，郭重山，等．广州市2008年与2013年青少年自伤与自杀相关行为的比较研究［J］．现代预防医学，2015，42（11）：1993－1995.

[6] 鲁婷，江光荣，于丽霞，等．自伤者对不同情绪调节方式的注意偏向［J］．中国临床心理学杂志，2015，23（3）：431－434.

[7] 刘婉，万宇辉，陶芳标，等．青少年非自杀性自伤行为评估方法研究进展［J］．中国公共卫生，2016，32（4）：478－481.

[8] 王俊，王艳秋，张烨，等．大学生自伤行为现状及影响因素研究［J］．中华疾病控制杂志，2019，23（3）：304－307.

[9] National Institute for Health and Care Excellence（NICE）. Self－harm in over 8s：short－term management and prevention of recurrence［EB/OL］.［2004－07－28］. https://www.nice.org.uk/guidance/cg16/chapter/1－Guidance#the－assessment－and－initial－management－of－self－harm－by－ambulance－services.

[10] Klonsky E D，Glenn C R. Assessing the functions of non－suicidal self－injury：Psychometric properties of the Inventory of Statements About Self－injury（ISAS）［J］. J Psychopathol Behav Assess，2009，31（3）：215－219.

[11] Kapur N，Gask L. Introduction to suicide and self－harm［J］. Psychiatry，2009，5（8）：259－262.

[12] Chen V C，Tan H K，Cheng A T，et al. Non－fatal repetition of self－harm：population－based prospective cohort study in Taiwan［J］. Br J Psychiatry，2010，196（1）：31－35.

[13] National Institute for Health and Care Excellence（NICE）. Self－harm in over 8s：long－term management［EB/OL］. https://www.nice.org.uk/guidance/cg133/chapter/1－Guidance.

[14] Latimer S，Meade T，Tennant A. Measuring engagement in deliberate self－harm behaviours：psychometric evaluation of six scales［J］. BMC Psychiatry，2013（13）：4.

[15] Liang S，Yan J，Zhang T，et al. Differences Between Non－Suicidal Self Injury and Suicide Attempt in Chinese Adolescents［J］. Asian J Psychiatr，2014（8）：76－83.

[16] Carroll R, Metcalfe C, Gunnell D. Hospital presenting self－harm and risk of fatal and non－fatal repetition: systematic review and meta－analysis [J]. Plos One, 2014, 9 (2): 89944.

[17] Geulayov G, Kapur N, Turnbull P, et al. Epidemiology and trends in non－fatal self－harm in three centres in England, 2000 - 2012: findings from the Multicentre Study of Self－harm in England [J]. BMJ Open, 2016, 6 (4): e010538.

[18] Geulayov G, Casey D, McDonald K C, et al. Incidence of suicide, hospital－presenting non－fatal self－harm, and community－occurring non－fatal self－harm in adolescents in England (the iceberg model of self－harm): a retrospective study [J]. Lancet Psychiatry, 2018, 5 (2): 167－174.

[19] Lloyd－Richardson E E, Hasking P, Lewis S, et al. Addressing self－injury in schools, part 2: how school nurses can help with supporting assessment, ongoing care, and referral for treatment [J]. NASN Sch Nurse, 2020, 35 (2): 99－103.

[20] Lloyd－Richardson E E, Hasking P, Lewis S, et al. Addressing self－injury in schools, part 1: understanding nonsuicidal self－Injury and the importance of respectful curiosity in supporting youth who engage in self－injury [J]. NASN Sch Nurse, 2020, 35 (2): 92－98.

[21] Verbakel E, Jaspers E. A comparative study on permissiveness toward euthanasia: Religiosity, slippery slope, autonomy, and death with dignity [J]. Public Opinion Quarterly, 2010, 74 (1): 109－139.

[22] 何农，朱小英. 对安乐死社会意向的调查与分析 [J]. 天津市经理学院学报，2009 (4): 11－12.

[23] 肖楠，刘雪梅. 安乐死的道德困境及伦理出路 [J]. 法制与社会，2018 (7): 149－150.

[24] 杨丽，刘东梅. 从医学角度浅谈安乐死 [J]. 政治与社会，2019 (5): 253.

[25] 邱丽培. 浅析安乐死在中国的合法化 [J]. 法制与社会，2019 (18): 227－228.

[26] 潘剑，张树辉. 中国安乐死立法问题调查思考 [J]. 法制与社会，2012 (1): 261－262.

[27] 康天锜. 安乐死问题研究 [J]. 法制与社会，2017 (34): 242－243.

[28] 马平. 从生命权角度浅析安乐死 [J]. 法制与社会，2019 (29): 247－250.

[29] 杨曦雨. 中国安乐死合法化问题研究 [J]. 法制与社会，2019 (13): 245－246.

[30] 常乌兰图雅. 我国安乐死合法化对策研究 [J]. 法制观点，2019 (1): 142－143.

第九章　暴力行为与干预

在人类发展的历史长河中，无论是涉及战争的集体暴力，还是有关犯罪的个人暴力；无论从暴力的发生率与死亡率上看，还是从国家废除酷刑的程度上看，人类的暴力都有明显的降低。虽然社会文明在进步，但暴力行为从未消失。世界卫生组织的数据表明，世界上每年有近140万人因暴力丧失生命。暴力是一个严重的公共卫生、人权与人类发展问题。暴力造成的卫生和社会负担中，暴力死亡带来的负担仅占一小部分，但每有一人因暴力死亡，同时伴有的是更多的人受到暴力相关的非致死性伤害，受到一系列躯体、性、生殖和精神健康问题的困扰。世界卫生组织正积极推动各国政府与社会力量，利用科学、可行的战略来预防暴力。

暴力可发生在家庭成员、亲密伴侣、朋友、熟人、陌生人之间。涵盖了儿童虐待、青少年暴力、亲密伴侣暴力、虐待老人、性暴力、家庭暴力、校园暴力、医院暴力和社区暴力等问题。暴力带来的影响包括躯体伤害、慢性疼痛、意外怀孕、艾滋病等性传播疾病、抑郁症、自杀未遂、精神失常等。暴力受伤的儿童，之后可能成为犯罪、酒精依赖、吸毒、高危性行为的高危风险者。

暴力是可以预防的，其负面影响可以降低。个人可以从学校开展的暴力预防规划及社区暴力预防行动中获益。每个人都应该认识暴力行为，了解暴力预防，为构建和谐安全的社会环境贡献力量。医务工作者需要学习在医疗环境中如何有效评估、保护和管理具有暴力倾向者，并避免自己在职业中遭受暴力伤害，成为社会暴力预防中的积极行动者。

第一节　暴力行为的定义与特征

一、暴力行为的定义

新华词典中，暴力指强制的力量或者武力。社会学与法律上的“暴力”是以人身、财产为侵害目标，采取粗暴手段，对被害人的身心健康和生命财产安全造成极大的损害，直接危及人的生命、健康与自由的一种行为。

2002 年世界卫生组织将暴力行为界定为"蓄意地运用躯体的力量或权力，对自身、他人、群体或社会进行威胁或伤害的行为，造成或极有可能造成损伤、精神伤害、发育障碍、权益剥夺，甚至死亡等后果"。

暴力可分为广义暴力和狭义暴力。广义暴力是指各种导致物体损毁、人体伤害或精神伤害的行为，包括体育意外、车祸等，有些并不容易被大众认识到是一般意义上的暴力；狭义暴力则是各种导致人身与精神伤害或死亡的非法行为。

暴力涉及人之间的暴力、人与物之间的暴力，而通常指的是人之间的暴力，即人际间的暴力行为。日常生活中提及的人际暴力，通常不包括自我指向性暴力（自伤、自残或自杀等）以及战争或屠杀等过程中的集体暴力。本节中讨论的暴力不涉及自我指向性暴力和集体暴力，以及人与物之间的暴力（比如车祸、暴力毁物等）。

二、暴力行为的分类

暴力行为的分类对于识别暴力、有针对性地预防和管理暴力具有重要意义。暴力可以根据其行为模式、发生的环境、攻击的对象、采取的方法、行为动机等进行分类，也可以根据某种理论进行分类。

根据暴力攻击性的行为特点，暴力行为可以分为以下两类：

（1）冲动性暴力行为。主要由于短时间内负性刺激导致情感超负荷，引发不能自控的攻击行为爆发，偏重于本能的冲动。

（2）预谋性暴力行为。是一种经过时间思考与准备的、自主可控的、目的明确的、事先预谋的攻击行为。与情绪爆发关系不大，而与压抑的内在需求关系密切。

冲动性暴力行为是由外界刺激诱发的，当事人在事后会产生比较明显的后悔情绪。但是预谋性暴力行为意图报复他人，获得控制感或达到既定目标，当事人表现得比较冷漠，缺乏悔意。由于预谋性暴力行为通常缺乏先兆，所以危险性更大。

依据社会心理学关于侵犯行为的理论，暴力行为可以概括为以下两类：

（1）报复性暴力：如果施暴者只是想让受害者遭遇不幸，目的在于复仇和教训对方，那么，这就是报复性暴力。

（2）工具性暴力：如果施暴者为了达到某种目的，只是把侵犯行为作为达到目标的一种手段，这种暴力就是工具性暴力。

根据暴力发生的环境可以分为：家庭暴力、校园暴力、医院暴力、社区暴力、网络暴力等。

根据暴力攻击对象可以分为：儿童暴力、青少年暴力、妇女暴力、老人暴力、残疾人暴力、动物暴力等。

根据暴力发生的方式可以分为：言语暴力、性暴力、躯体暴力、器械暴力等。

根据暴力发生的动机可以分为：致死性暴力，惩罚性暴力、维权性暴力、教训性暴力、善意暴力等。

2002 年，Krug E. G. 根据侵害对象、危害程度、施暴者的心理状态等不同标准对暴力行为进行分类，包括三大类：自身暴力、人际暴力和群体暴力。每一类又被进一步细分，以反映暴力的特定类型、施暴者与受害者的关系及暴力行为的性质。

三、几种常见暴力行为及特征

（一）儿童虐待

儿童虐待可以看作广义的儿童暴力，包括具有身体伤害特征的热暴力和具有忽视行为特征的冷暴力。世界卫生组织对儿童虐待的界定是，针对18岁以下儿童所实施的虐待和忽视行为。施暴者可能是亲属、其他照护者、同龄人或陌生人。

儿童虐待主要包括身体虐待、精神虐待、性虐待和忽视四种形式：①身体虐待：不是意外所造成的儿童的身体伤害，或不做任何预防使儿童身体受伤或受痛苦。②精神虐待：危害或损害儿童心理、情绪或智力发展的行为和态度，包括羞辱、惊吓、孤立、剥削、漠视儿童的情感需要等。③性虐待：牵涉到针对儿童的非法的性活动，或者所牵涉的儿童不能做出知情同意的性活动。④忽视：一种慢性的侵犯与伤害行为。严重或长期故意忽视儿童的基本需要（如饮食营养、穿衣保暖、住宿、教育及医疗照顾），以致危害儿童的健康或发展，或在本来可以避免的情况下令儿童面对极大的危险。

针对儿童的虐待行为，会给儿童、家庭、社区和国家造成持久的影响。遭遇虐待的儿童更可能吸烟、滥用酒精和毒品，并参与高风险的性行为；其被暴力和主动施加暴力的风险进一步增加；人流、妇科问题、性传播疾病，患焦虑、抑郁、其他精神疾病以及自杀的概率更高；成年后患心血管疾病、癌症、糖尿病等风险增加；可能导致辍学，未来工作困难，还可能影响未来的婚姻以及下一代。

困境中的儿童，如孤儿、残疾儿童、受艾滋病影响的儿童、留守儿童和单亲儿童等，更容易受到暴力行为的侵害。但是，来自世界各地的证据表明，针对儿童的暴力行为可以预防，因此，预防儿童暴力应引起社会及个人广泛的重视。

（二）家庭暴力

家庭暴力（family violence）也称为亲密关系暴力，是指发生在家庭成员之间的，以殴打、捆绑、残害、限制人身自由，以及经常性谩骂、恐吓等方式，实施的身体攻击、精神侵害、性虐待、经济虐待，以及话语虐待等行为。家庭暴力发生于有血缘、婚姻、收养关系，并生活在一起的家庭成员间，如丈夫对妻子、父母对子女、子女对父母等。妇女和儿童是家庭暴力的主要受害者，有些中老年人、男性和残疾人也会成为家庭暴力的受害者。家庭暴力有明显的性别特点，90%的受害人都是女性。

家庭暴力的虐待关系通常以言语虐待和情感虐待开始，之后出现躯体虐待。那些遭受躯体侵犯的家庭成员，随时间推移可能会经历更多的侵犯。

家庭暴力的产生受传统文化、家庭成员社会经济地位、社会压力、立法与执法等多方面的影响。在行为上具有以下五个特征：①家庭聚集性，行为发生在具有血缘关系和婚姻关系的家庭成员之间，祖辈家庭、父辈家庭、同辈家庭、子辈家庭，甚至有代代相传的特征；②隐蔽性，发生在家庭成员之间，常被有意无意地掩盖起来；③多样性，家庭暴力的形式是多样的，既可表现为肉体、精神上的伤害，也可以体现为性虐待、性暴力；④连续性，多数家庭暴力不是偶发的，一般持续的时间较长，甚至伴随家庭生活的全过程；⑤严重性，家庭暴力可对被害人的躯体、心理等方面造成严重的损害，甚至致使被害人死亡。部分受害人可能以暴制暴，被动走上犯罪的道路。

中国社会科学院发布的《中国性别平等与妇女发展报告（1995—2005）》表明，国内2.67亿个家庭中有8000万个家庭存在着不同程度的家庭暴力，因家庭暴力而离婚的占离婚总数的50%～60%。《中华人民共和国反家庭暴力法》已经于2016年3月1日起施行，但家庭暴力的预防与管理还需要社会各界的重视，躯体伤害与精神致病特别需要医学与公共卫生领域的重视。

（三）校园暴力

校园暴力（campus violence）是指任何破坏校内设施、设备、危害学生与教师的侵犯行为。对学生或老师的躯体或精神健康构成危害的行为，直接影响教学活动正常进行。校园暴力行为发生的地点是以校园为中心的，可以发生在校园内、上学或放学途中、学校课外教育活动中。行为的受害者之一是学生或教师。校园暴力通常发生在学生之间，也可能涉及老师或校外人员。校园暴力过程蕴藏着一个复杂的互动关系，牵涉的学生可分为几种：欺凌主导者、欺凌的协助者、欺凌的附和者、直接受害者、受害者的保护者、目睹暴力的局外人。

从施暴者及受害对象的角度来看，校园暴力大致可分为：学校外部人员在校内制造暴力事件、师生之间的暴力行为、学生之间的施暴行为以及教师之间的暴力行为。学生之间的施暴行为是校园暴力中最常见的一种形式。

在学生之间的暴力中，最常见的形式为校园欺凌，即学生受到强势朋辈的侵犯。主要表现为身体强壮、言语行为强势的学生侵犯和欺负弱小的学生，包括那些体弱的、躯体有残疾或缺陷的、个性有缺陷的、社会经济弱势的、言语表达缺陷或成绩差的同学。校园欺凌通常都重复发生，而不是单一的偶发事件。有时是一人欺负一人，有时是群体欺负一人。通常，被欺者不觉得自己不对，而且被欺者常常怕事情闹大，默默承受而不敢反抗，甚至会受到老师或家长的误解而更加委屈。

校园欺凌形式包括肢体欺凌（推撞、拳打脚踢以及抢夺财物等，是容易察觉的欺凌形式）、言语欺凌（恐吓、当众嘲笑、辱骂以及替别人取侮辱性绰号等，是不容易察觉的欺凌形式）、社交欺凌（孤立、抵制以及令其身边没有朋友等，是不容易察觉的欺凌形式）、敲诈（强索金钱或物品）。

校园暴力还可能涉及极少发生的一些恐怖性的集体暴力，如校内外人员对师生制造的恐怖袭击事件（如爆炸、刀砍、枪击、驾驶冲撞、纵火事件等暴力行为）。

校园暴力对受害者的影响是多层面的，除了会产生强大的社会影响，更多的是对受害者身心的直接影响，导致其死亡、残疾、躯体损害，直接或间接使其出现短期或持久的精神疾病或心理问题。暴力发生越早、越持久，对人格发展的影响越大。暴力对学生在社会功能上的影响表现为导致其缺课、休学、转学、降级，影响其升学和职业发展。

（四）医院暴力

根据世界卫生组织对工作场所暴力的定义，医院暴力可以界定为：医疗卫生从业人员在医疗健康机构受到辱骂、威胁或袭击，从而造成对工作人员安全、幸福和健康明确或含蓄的挑战。事实上，医院暴力还包括对患者和非患者的暴力。广义的医院暴力即发生在医院环境中的任何暴力行为。

医院暴力在医院各个科室均有发生，其中以急诊科和精神科最为常见。医疗机构中最常见的暴力类型是患者或陪伴者对医务人员的暴力。医院暴力行为包括言语、身体攻击、威胁、跟踪、性暴力和杀人行为。口头攻击是医院工作场所常见的暴力形式之一，是不容忽视的，因为语言攻击是导致殴打的一个危险因素。根据“破窗”原则，不重视口头攻击，可能助长更严重的肢体冲突。女性护理人员和精神科护士是最常被攻击的对象，大多数医院的威胁和攻击发生在中午到午夜。

医疗机构应积极全面地实施工作场所的暴力预防，提升医疗机构工作场所的安全状态，包括：①医院管理者需要积极推动和执行合适的暴力预防制度与规则；②员工积极评估和上报不良的攻击事件；③多团队分工协同进行暴力风险评估、执行暴力预防措施，包括交流安全计划、分析环境情况、持续评价各项措施的有效性。工作场所的暴力预防计划，应成为患者安全体系中的一个必要组成部分。

第二节　暴力行为的不良后果

严重的暴力行为会导致受害者短期或长期的身体与精神伤害，以及引起非健康行为的风险增加等问题，从而影响子女成长、父母养老、家庭和社会等多个层面。暴力行为与个人健康、家庭幸福、校园安全、医院平安、社区和谐等紧密联系。另外，暴力行为还会对司法系统、社区管理、卫生医疗系统、社会福利系统造成沉重的负担。

一、躯体健康后果

暴力行为的躯体损伤后果有无数种可能，取决于暴力的方式、部位、严重程度和频率等。多数损伤较轻，包括抓痕、挫伤或鞭痕。更严重的损伤包括刀伤、爆炸伤、骨折、失血、意识障碍等。

损伤特征提示着某种暴力形式，如巴掌印、鞭打条索印、绳索勒环和其他形状的瘀斑，烟蒂、熨斗、铲子等高温所致的烧伤痕迹。不同类型的损伤可能同时存在，例如，暴力后的瘀斑、烧伤和骨折同时存在；同一部位的暴力损害，可以引起多种损伤结果，比如，锐器胸部损伤可能导致肺挫伤、气胸、胸腔积液、肋骨骨折、血管损伤等。

除了攻击行为的直接损伤后果，多种慢性内科症状或疾病也与暴力有关。例如，女性遭遇家庭暴力可能增加很多内科问题，如头痛、背痛、肌肉骨骼痛、胸痛、骨盆痛、性交痛，以及胃肠功能障碍、妇科疾病、月经紊乱和泌尿道感染。性暴力可能增加患性传播疾病，包括梅毒、淋病、艾滋病的风险。妊娠期间的亲密伴侣暴力还会增加流产、死产、早产和新生儿出生体重过低的可能性。

二、心理健康后果

躯体暴力，几乎都伴随着情感伤害或心理虐待，很容易产生对心理健康的负面影响。暴力最直接的心理后果是委屈、愤怒、羞愧、内疚、恐惧、悲伤、抑郁等情绪反应；暴力可引起持久的负性情绪，形成难以解开的心结，包括自杀企图、低自尊、亲密恐惧等；暴力产生的持久心理健康影响，还包括暴力事件所诱发或恶化的精神疾病，包括慢性失眠、焦虑障碍、抑郁障碍、物质滥用、进食障碍和创伤后应激障碍等。

一项有关澳大利亚女性的横断面研究发现，经历性别暴力的女性（包括被陌生人强奸、女性生殖器残割、工作场所性骚扰、女孩选择性营养不良，以及贩卖人口），患严重精神障碍的可能性是一般女性的 4 倍以上。尤其是与性暴力相关的躯体暴力，明显增加受害者发生创伤后应激障碍和抑郁症的可能性。涉及男男性行为的人际暴力面临更高风险的物质滥用、抑郁和风险性行为。

三、行为健康后果

暴力行为与进一步增加健康风险的多种不良健康行为相关。暴力负面影响越严重，受害者出现不良健康行为的可能性越大。暴力导致的常见的不良健康行为包括高危性行为、有害物质滥用的行为、不健康的饮食行为以及不健康的作息与社会活动。

（1）高危性行为。暴力受害者的首次性行为提早，容易引起其选择不健康的性伴侣、多个伴侣发生性关系，以及发生性交易行为。

（2）有害物质滥用的行为。暴力受害者更容易出现吸烟、酗酒、滥用药物、酒后驾驶行为。特别是频繁经历家庭暴力或校园暴力的儿童或青少年，更容易出现这些非健康行为。

（3）不健康的饮食行为。被暴力之后出现节食、暴饮暴食、催吐、滥用减肥药等，这特别容易出现在儿童期暴力经历者。

（4）不健康的作息与社会活动。被暴力之后出现失眠、赖床，体力活动减少，正常社交活动减少，非健康的社交活动增加。

四、社会结果

暴力对个人的社会影响严重，常见的包括失学、失去工作、失能、名誉或信用受损、失去升职机会、社会活动受限、角色功能缺失（如父亲角色缺失、丈夫角色缺失）。

暴力行为对整个社会可产生连锁效应，将带来沉重的社会管理和经济负担。暴力行为发生的时间、场所、性质、受害者身份、波及人群、伤害严重度、社会影响范围等，将导致不同程度的社会影响。比如校园暴力，特别是幼儿园暴力，可能会因为人群密集度、社会高关注度而产生极大的社会影响。其负面的影响可能包括停课、监管责任人与领导被问责、教师们的恐惧与过度防御、家长情绪化与负性行为卷入、社会不稳定的群体事件等。积极面对暴力行为，也可以产生积极的结果，具体表现为相关暴力行为的防范意识、防范措施和制度得以完善。

第三节　暴力行为的理论与相关因素

暴力行为的核心是攻击行为。攻击既是人类的本能行为，也是习得的社会行为。对暴力与攻击行为进行解释的常见社会心理学理论包括本能论、挫折—攻击理论、社会学习理论、认知理论等。暴力行为的决定或影响因素包括生物学因素、心理学因素和社会学因素。

一、暴力行为的理论

（一）本能论

精神分析家弗洛伊德认为攻击是人类的本能行为之一。他认为人类的基本欲望是寻求快乐与逃避痛苦。人性中除存在求生存与发展的生本能外，还有向外攻击和自我毁灭的死本能。死本能体现着恨与破坏的力量，表现为攻击的倾向。

精神分析假设“本我”与“超我”在“自我”的调控中失衡，使“本我”冲破“超我”或者“自我”的防御体系，释放出隐藏的自私、乖戾、残暴的冲动和欲望，表现出攻击行为。

（二）挫折—攻击理论

心理学家多拉德和米勒提出了挫折—攻击理论，反映了行为主义者关于人类的攻击行为与环境相互作用的基本理念，即人类的攻击行为是由环境造成的。攻击行为的发生，是刺激与反应的结果，或者是在主体内部力量（需要、动机、内驱力和冲动等）的中介下对刺激反应的结果。即环境中发生的挫折事件与人类的攻击行为之间存在因果关系，挫折导致攻击。

通过观察攻击行为，可以反推当事人经历了挫折。当事人目标指向的行为受到阻碍的时候，即发生心理挫折，从而导致攻击行为的发生。若攻击行为被抑制，则又会产生新的挫折。

（三）社会学习理论

社会学习理论也称为模仿论，由心理学家班杜拉提出。社会学习理论认为，攻击或暴力行为是通过观察、模仿而习得的，是人和环境相互作用的结果，同时还受多种因素的影响。暴力行为的形成与维持是一种学习过程，暴力行为是通过榜样示范或在偶然行为的学习中获得的，通过强化而固化下来。

人类观察到他人的攻击行为而习得攻击行为的概率，远高于亲历暴力事件而习得攻击行为的概率。观察他人攻击行为的奖惩结果，就像亲身经历一样，可以直接影响人类攻击行为的目标和决策。攻击行为的社会学习效果的存储与保持，还取决于攻击行为结果的强化。

（四）认知理论

认知心理学对攻击行为的关注点，在于行为发生的内部心理机制，强调认知过程对攻击行为的调节作用。认知过程对行为的影响，即感觉、知觉、注意、记忆、思维和想象对攻击行为的影响。

攻击行为的抑制能力与人们对攻击结果严重度的预期成正比；挫折的知觉体验强度与攻击行为的意识强度成正比。主体相信自己具有成功实施攻击行为而不受挫折的能力，将促进主体心理机能的发挥及各种攻击能力的整合，并降低攻击行为的抑制因素。

二、暴力行为的生物学因素

（一）遗传学因素

动物行为学家洛伦兹认为攻击行为是人类和动物与生俱来的本能，对自身生存和种族保存有积极意义。近几十年来，遗传学研究显示，暴力行为存在家族聚集现象，且符合多基因遗传方式。通过家系来研究暴力行为后发现，在某些家族中存在着容易发生暴力倾向的疾病，如反社会人格、酒精依赖等物质依赖等。

（二）神经生化因素

体内的乙酰胆碱（Ach）、多巴胺（DA）、去甲肾上腺素（NE）、5-羟色胺（5-HT）等神经递质与个体暴力行为的产生与抑制有关。脑脊液低水平的5-羟吲哚乙酸（5-HIAA）与带有明显冲动性的暴力犯罪相关。

（三）内分泌因素

雄性激素与暴力行为的发生有关。研究发现，暴力行为者脑脊液中的睾酮水平高于普通人；对暴力犯罪男性进行化学阉割，可以减少其再犯罪。另外，体内甲状腺激素增高、促肾上腺皮质激素（ACTH）降低、葡萄糖代谢紊乱等也可能与暴力行为有关。

（四）脑部异常或损害

暴力行为者脑电波异常比例增加，以颞叶慢波的改变为主。存在攻击行为的儿童的大脑两半球均衡性发展与协同能力相对较低，左半球抗干扰能力相对较弱，右半球完形认知能力相对较弱，这可能是儿童发生攻击行为的某些神经心理学基础。暴力行为的发生与边缘系统，尤其是杏仁核具有相关性，杏仁核被破坏或部分破坏可导致暴力行为的发生。脑外伤者攻击行为明显增加。

三、暴力行为的心理因素

（一）人格特征

人格是具有一定倾向性和稳定性的心理特征总和。与暴力行为相关的人格特质包括容易冲动、不接受挫折、拒绝批评、自我中心、为人轻浮、精力旺盛、否定社会、缺乏反省和自知等。其中病态人格需要特别被重视，它通常是犯罪和暴力行为的有力预测因素。病态人格是指个体具有肤浅的吸引力、缺乏同情心和亲密的人际关系等，通常过于满足自我需求。另外，边缘型人格障碍、施虐性人格倾向、反社会人格障碍者，容易出现暴力行为。暴力罪犯的性格缺陷比较突出，多具有典型的负向性格，如固执、敏感多疑，暗示性强、易激惹，情绪不稳定、喜欢寻求刺激，虚荣心强、自我中心，缺乏同情心与责任感，低自信与自尊，应对现实能力与人际交往能力较差等。

（二）道德水平

中国传统文化认为，道是一种良好的选择，德是一种素养或习惯，道德即一种良好的选择习惯。马克思提出，道德是一种社会意识形态，存在于群体的共同生活与行为的准则和规范。

道德是认知、情感、行为等心理过程在社会适应中的整合。暴力行为，通常是个体或群体的需求与规范冲突的结果。行为不道德和违反道德，是暴力发生的重要原因。道德水平的发展是随着利益冲突的和解而发展的，人类暴力行为的减少与道德水平的提升紧密联系。

（三）自尊

自尊即自我尊重，是个体对其社会角色进行自我评价的结果，是个人基于自我评价产生和形成的一种自我肯定、自我爱护、自我尊重，并要求得到他人、集体和社会尊重的情感体验。自尊低、自尊心受伤、高自尊需求等，与暴力行为发生有较强的联系。

四、暴力行为的家庭社会因素

（一）个人社会特征与经历

在个体成长过程中，社会因素经过长时间作用，转化为个体的社会特征或社会标签。社会标签代表着个人的社会经历，与个体的暴力行为形成和发生与否具有紧密的联系。例如，社会角色身份、受教育水平、职业、经济收入、宗教信仰、性取向、婚姻状态中的某些社会特征，物质滥用、外伤、涉及司法问题、负性生活事件（如失恋、失业等）等社会经历，均可能成为暴力行为的影响因素或促发因素。

（二）家庭环境

家庭环境是个体最早接受社会化的场所，个体的心理、行为直接或间接受到早年家庭环境的影响。Caspi A（2002）等一项为期 30 年的跟踪研究发现，童年期受虐待的个体以后更容易产生反社会的暴力行为。家庭结构缺陷（如单亲家庭、留守家庭）、父母角色错位、教养方式不当等也会导致子女出现暴力行为的风险增高。

从亲密关系角度上看，与暴力行为相关的家庭因素包括：儿童与父母之间缺乏情感纽带；育儿方法严重失衡；家庭破裂和分离；与犯罪亲属交往；目睹父母之间的暴力行为；早婚或强迫婚姻等。因此，家庭问题是暴力行为的土壤。

（三）社会环境

诱发暴力行为的社会刺激、环境刺激及背景无所不在。从社会环境角度分析，社会物理环境、社区人文环境、社会管理，以及网络媒体环境都与暴力的发生有关。

（1）社区物理环境：如环境噪音明显、环境过度安静、环境中缺乏照明或灯光琉璃、环境闷热、道路不规整、环境凌乱、交通拥堵，都容易刺激暴力行为的发生。

（2）社区人文环境：如城市贫困区、城乡接合部、高人口密度、流动人口密集、暴力事件频发、暴力亚文化形成、团伙和非法毒品交易高度集中、酒精和枪支便捷可得、社会凝聚力低的社区，更容易发生暴力行为。

（3）社会管理：当地的卫生、经济、教育与社会政策，使贫富过于悬殊、性别歧视或社会不平现象得以持续；社会保护措施缺失或不足；经历了严重的自然与社会灾害；社会处于动荡与冲突局势中；治理不善和执法不力等。这些因素容易让暴力扎根于社区。

（4）网络媒体环境：媒体与网络的暴力宣传，与暴力发生的关系也不容忽视。国内外研究均发现，包含暴力内容的电视节目、网络暴力与暴力游戏是青少年暴力行为的重要影响因素。

第四节 暴力行为风险的评估

有效的暴力行为风险的评估是进行暴力预防与干预的基础。在各种暴力行为背后，有许多共同的危险因素，它们之间可能存在内在联系。例如，经济不平等、酗酒和养育不当，均可能增加虐待儿童、青少年暴力、亲密伴侣暴力以及对妇女性暴力的可能性。如果儿童在家中或社区中反复遭受被排斥、被忽视、被体罚、被性虐待或频繁目睹暴力行为，其遇到挫折时出现暴力行为的风险就会大增，在成年后出现暴力行为的可能性就比较大。

一、暴力行为的高危因素

大量的研究试图明确暴力行为者的一些特征，以期达到判断和预测暴力发生的目的。其中得到较为普遍认可的特征如下：

（1）性别。通常，男性的暴力行为发生率明显高于女性。不同群体中，男性和女性在暴力的形式、动机与结局上存在明显的不同。

（2）年龄。全球范围内 14～20 岁是暴力行为的高发年龄，15～29 岁群体中凶杀是最主要的死因，30 岁以后暴力发生率逐年下降。但是，家庭暴力的高发年龄为 30～39 岁。

（3）教育因素。缺乏正规教育、只受过较短时间的教育（如小学、初中教育）、学业差、学习成绩短时间明显下降等，与暴力风险增加有关。

（4）家庭环境。家人酗酒、沉溺赌博、发生外遇、父母离异、单亲家庭、留守儿童等不良家庭环境，导致个体暴力行为发生的可能性更高。

（5）社会经济状况。低收入、社会底层、失业或职业不稳定的个体，暴力行为发生率明显增加。

（6）个人心理资源。个人的内部心理资源与外部关系资源与暴力有关。个人感知受损或缺陷、智能低下、情商低、逆商低、认知偏曲、行为冲动的控制力缺失等，均会明显增加暴力风险；个人人际互动与支持不良、被隔离或孤立、反复被他人否定等，会导致个体的需求难以满足，进而诱发暴力行为。

（7）暴力经历。既往的暴力经历可以反映出某个阶段个人内、外心理资源的不足，并预示着未来的暴力风险。

（8）物质滥用与成瘾。过量酒精与抽烟，过度沉溺网络，参与赌博，使用 K 粉、冰毒、麻古等多种精神活性物质，可能会通过对神经控制的脱抑制而促发暴力行为。

（9）精神疾病。患有某种精神疾病，如品行障碍、精神分裂症、躁狂发作、情绪不稳定型人格障碍（含反社会型和冲动型人格障碍）等可使暴力行为的发生风险增高。特别是患者出现命令性幻听、被害妄想、嫉妒妄想等症状时，更应高度重视。

总之，有大量的社会、心理与生物因素与暴力行为发生有关。要达到预防暴力的目的，需要及时、细致、系统地进行个人评估或专业评估。

二、面对威胁与暴力的个人评估

在家庭、学校、工作场所或公共场所，每个人都可能面对突然的威胁或暴力事件。口头威胁、躯体姿势语言的威胁或被跟踪，可能进一步导致躯体暴力事件发生。因此，每个人都应该学习对威胁与暴力的评估。

面对威胁的时候，第一个任务是，评估所有可能增加暴力风险的行为细节和背景因素。面对威胁时，必须要明确当前威胁的表现形式、威胁的内容、威胁的动机和目的是什么，既要关注威胁发生的相关细节信息，也要识别暴力升级的那些信号。第二个任务是，评估任何可能缓解冲突或保护自己的因素，比如身边是否存在同伴、老师或家庭的支持，是否有逃跑的机会和路线，具备哪些进行自我防御的条件，如何快速与社区安保联系等。一旦识别到了威胁，就需要尽早思考和采取降低冲突的方法，并反复评估暴力降级的条件与信息。

面对当前威胁，当事人应该充分关注暴力倾向者当时的情绪，如愤怒、委屈、恐惧、羞愧、同情心等。愤怒情绪背后通常隐藏着某种特殊情绪，评估出隐藏的情绪，就可能推测其未被满足的需要。对威胁者未满足需要的及时有效评估，是化解暴力危机的关键。

影响个人对暴力评估的因素很多，如个人的无知、盲目自信、视觉或听觉受限、当时的心理健康状况与躯体健康状况，都可能影响个人对暴力风险的识别。另外，个人是否有类似场景的经历、是否有应对类似暴力的经验，其成功与失败的经验，也会明显影响个人对暴力的评估。

三、暴力行为风险的专业评估

在心理学、司法精神病学鉴定或临床医疗中，需要对暴力风险评估与管理进行不断地改进和研究。围绕评估的对象、评估的场景、评估的目的、评估的方法与步骤、不同的评估工具、实际应用价值等专业问题，专业性评估仍然需要不断探索与发展。

在很多场景下，需要对暴力风险进行专业的评估。①当某个特殊场景或者人群的暴力行为成为持续问题的时候，比如精神病诊疗场所、行为矫正机构、监狱，就需要经常进行暴力风险评估；②应对暴力危机事件的专业人士，比如危机谈判专家、特警、心理危机干预者、精神科医务人员，他们需要非常专业的暴力评估能力；③社会学家、心理学家或临床管理研究者，需要开展针对某个群体某种情景的暴力行为评估；④某些场景需要借助视频或音频监控来管理暴力，可能需要采用高科技与人工智能来进行暴力风险的评估。

在暴力风险评估的研究中，产生了临床评估、结构式临床访谈、整合静态或动态预测因子建立预测模型、减点—攻击反应测定等不同的评估方法，并相应地产生了许多暴力风险评估工具。

常用的暴力风险评估工具，包括外显攻击行为量表修订版（MOAS）、暴力风险性评估指南（VRAG）、暴力危险性分类（COVR）、历史—临床—风险 20 项清单（HCR−20）、精神病态清单（修订版或青年版）、暴力危险量表（VRS）、明尼苏达多项人格调查表（MMPI）中的精神病态模块，阳性与阴性症状量表（PANSS）的敌对性条目等。上述预测工具可分别针对普通人群、刑事犯罪人群、精神障碍患者等不同群体进行暴力风险评估与预测。

第五节 暴力行为的预防与干预

越来越多的研究结果表明，暴力是可以预防的。暴力行为与生物、心理、社会等多方面因素密切相关，因此针对暴力的干预也应从这些方面展开。暴力行为的预防与干预，可以通过以下五个方面来开展工作：社会预防策略，暴力行为的个体预防，暴力行为的家庭预防，暴力行为的心理干预，暴力行为的医学干预。

一、社会预防策略

一个国家和地区，预防与控制暴力的能力，在很大程度上反映了其社会文明的程度。社会风气、公民素质、法制完善程度，决定了社会文明的程度。因此，预防暴力需要全社会共同努力。

一方面，刑罚与广义的社会制裁，仍然是控制社会暴力行为的最重要手段；另一方面，全社会需要促进非暴力的道德内化，让人们发自内心地去阻止暴力。因为，个体的行为不完全由外在的奖励与惩罚决定，而多数人的行为在很大部分上取决于个体的信念、价值观与道德准则。个体会建立对自己行为进行自我奖惩的道德规范，这一内化机制，才应该是控制暴力行为的最有效手段。因此，学校和社区需要通过道德内化的实际工作，来促进社会暴力的预防。

世界卫生组织及其合作伙伴，正在积极地推动暴力预防，他们审查了暴力预防的各种证据之后，确定了七项“最合理”的社会预防策略，包括：①在儿童与其父母和照护者之间建立安全稳定的扶持性的关系；②培养儿童和青少年的生活技能；③减少酒精的可得性和有害使用；④减少获得枪支和刀具的机会；⑤促进男女平等，预防对妇女的暴力；⑥改变那些助长暴力的文化和社会习俗；⑦实行受害者识别、照护和支持规划。

二、暴力行为的个体预防

暴力行为的有效预防需要落实到个体的行动中。个体可以通过以下四个方面来降低暴力事件的发生。

（1）识别和控制个体面临的暴力危险因素。

个体可以通过判断发生暴力行为的风险，来提前进行预防。例如：判断我们可能会在什么时间和地点遇上暴力呢？有哪些暴力的预兆，暴风雨就要来了吗？哪些人可能会受到暴力的影响呢？可能会有什么样的后果呢？在我的身上到底有哪些暴力容易发生的因素？我过去经历的暴力事件会影响到我未来更频繁地被暴力吗？

（2）促进个人愤怒情绪的识别与管理。

避免让自己卷入暴力，是个人预防暴力的最重要方法之一。RAIN 愤怒情绪管理方法，就非常有用。其具体步骤包括：①认识到自己生气了；②接受自己愤怒的事实，毕竟，我们是普通人，生气在所难免；③观察一下自己愤怒时身体有何变化，心率变化如何，身体的哪个部位感到了紧绷；④与愤怒保持距离。穿上情绪隔离衣，及时远离刺激事件。

（3）接受和推广预防暴力行为的教育与培训。

主动接受和推广预防暴力行为的教育与培训是个体降低暴力风险的有效方法。①首先是找到你的保护者；②学习逃离暴力风险的方法；③训练面对暴力的基本技能，如大声呼救、怒吼，直指严重后果，提出终止暴力的要求，强有力地表述，拒绝彼此都被伤害；④作为暴力预防的积极行动者，可以学习和传播更专业的预防暴力的科学与心理学方法。

（4）对于已经受到暴力伤害者，推动受害者识别、照护和支持计划。

暴力预防，需要重视暴力的受害者。一方面，他们的躯体与心理健康需要被重视，另一方面，他们的社会功能往往被制约或限制，难以获得有效的社会支持和保护。因此，加强针对性保护，是预防暴力行为严重后果的重要措施。

三、暴力行为的家庭预防

家庭预防在暴力行为预防过程中具有重要的作用，也是最有效率的途径与措施之一。儿童与父母之间尽早建立安全、稳定、支持的亲子关系，是家庭预防暴力的最重要的一步；让儿童和青少年具备生活的技能，加强社会适应，是家庭预防暴力的重要手段。对家长进行非暴力管教培训，学习解决孩子问题的技能，提升家长的胜任力；发展家庭—学校—伙伴关系，促进家长与孩子一起成长都可以预防暴力行为的发生。更积极的行动是在暴力高危青少年与家长之间发展情感的指导计划等。

四、暴力行为的心理干预

很多有攻击倾向的人需要心理干预，如经历严重创伤而情绪不稳定者，人格缺陷者，精神发育迟滞、痴呆、脑外伤后遗症者等都存在高风险的攻击倾向。管理他们的暴力风险，是当事人、家庭和社会的需要。心理与行为干预是改变个体暴力行为模式较好的手段。常用方法有行为训练和认知矫正等。

（一）行为训练

行为训练主要通过一定的奖惩方法，对施暴者进行意志行为的磨砺和良好行为习惯的培养，以矫正其暴力行为模式。行为训练的目的是重建暴力倾向者的行为模式，消退攻击行为，强化适应性行为或建设性行为。

代币法是行为训练中常用的一种激励方式，可以加强其正面行为。当其在达到目标行为时，将获得一些积分和奖励，从而获得某些活动的权利，满足某些个体化的需要。目标行为通常设定为参加康复活动、识别情绪、控制冲动、需求的恰当表达、按时服药等。没有达成目标，就失去获得积分、甚至被扣分。行为重塑的关键，就是行为目标细化到具有可操作性，以及建立符合个体成长的恰当的奖惩机制。

系统脱敏法是另一种常用的行为训练方法，通过让施暴者逐步想象暴力发生前后的全面情景，包括暴力的触发过程，被暴力者的就医过程，家庭的紧张联系过程等，并在暴力情绪被触发的过程中同步进行放松训练，以达到对暴力触发刺激的系统脱敏目的。

（二）认知矫正

认知矫正是通过帮助施暴者识别其暴力行为背后的消极思维，进而帮助其重建理性思维，达到控制其暴力行为目的心理干预方法。

用于处理攻击行为的认知行为治疗技术主要以愤怒管理训练为基础。愤怒与攻击行为是由个体通过对外界威胁的感知而诱发的。在对愤怒情绪与攻击行为进行系统评估之后，在充分调动被干预者的动机之后，让其愿意参与治疗，进行积极改变，然后进行表9－1中的六个方面的工作。

表9－1　愤怒管理训练的内容

1	想象愤怒场景，然后自我放松
2	发现并改变歪曲的认知
3	识别愤怒发作的先兆
4	识别可能诱发愤怒情绪的情景
5	采用非攻击行为来有效应对愤怒诱发的情景
6	设计一张用于冲突管理的行为技巧清单

五、暴力行为的医学干预

有些暴力行为是在疾病背景下发生的，如在意识模糊状态下的抓扯、严重内外科疾病患者出现幻觉的谵妄状态、精神疾病急性期的激越状态等。这类疾病背景下的暴力行为，可以通过对疾病的控制解除其暴力风险。

针对有上述情况的患者应及时地给予隔离或保护性约束，积极治疗基础疾病，必要时可选用苯二氮䓬类药物（如地西泮、氯硝西泮等）或抗精神病药（如氟哌啶醇、齐拉西酮、奥氮平等）进行肌内注射或口服。

对存在精神分裂症、脑器质性精神障碍等重性精神障碍伴有暴力行为者，需要考虑及时的封闭式住院治疗。对于冲动暴力风险高的精神疾病患者，电休克治疗是一种非常有效的治疗方法。某些患者甚至需要脑外科手术治疗来解除其冲动攻击风险。

（张骏）

第十章　行为矫正与行为调适

第一节　行为矫正概述

行为矫正（behavior modification）是依据学习理论来处理问题行为，从而引起行为改变的一种客观而系统的有效方法。行为矫正不仅要矫正异常行为，也要发展和巩固正常行为，其目的就是促使行为向有益于健康的方向发展。行为矫正的基本假设：学习理论认为问题行为是习得的；每个问题行为都是分别习得的；问题行为与环境有关；重新学习可以矫正问题行为；改变认知可以导致行为改变。问题行为分为行为不足（behavioral deficit）、行为过度（behavioral excesse）和行为不当（behavioral inappropriateness）。也有观点认为行为矫正是减少或消除个体的不良行为，塑造或增加个体的健康行为。其中，不良行为是指个体的行为影响了自己和他人的正常学习和生活，这些行为阻碍个体的社会适应以及心身的充分发展。健康行为是指个体的行为契合社会文化要求，被社会接受，且行为是有效的，并对个体的身心发展有积极作用。行为矫正的特点如下：核心是解决不良行为，有明确的学习目标，强调当前环境的重要性，重视矫正和生活的结合，强调对行为变化的测量。

行为治疗（behavior therapy）的概念先于行为矫正出现，但从具体运用的方法、技术以及针对问题行为制定的目的和使用方法等方面，两者几乎是同义的。不同的是，行为治疗主要由传统临床工作的行为心理学家和精神科医生所用，主要应用于临床治疗；行为矫正主要由学校、家庭和其他非精神科诊疗的行为专家所使用，主要应用于日常生活。本章所提到的行为治疗与行为矫正未进行严格区别，例如，认知行为治疗也属于行为矫正的范畴。我们的重点是阐述行为矫正原理及其对应的行为矫正技术，以期个体可以对问题行为进行自我矫正，同时也为专业人员提供理论与技术指导和参考。

第二节　行为矫正的理论基础

一、巴甫洛夫的经典条件反射

（一）经典条件反射的概念

经典条件反射（又称巴甫洛夫条件反射），是指一个刺激和另一个带有奖赏或惩罚的无条件刺激多次联结，可使个体学会在单独呈现该一刺激时，也能表现出类似无条件反应的条件反应。经典条件反射具有获得、消退、恢复、泛化四个特征。

（二）以经典条件反射理论为基础的行为治疗

心理学以经典条件反射理论为基础推导出多种心理治疗理论，包括厌恶疗法、系统脱敏疗法、满灌疗法、暴露疗法。其中，满灌疗法和暴露疗法因容易使个体对事物产生焦虑，且存在潜在危险而备受争议。以经典条件反射理论为基础的行为治疗方法主要包括厌恶疗法和系统脱敏疗法。

经典条件反射可以短期使用，治疗者的治疗时间较短，被治疗者适当配合即可，这些疗法可使个体对某些事物感到厌恶，也可使个体减少对某些事物的厌恶。

1. 厌恶疗法

厌恶疗法（aversion therapy）又称惩罚法，采用一些非条件刺激（如反胃、呕吐），以经典条件反射的原理使某些行为（如饮酒、吸毒及性犯罪）转变为条件刺激，治疗后可使被治疗者不再产生这些行为。这种疗法通常用于治疗酒精依赖和物质成瘾，甚至性犯罪。

2. 系统脱敏疗法

很多人都可能曾对某些特定事物异常敏感而产生恐惧情绪，系统脱敏疗法（systematic desensitization）以渐进的方式建立一套治疗方案，其中每一个步骤都以条件反射方式使被治疗者对这些事物的恐惧或敏感情绪较前减弱，在疗程结束之后，被治疗者将不会再对这些特定事物产生恐惧或敏感不适。

二、斯金纳的操作性条件反射

（一）操作性条件反射的概念

操作性条件反射（operant conditioning）由美国心理学家斯金纳命名，是一种由刺激引起的行为改变。操作性条件反射与经典条件反射有一定区别，操作性条件反射与自愿行为有关，而经典条件反射与非自愿行为有关。

斯金纳提出，需注意辨别“引发反应”与“自发反应”，根据这两种反应分别提出了两种行为：应答性行为和操作性行为。应答性行为是由特定、可观察的刺激所引起的，如在巴甫洛夫实验室里，狗看见食物或灯光就流唾液，引起流唾液反应的明确刺激是食物或灯光；操作性行为是指在没有任何能观察的外部刺激的情境下的个体行为，它似乎是自发的，如白鼠在斯金纳箱中的按压杠杆行为就找不到明显的刺激物。应答性行为比较被动，由刺激控制；操作性行为代表个体对环境的主动适应，由行为的结果控制。人们的大多数行为都属于操作性行为，如游泳、写字、读书等。

据此，斯金纳进一步提出两种学习形式：一种是经典性条件反射，用以塑造个体的应答行为；另一种是操作性条件反射，用以塑造个体的操作行为。西方学者认为，这两种条件反射是两种不同的联结过程：经典性条件反射是刺激（S）—反应（R）的联结方向；操作性条件反射是反应（R）—刺激（S）的联结方向。

（二）以操作性条件反射理论为基础的行为治疗

斯金纳通过实验发现，动物的学习行为是随着一个具有强化作用的刺激发生的，当动物获得食物以后，其行动（按压杠杆）的次数就会增加。

1. 基本观点

（1）把重点放在外显的行为上，而不是需要和动机满足等内部心理方面。

（2）强调环境条件和刺激，但并不否认个体具有需求、价值、信念以及目的等。

（3）关注的重点是先行的刺激—反应行为—行为的结果。

2. 操作性条件反射的过程

（1）建立：假如一个操作行为发生后，再给予一个强化刺激，那么其强度就会增加。例如，鸽子偶然抬高头，受到食物刺激的强化，此后它会继续抬高头；婴儿偶尔叫一声“妈妈”，妈妈便回以微笑和爱抚，于是孩子学会了叫“妈妈”。斯金纳依据这一理论，训练两只鸽子玩一种乒乓球游戏，并取得成功。

（2）消退：在一个已经通过条件化而增强的操作性行为发生之后，如果没有强化刺激物出现，其力量就会减弱。由此可见，消退与条件作用的建立一样，其关键在于强化。例如，白鼠的压杆行为如果不强化，压杆反应便终止；学生某一良好行为若未受到教师、家长等充分的肯定和表扬，学生便可能放弃为良好行为所做的努力。

但是，反应的消退表现为一个过程，即一个已经习得的行为并不即刻随强化的停止而终止，而是继续反应一段时间后趋于消失。斯金纳以实验表明，一只已经习得压杆反应的白鼠在强化被停止之后，仍然能按压杠杆达50～250次，最终停止反应。消退的时间与习得反应强弱成正比，如果反应非常牢固，则消退的时间较长；反之亦然。如斯金纳的实验中，受过多次强化的白鼠在强化停止后，可连续按压杠杆250次左右，而仅受过一次强化的白鼠在强化停止后，连续按压杠杆的次数仅为50次左右。所以，消退过程的持续时间是斯金纳衡量操作性条件反射力量的一个指标。

三、认知行为学习理论

（一）基本理论

1. 基本观点

在认知、情绪、行为中，认知起到协调的作用，认知对个人的行为进行解读，这种解读会直接影响个人最终是否采取行动。认知行为的形成受“自动化思维”模式的影响。自动化思维是经过长时间积累而形成的某种相对固定的思考和行为模式，行为的发出不需要经过大脑思考，而是按照既定模式，或者说在某种意义上，思维与行动自动地结合在一起而不是不假思索地行动。

认知行为理论将认知用于行为矫正上，强调认知在处理问题过程中的重要性，注重认知与外部环境之间的互动。

2. 代表性理论

（1）艾利斯的合理情绪化理论。

要素：A. 引发的事件；B. 认知信念系统；C. 情绪和行为（身心反应）；D. 治疗措施；E. 效果（期望的结果）；F. 感受。

核心观点：①人不是被事件本身困扰，而是被自己对事件的看法所困扰的；②非理性信念包括绝对化要求、过分概括化、糟糕之极等；③C 不是由 A 直接引发的，而是由个体对这一事件的 B 引发，通过 D 可以取得 E 从而产生 F。

（2）班杜拉的社会学习理论。

基本观点：人的行为主要是后天习得的，强调观察学习或模仿学习交互决定理论、自我调节理论、自我效能理论。

（3）贝克的认知行为理论。

基本观点：一个人的思想（认知）决定其内心体验和反应。

（二）认知行为理论的应用

1. 界定服务对象问题的原则

第一，服务对象的问题不是固有的，问题及其行为都是习得的，所以也可以通过学习改变。

第二，问题的外在性与内在性。在认知行为理论中，服务对象的问题不仅是外显行为层面的问题，而且是认知的结果。个人能力不足、习惯性思维都可能造成个人认知错误，以致无法做出正确的行为。在社会工作实际中，不仅要通过行为训练修正行为，而且要通过调整个人认知来促进行为的改变。

第三，服务对象及其处境的差异性。每个人都是独特的，注意服务对象的问题及其处境的独特性是正确界定和评估其问题的前提。

2. 在社会工作实务中运用认知理论的原则

第一，尊重个人的自主决定和信念。认知行为学派主张个人知识经验的累积形成是积极主动的，个人的认知和生活形态是通过正确解读外在环境事件的意义、有效地自我调适来建构和调节的。

第二，帮助服务对象改变错误的认知，建立正确的认知。认知行为学派主张帮助服务对象的关键是协助个体自助、自立，使其能够在建立正确认知的基础上成为自己的咨询者和帮助者，以达到调节和控制自己的情绪和行为的效果。

第三，在建立正确认知的基础上建立良好的专业关系，并帮助服务对象建立积极的态度，以实现助人和自助的目标。

3. 关于助人目标的原则

第一，改变错误的认知或不切实际的期待，以及其他偏执和不理性的想法。

第二，修正不理性的自我对话。

第三，提高解决问题和决策的能力。

第四，提高自我控制和自我管理的能力。

（三）认知行为理论的应用

1. 认知行为理论的助人过程

认知行为理论在助人的过程中，为了使服务对象改变，一方面要协助个体做到自我了解、自我控制；另一方面要提供外在监督，使个体实现自我控制与外在控制的结合。从专业助人过程来讲，有以下两个方面：

第一，确定评估重点。根据认知行为理论，评估重点为服务对象的思想、情绪和行为，即其思想如何产生情绪和行为，行为如何带动思想和情绪，情绪如何影响思想和行为。

第二，建立专业关系。专业关系是社会工作者与服务对象在协商的基础上通过签订合约建立起来的结构性、有期限的角色联系。

2. 应用策略及步骤

认知行为理论助人的一般过程是：首先帮助受助者改变错误认知，然后根据社会学习理论，用正强化、负强化和示范的方式帮助受助者逐渐形成想要的行为，改变不想要的行为，并使受助者在整个过程中感到愉悦。一般包括以下五个方面：

第一，确定不正确、扭曲的思维模式，了解其是如何导致负面情绪和不良行为的。

第二，要求受助者自我监控错误思维方式，并进行自我对话。

第三，探索受助者的错误思维方式与潜在感觉或信念之间的关系。

第四，尝试运用不同的具有正面功能、正常的思维方式。

第五，检验受助者新建立的对自我、世界和未来的基本假定在调整行为和适应环境中的有效性。

第三节　行为矫正基本技术

一、正强化

（一）正强化的概念和原理

正强化（positive reinforcement）是指任何导致个体以后进行该行为的可能性增加的结果，就是奖励那些符合目标的行为，以使这些行为得到进一步加强，从而有利于目标的实现。行为会带来一些结果，这些结果又会影响下一步行为，当行为的结果导致以后进行该行为的可能性增加时，正强化就发生了。在正强化中，行为的结果是积极的，所以该行为会频繁发生。

许多人都在有意或无意地运用正强化。每个人都喜欢受到奖励，学生、子女对来自老师、家长的奖励更是非常在意，所以要学会欣赏和赞扬他人，老师、家长尤其不能吝啬对学生、子女的鼓励和奖励。

正强化的内容包括：①一个行为的发生；②随着这个行为出现刺激或刺激增加；③导致行为的增强。

（二）正强化物的分类与选择

1. 正强化物的分类

（1）根据内容分类。

消费性强化物：如糖果、饮料等。

活动性强化物：如看电视、旅游等。

操作性强化物：如画图、跳绳等。

拥有性强化物：如衣服、玩具等。

社会性强化物：如微笑、拥抱等。

（2）根据性质分类。

原级强化物：指本身具有强化作用的自然强化物，包括消费性强化物、操作性强化物和拥有性强化物等类型，它们都直接或间接地和个体的基本需求（尤其是生理需求）有关。

次级强化物：指原本不具有强化作用，通过与原级强化物之间的联系才获得强化力量的强化物。在学校中，奖状、奖牌、毕业证书等都属于次级强化物。

社会性强化物：指人际交往中表现出来的关怀或赞美的动作、语言及表情，如微笑、拥抱、鼓励及赞美等。

2. 正确选择正强化物的原则

(1) 易用。

(2) 能立即在所强化的行为发生之后呈现。

(3) 多次使用不致引起饱厌现象。

(4) 不需要花费大量时间。

(三) 影响正强化效果的因素

(1) 强化与行为的一致性。

(2) 强化与行为的直接性。

(3) 强化物的数量和品质。

(4) 机体的先前状态。

(四) 使用正强化必须遵循的原则

(1) 正确选择行为。

(2) 正确选择正强化物。

①考虑拟改变的对象。

②考虑拟强化的行为。

③列出可能的正强化物。

④选定正强化物。

(3) 正确实施正强化。

①实施之前，把计划告诉被矫正者，以取得其积极配合。

②在所需要的行为出现后立即给予强化，不要拖延太长时间。

③给予强化时，要向被矫正者描述被强化的具体行为。

④分配正强化物时，最好能结合其他奖励。

⑤在矫正过程中，保证被矫正者不能从其他渠道获得正强化物，或得到变相满足。

⑥防止饱厌情况。

⑦使被矫正者逐渐脱离程序。

二、负强化

(一) 负强化的概念

负强化指有机体做出某一行为反应后，导致刺激消失或刺激强度降低，并且其结果提高了该行为在今后发生的概率。包括以下内容：

(1) 一个行为的发生。

(2) 随着这个行为出现刺激减弱或移除。

(3) 导致行为的增强。

（二）负强化的基本过程——从逃避到回避

逃避条件反应和回避条件反应都可用来建立良好行为。逃避条件反应是指行为者受到厌恶刺激后，只有从事某种特定的良好行为，该厌恶刺激才能终止。经过逃避过程，行为者逐渐知道当某种厌恶刺激的信号出现后，必须立即从事某种特定的良好行为，才能免受厌恶刺激的袭击。因此，逃避程序并不是一个程序的终结，而是引入回避程序的准备训练。回避条件反应指当预示着厌恶刺激或不愉快情境即将出现时，主动回避此刺激或情境，从而避免了厌恶刺激或不愉快情境。回避条件反应是在逃避条件反应的基础上建立的，是个体在经历过厌恶刺激或不愉快情境的痛苦体验之后，学会对预示厌恶刺激或不愉快情境的信号做出反应，从而免受痛苦，如过马路时听到汽车喇叭声后迅速躲避。

（三）逃避和回避的误用

（1）对儿童不良行为采取逃避和回避，会使儿童不良行为增加。

（2）轻信儿童的讨饶和谎言，会增加儿童不良行为。

（3）教师或父母过分地使用惩罚，会让许多东西成为条件厌恶刺激，使儿童对这些刺激产生逃避和回避。

（四）有效运用负强化的原则

（1）在进行回避条件反应前，首先用逃避条件反应建立目标行为，若逃避条件反应已形成，则可使回避条件反应的建立更加容易。

（2）若必须依靠逃避条件反应和回避条件反应建立良好行为，则优先采用回避条件反应。

（3）在回避条件反应过程中，所使用的厌恶刺激必须是强力惩罚物的信号，这个信号可加强制约作用，使被矫正者获得“警告”。

（4）慎重使用逃避和回避。因为这些方式都需要运用厌恶刺激，会令个体感到不适并容易发生副作用，可能使被矫正者对其他刺激也形成逃避条件反应和回避条件反应，从而消除了某些良好行为，使效果适得其反。

负强化最好和正强化结合使用。

【案例 1】目标：改掉吮吸手指的习惯。

措施：利用负强化和正强化原理。

完成时间：2 个月。

分析原因（功能评估）：

（1）小时候人工喂养，吮吸不够。

（2）渴望父母关爱，但不能满足，寻求心理平衡。

（3）在学校遇到挫折。

（4）没有接受“吮吸手指有危害”的相关教育。

确定强化物：正强化物由弱到强依次是五角星、拥抱、与妈妈玩；负强化物由弱到强依次为柠檬汁、辣椒、黄连。

三、消退

（一）定义

消退是在某一个行为出现后不再对其给予任何强化，从而降低了该行为的发生率。

（二）类型

消退的类型如下：①由正强化建立的行为的消退，一般效果较好；②由负强化建立的行为的消退，较困难；③自动强化行为的消退。

如果行为是因正强化形成的，消退就是停止正强化，不再关注个体问题行为；如果行为是因负强化形成的，消退就是使个体不能逃避或回避，必须完成要求的任务；如果行为是因自动强化形成的，消退就是使个体的感觉发生变化和转移。

（三）消退过程的特点

（1）渐进性。

（2）消退爆发。消退过程的特征之一就是一旦行为不再得到强化，其频率、持续时间或强度常在减少和停止前暂时地增加。

（3）自发恢复。消退的另一个特征是，行为可能在停止发生一段时间后再次发生，即自发恢复。自发恢复是行为在与消退以前发生该行为的环境类似的条件下再次发生的可能性。

（四）影响消退有效性的因素

（1）实施消退之前的行为强化特性，连续强化的行为比间歇强化的行为容易消退。

（2）识别并确认维持行为的强化物。

（3）控制和消除维持行为的强化物。

（4）应用行为的自然结果。

（5）强化良性的替代行为。消退和正强化相结合，效果好，见效快。

（五）有效运用消退的策略

1. 准备阶段

（1）选择需要消退的行为。

（2）建立基线行为。

（3）找出支持不良行为的强化物，以便在实施消退时撤销该强化物。

（4）找出替代该不良行为的强化物。

（5）让所有人员知道程序的运行。

2. 注意问题

（1）实施消退前，将计划告诉受训者。

（2）要坚持消退程序。

（3）在良好行为没有巩固之前，不能中断对良好行为的强化。

（4）如果消退失败，寻找失败原因。

（5）让替代的良好行为从实验情境进入自然情境。

四、惩罚

（一）惩罚的定义、方式与类型

1. 定义

惩罚指在某种情境或刺激下产生某一行为后，及时给予行为者厌恶刺激或撤除其正在享用的正强化物，以减少该行为在相同或相似情境或刺激下的出现。

当做出某一行为后，随之产生的是一个不良后果或者令人厌恶的结果，那么，今后在类似情境下发生类似行为的可能性会减少。这一产生不良后果或令人厌恶的结果的刺激叫作惩罚物。

2. 方式

（1）使之承受厌恶刺激。

（2）撤除行为者正在享用的正强化物。

3. 类型

1）正惩罚与负惩罚

（1）正惩罚。

①一个行为的发生。

②行为之后跟随一个刺激物（如严厉的批评或体罚）的出现。

③作为结果，这个行为将来不太可能再次发生。

（2）负惩罚。

①一个行为的发生。

②行为之后跟随一个刺激物的消除。

③作为结果，这个行为将来不太可能再次发生。

2）无条件惩罚与条件性惩罚

（1）无条件惩罚：自然的消极刺激对个体行为的影响是无条件惩罚，自然的消极刺激称为无条件惩罚物。如对高温、严寒和恶臭的逃避，这些对个体的生存具有重大影响，直接或间接地与个体需要密切相关的刺激称为无条件惩罚物。

（2）条件性惩罚：能起到条件性惩罚作用的刺激称为条件性惩罚物。只有与无条件惩罚物或其他已经存在的条件性惩罚物配对之后才具有惩罚作用的刺激或事件称为条件性惩罚物。

（二）惩罚与强化的关系

当个体做出某一行为，如果伴随刺激的出现，则这一过程是正强化或正惩罚；如果伴随刺激的移除，则这一过程是负强化或负惩罚。负强化是以正惩罚为前提的；负惩罚是以正强化为前提的。

（三）惩罚物的分类与选择

1. 分类

1）体罚

体罚是指随着个体不良行为出现，及时施予一种厌恶刺激或惩罚物，以阻止或消除这种不良行为发生。这里所指的厌恶刺激包括能激活痛觉感受器的疼痛刺激或使其他感受器产生不舒适感的刺激，如鞭打、电击，以及令人厌恶的声音、气味等。

2）隔离

（1）含义：当个体表现出某种不良行为时，及时撤除其正在享用的正强化物，将其转移到正强化物较少的环境中去，以降低不良行为的出现率。

（2）隔离需要注意以下问题：①隔离的时间：对于1岁幼儿，隔离的时间以1分钟为宜，通常情况下不超过5分钟。对于2～12岁的孩子也可以使用隔离。②隔离的地点：隔离的区域不能太大，如果是室内，不应放任何东西，使被隔离者无法获得任何强化物。隔离的地点不能使儿童产生惧怕、过敏等不适。③保持隔离性。④使用计时器。

（3）隔离的适用行为：如打人、取笑他人、抢玩具、损坏玩具、大叫大嚷、乱扔食物、做危险的事情、对他人不礼貌等。矫正智力障碍儿童的捣乱和攻击性行为也可使用隔离。

3）斥责

斥责是指当个体出现不良行为时，及时给予否定性语言、动作和表情，以阻止或消除不良行为的出现。斥责包括否定性的语言刺激、谴责性的瞪眼、不赞同的表情。斥责应简短和冷静，避免发牢骚；应面对面斥责，指出被斥责的理由；应就事论事。斥责的最佳时间是不良行为刚刚发生时。

4）矫枉过正

矫枉过正是指在问题行为发生后，要求当事人进行与问题行为有关的费力活动，包括过度补偿和积极练习。过度补偿指在问题行为发生后，当事人不仅要纠正问题行为所造成的环境影响，而且要将其恢复得比问题行为发生前更好。积极练习指在问题行为发生后，要求当事人多次重复练习或较长时间练习与问题行为相对立的良性行为。

五、塑造

（一）定义

塑造是用来培养一个人目前尚未做出的目标行为的手段，是使个体行为不断接近目标行为而最终做出这种目标行为的差别强化过程，又称为连续接近法。

（二）塑造的误用

（1）塑造儿童的不良行为：在不良行为程度很轻时给予正强化，使儿童不良行为越来越强烈，直至形成严重的不良行为。

（2）不能适当地运用塑造：当儿童产生接近目标行为的反应时，未能及时得到正强化，从而未能适时塑造出目标行为。

（3）对目标行为的接近性行为正强化过多，不利于目标行为的塑造。正强化过多，容易使儿童在某一反应上产生固着行为。

（三）塑造的实施步骤

（1）确定目标行为。

（2）选择起始行为。

（3）设计塑造步骤。

（4）选定塑造计划中使用的强化刺激。

（5）有效实施差别强化。

（6）按照合理的速度完成塑造步骤。

（四）塑造的适用范围

塑造是增强儿童行为的数量、力量、强度，可以用于矫正儿童的孤独障碍、语言障碍等问题。

六、渐隐

（一）定义

渐隐是行为改变技术中的常用方法之一，是指逐渐变化控制反应的刺激，最后使个体对部分变化的或完全新的刺激做出同样反应。

（二）理论基础

渐隐法是基于操作性条件反射的原理而进行的，是在刺激与反应之间建立联系的过程。渐隐法就是在变化的刺激与不变的反应间建立联系，直到刺激减弱或消失而行为建立的过程。

（三）类型

（1）促进内渐隐：在行为矫正中，矫正者引入单一促进性刺激形式。

（2）促进间渐隐：在行为矫正中，矫正者引入多种促进性刺激形式。

（四）渐隐的优点

（1）渐隐可节约时间，其能够直接提供正确反应模式，使得行为矫正少走弯路。

（2）渐隐能有效避免错误的发生和重复。

（3）渐隐始终使被矫正者处于成功状态，有利于被矫正者情绪稳定，从而增强其行动的信心。

（4）容易使矫正者和被矫正者之间建立良好关系。

（五）渐隐的原则

（1）正确选择目标行为。目标行为指最终能完成的目标或期望的行为。

（2）选择适当的强化物。

（3）选择起始刺激。起始刺激可以是言语、手势、身体指导或设置的相关环境，还可以将几种刺激联合使用。

（4）合理安排渐隐步骤。

①具体说明目标行为。

②列出渐隐步骤，并说明过渡的规则和条件。

③渐隐步骤的过渡程度要适宜。

（5）结束训练并将训练结果迁移到自然情境中。

渐隐在特殊教育领域得到了广泛运用，特别是在特殊儿童的家庭教育、人际交往训练、卫生习惯培养、技能学习、技巧训练、课程辅导等方面有丰富的经验。

（六）渐隐的范例

（1）用渐隐帮助言语发展迟滞的儿童说出自己的名字。

（2）用渐隐教会智力受损儿童命名物体。

（3）用渐隐教会儿童画各种图形。

（4）用渐隐教会儿童进行数量计算。

【案例 2】用渐隐训练脑瘫儿童走路。

6 岁男孩小伟因患脑瘫只能独立站立，不会独立行走。小伟的妈妈使用渐隐法训练他走路：

第一步，妈妈与小伟面对面，紧握双手，拉着小伟向前走，妈妈向后退；

第二步，妈妈用一只手牵着小伟，面对面拉着小伟向前走；

第三步，妈妈与小伟并排，牵着小伟的一只手，与小伟向同一方向走；

第四步，妈妈偶尔松开小伟的手，让小伟独自走两三步；

第五步，妈妈偶尔牵小伟的手，小伟可以自由走几步；

第六步，妈妈只在旁边保护，与小伟没有身体接触，小伟可以自由走几步；

第七步，妈妈远远看着小伟，小伟可以自己走路。

【案例3】使用渐隐对智力障碍儿童进行语言训练。

10岁男孩亮亮是中度弱智儿童，语言发展迟缓，很少能够主动说出物体名称或表达自己的愿望或要求，有时会盲目模仿别人的只言片语。经过分析，张老师运用渐隐教他认识并说出“鞋”并取得了成功。张老师是怎样做的呢？

案例分析：(1) 行为矫正的目标明确。矫正目标是训练亮亮说出“鞋”。

(2) 引起被矫正者行为的刺激合理。刺激之一是张老师指着亮亮的鞋大声说：“这是什么？”并大声说出“鞋”。刺激之二是张老师指着亮亮的鞋大声问：“这是什么？”并小声说出“鞋”。刺激之三是张老师指着亮亮的鞋大声说：“这是什么？”接着做出“鞋”的发音口型。刺激之四是张老师指着亮亮的鞋说：“这是什么？”这四个刺激相同，只是强度逐渐变弱：从大声、小声、做发音口型到没有任何表示。

(3) 符合渐隐程序的要求：刺激变，反应不变。反应是亮亮说出“鞋”，对要求亮亮大声清晰地说出“鞋”始终没变，变化的是张老师的刺激。

（七）渐隐的误用

(1) 渐隐的过渡程度过大，被矫正者不能完成。

【案例4】6岁的智力障碍儿童小会能够在实线圆上描绘圆形，李老师非常高兴，让小会在白纸上独立画圆，结果小会拒绝拿笔画圆。

(2) 实施矫正程序时不能适时地减少“帮助”，使被矫正者的行为停留在一定水平上。最常见的情况是：训练孩子逐步学习某一反应时，使学习进度始终停留在原有程度上，不能适时减少帮助，导致孩子对原有水平产生依赖，不能进步。

(3) 渐隐技术处理不当，导致刻板僵化的仪式化行为。

使用渐隐方法时，应善用增强原理，不要造成强迫性行为，并以建设性行为取代。

七、代币制

（一）定义

1. 条件强化物

一个刺激本身不是原始强化物，通过和另一个强化刺激联系才获得强化力量的，这个刺激就称为条件强化物。

2. 代币

任何可以积累起来交换其他原级强化物的次级强化物叫作代币。

3. 代币制

运用代币作为正强化物的行为矫正程序叫作代币制。代币制中的原级强化物叫作逆向强化物。

4. 应用范围

(1) 用于智力落后及其他残疾儿童的行为矫正。

(2) 用于正常儿童及青少年的校内外行为矫正。

(二) 有效运用代币制的程序和原则

1. 准备阶段

明确目标行为。目标行为的确定取决于以下三个方面：

(1) 矫正对象的类型。

(2) 希望完成矫正的长、短期目标。

(3) 遇到的实现目标的特定行为问题。

2. 建立基线

(1) 开始代币制之前，必须取得特定目标行为的基线数据。

(2) 建立基线为矫正程序正式开始后的行为变化提供了一个比较基础。

3. 确定代币

确定代币的原则如下：

(1) 代币必须是马上可以利用的实物或象征性的东西。

(2) 代币必须具有吸引力，轻便可携带，被矫正者可以计算其价值。

(3) 代币必须是能够随时方便发放的。

(4) 代币必须是被矫正者不易复制的。

(5) 代币必须只能在个体特定的交换系统中使用，不具备其他实用功能，不易与其他物体相混淆。

4. 拟订代币交换系统

(1) 指出何种行为可以获得一个或数个代币。

(2) 代币必须在出现期望行为之后立即给予。

(3) 为所有逆向强化物确定一个价值。

(4) 指定交换的时间和地点，并监督其交换。

5. 实施阶段

(1) 实施代币制。

①保证随时注意被矫正者的行为，当良好行为出现时，及时发放代币。

②指导和监督被矫正者用代币兑换逆向强化物。

③发放代币和逆向强化物时结合社会强化物。

(2) 将行为迁移到自然情境中。

①逐渐削弱代币的价值。

②逐渐消除代币。

八、习惯扭转疗法

（一）定义

习惯扭转疗法是阿兹林等开发的一种消除神经性习惯和抽动的治疗方法，用于治疗各种习惯性障碍、减少不良习惯性行为的出现频率。

（二）习惯性行为的类型

（1）神经性习惯。包括咬指甲、捻弄或捋头发（或胡须）、敲笔、叼笔、弹响指、吸吮拇指、弄响口袋中的纸币、折叠或撕纸、抠指甲，以及其他重复性摆弄物品或身体的某些部分等，它们大多在个体体验到高度精神紧张时出现。神经性习惯对个体不具有典型的社会功能，不受生活中其他人的强化。

（2）肌肉抽动。是身体特殊肌群的重复性抽动动作。

（3）口吃。

（三）习惯扭转疗法的步骤

对有不良习惯性行为的受试者开设课程，使受试者能够运用课上学到的方法来控制课外出现的不良习惯性行为。

（1）识别训练。对受试者进行识别训练，教受试者识别并描述其不良习惯性行为（抽动、口吃），并能分辨确认不良习惯性行为出现的时间和情景。

（2）对抗反应训练。让受试者学习和应用对抗反应（一种与习惯性行为相反的行为），想象自己在课外使用这种对抗反应控制不良习惯性行为的情景，使受试者在习惯性行为出现或即将出现时都能运用对抗反应。

（3）社会支持。受试者的父母或配偶等要督促、指导受试者在课外不断运用对抗反应来限制习惯性行为，当受试者成功地使用对抗反应，不再出现不良习惯性行为时要给予表扬。

（4）考查受试者出现不良习惯性行为的所有场景以及不良习惯性行为对受试者的影响，增加受试者使用对抗反应来控制不良习惯性行为的可能性。

在习惯扭转疗法课程中，受试者需要学习两种基本技术：①辨认每一种不良习惯性行为出现的情景（识别训练）；②根据不良习惯性行为出现或可能出现的情景使用对抗反应（对抗反应训练）。认识不良习惯性行为是使用对抗反应的必要条件。典型的对抗反应是一种不引起人注意（不容易被其他人辨认）的行为，只需 1～3 分钟。

（四）习惯扭转疗法的应用

治疗不同类型的习惯性行为的习惯扭转疗法的主要区别是对抗反应的性质。对受试者表现出的特殊不良习惯、抽动或口吃问题要分别选择不同的对抗反应。

对于不同的不良习惯性行为，临床经验提出如下对抗反应：

（1）咬指甲，对抗反应是用手握紧铅笔1～3分钟或攥紧拳头1～3分钟。受试者一旦察觉到咬指甲的行为（如当手指接触到牙齿时、当手正向嘴移动时），就应立即中止行为并握紧铅笔。在教室里握铅笔是一种自然的行为，这种对抗反应不会引人注意。类似的对抗反应也能用于揪头发或其他用手的神经性习惯。如果受试者发生习惯性行为时不在教室或没有铅笔可握，其对抗反应则为攥紧拳头，可用另一只手握住拳头1～3分钟或把手放在口袋里1～3分钟。

（2）口部习惯（如咬唇或磨牙），对抗反应是保持上、下牙齿轻轻接触2分钟。

（3）肌肉抽动，对抗反应是保持抽动肌群的紧张，身体保持静止。例如，对于频繁晃头的棒球运动员，对抗反应就是让其保持头部向前的姿势，此时颈部肌肉就会适度紧张。要先学习识别每次出现或将要出现肌肉抽动的时间，然后马上使用这种对抗反应2分钟。

（4）声带痉挛（如咳嗽、清嗓、犬嗽等），对抗反应是缓慢而有节奏地深呼吸，闭嘴，用鼻子呼吸。呼气比吸气轻而长，如吸气5秒、呼气7秒。

（5）口吃是由于喉部肌肉紧张阻碍了气流通过声带，进而影响语言的流畅性。因此，口吃的对抗反应是放松喉部肌肉，确保讲话时气流能顺利通过声带，这种对抗反应也称为调整呼吸。

受试者应学会识别和描述不同的口吃类型，辨认不同口吃情况，并学习调整呼吸的方法，其第一步叫作膈（腹）式呼吸快速放松法。受试者运用膈肌规律呼吸，使气体深深地吸入肺部，伴随其缓慢而规律的呼吸，在呼气时说出一个字或词。由于受试者此时是放松的，呼气时气体正通过喉部，所以说出这个字或词是不会出现口吃。接着练习两个词、短句，循序渐进。如果受试者在某一个步骤出现口吃，应立即停止说话，进行几次膈式呼吸，使气流通过后再继续练习。另外，受试者身边的人要督促不断练习，并对其流利的讲话及时给予表扬，提供社会支持。口吃是否治疗成功取决于受试者每天的练习，受试者应确保能够大多数出现口吃的情景，并能正确地运用调整呼吸的方法。

九、行为契约

（一）定义

行为契约是一种以契约的方式，应用强化与惩罚的偶联帮助个体管理行为的方法。

（二）组成

行为契约的组成是确定目标行为、规定衡量目标行为的方法、规定行为执行的时间、确定强化与惩罚的偶联、确定由谁来实施这项偶联。

（三）类型

（1）单方契约：由寻求改变一项目标行为的求助者一方，与实施偶联的契约监理者一起安排强化或惩罚偶联。

（2）双方契约：由双方来确定要改变的目标行为及将要对目标行为实施的偶联。

（四）行为契约的应用

行为契约指明了求助者想要改变的目标行为及这些目标行为的后果，其是前提操纵的一种类型。行为契约可以作为一种公众制约形式，要求签约人采取一定的目标行为。另外，契约监理者、契约参与者或其他知道这项契约承诺的人，都能够提醒或暗示签约人在适当的时间采用目标行为。

行为契约已经用于各种成人、儿童的目标行为，如改善儿童、青少年及大学生的在校学习。有很多研究者采用行为契约来帮助人们减肥或保持体重，或者帮助大学生增加每周有氧运动的时间。行为契约还应用于夫妻治疗，采用双向契约，由夫妻治疗中冲突的双方协定。

（刘可智，邱昌建）

第四节　行为的调适技术

一、放松训练

放松训练（relaxation training）目前主要包括躯体放松训练和精神放松训练。

（一）躯体放松训练

躯体放松训练常用由Jacobson发明的渐进性放松，训练受试者依次放松单个肌群，并调整呼吸，达到放松全身的目的。治疗师让受试者采取最放松的姿势靠坐在沙发上，双手放在沙发扶手或膝盖上，闭上眼睛，慢慢地调整呼吸。然后让受试者握紧拳头，再缓慢松开；咬紧牙关，再逐渐松开。反复几次，让受试者体会紧张和放松的感觉。当受试者完全了解后，才开始放松训练：从前臂开始放松，依次放松面部、颈部、肩部、背部、胸部、腹部、臀部和下肢。治疗时，要求周围环境安静，灯光柔和，每次训练20～30分钟，可以配合轻音乐。受试者需要反复练习，从而能够在日常生活环境中随意放松，用以缓解紧张、焦虑的情绪。

邱昌建教授在长期临床实践及情绪、压力管理培训过程中精炼出“邱氏一分钟放松法”，具体如下：找一个安静、舒适的地方，最好有轻音乐，选择一个最舒服、放松的姿势，闭上眼睛或者注视前方，告诉自己不去考虑任何事。先做一次深呼吸：缓慢吸气，心中默数1、2、3、4、5（1秒一次），吸气时缓慢鼓起腹部；屏气，心中默数1、2、3、4、5（1秒一次）；缓慢呼气，心中默数1、2、3、4、5（1秒一次），呼气时缓慢瘪下腹部。接着，通过深呼吸来协调配合三个部位肌肉的紧张、放松：①吸气时逐渐咬紧牙齿，体会咀嚼肌的紧张；屏气时维持咬紧的牙齿；呼气时缓慢放松牙齿，体会咀嚼肌放松的感觉。②吸气时逐渐握紧双手，体会双手手背、前臂肌肉的紧张；屏气时维持握紧的双手；呼气时缓慢放松双手，体会放松的感觉。③吸气时逐渐用双脚脚趾抓地面，体会双脚脚背、小腿肌肉的紧张；屏气时维持抓紧的脚趾；呼气时缓慢放松脚趾，体会放松的感觉。每次深呼吸 15 秒，总共需要 1 分钟。必要时，这一方法可以随时使用或循环使用。

（二）精神放松训练

精神放松训练也称为想象放松训练。将注意力集中在想象的情景（熟悉、高兴、惬意、快乐的情景，如森林、田间小道、海边、公园等），抛弃现实中的苦恼与烦恼，关注想象的情景中的细节及美妙之处，置身其中，完全融入情景，保持宁静和放松，停留一段时间，再缓慢地睁开双眼，回到现实。通过精神放松训练，可以使自己平静、轻松、愉快，每次需用时约 30 分钟。精神放松训练可以自我暗示、想象进入情景，也可以在治疗师的语言引导下进入情景。目前已有录制好的音频，甚至是虚拟现实（VR）视频，惟妙惟肖，让人身临其境了。

【案例 5】找一个安静、舒适的地方，最好有轻音乐，选择一个舒服的体位，告诉自己不去考虑任何事。闭上眼睛，想象自己正漫步在沙滩上，听着海水拍打海岸和海鸟飞过的声音，享受着海风，暗示自己生活是多么惬意、舒适。你躺在海滩上，暖和的沙子盖着你的身体，海水抚摸着你的脚，多么舒服和享受。你尽情地享受着这种轻松、愉悦，所有烦恼都置之脑后。此时的你已经完全放松，并且精力充沛。慢慢地睁开双眼，回到现在生活的环境。

与精神放松训练类似，还有冥想、坐禅、正念、催眠与自我催眠等。

二、生物反馈疗法

前述放松训练的效果在于受试者的自身感受，没有客观指标进行检测。随着心电、脑电、皮电、肌电等记录技术的发展，开发出各种生物反馈仪。20 世纪 60 年代就已经开展生物反馈疗法（biofeedback therapy），其原理是操作性条件反射，生物反馈仪作为一个呈现载体或平台，将受试者身体内部的生物电信号呈现出来，从而客观地了解受试者的身体状况，并通过反复的放松训练或刺激—反应训练，使受试者在一定程度上控制自己的生理变化，如脉搏、心率、血压、皮温、皮电、肌肉紧张度等，从而达到放松或治疗的目的。

三、暴露技术

暴露技术（exposure）是指让受试者暴露于使其产生紧张、害怕情绪的情境中，减少回避行为，常用于恐惧症的治疗。暴露技术可分为两种：一是现场暴露（exposure in practice)，指受试者暴露于诱发焦虑、恐惧的实际情境中；二是想象暴露（exposure in imagination)，指受试者暴露于使其恐惧的想象情境中。从引起轻度焦虑、恐惧开始，让受试者逐级暴露于使其焦虑、恐惧的情境中的暴露技术叫作脱敏技术（desensitization)，而使受试者一开始就暴露于使其产生大量焦虑、恐惧情绪的情境中的暴露技术叫作冲击疗法或满灌疗法（flooding therapy)。

1. 系统脱敏技术

20世纪40年代，南非的沃尔普（Wolpe）用猫进行了一系列实验。他发现，一个不良反应通常由某种不良刺激引发，如果用这一刺激又诱发出一个正常反应，那么原来的不良反应就会被抑制，称为“交互抑制”。在此基础上，他结合肌肉放松技术和想象暴露的方法，建立了一个基本的治疗模式，称为系统脱敏技术（systematic desensitization)。系统脱敏技术的基本思想是：一个可引起焦虑的刺激，由于暴露在处于全身松弛状态下的受试者面前，会逐渐失去诱发受试者焦虑的作用。

系统脱敏技术的治疗程序如下：列出引起焦虑、恐惧的情境，并按照引起焦虑、恐惧的程度由弱到强进行排序，选出10个情境，设计出不适层次表。同时，让受试者学会放松训练。完成上述两个任务后，受试者按情境等级从轻到重进行脱敏训练。让受试者想象或接触层次表上的每一个情境并尽量自我放松，完成对接触每一个情境所致焦虑的去条件化，对每一个情境的脱敏训练一般需要反复进行多次。当受试者经过反复训练，对某一个情境不再产生焦虑、恐惧，或焦虑、恐惧的程度大大降低时，可进入高一等级情境的训练，直至顺利通过所有情境。系统脱敏技术主要用于治疗恐惧症、创伤后应激障碍等。

2. 冲击疗法或满灌疗法

与系统脱敏技术不同，治疗师让受试者一开始就进入不适层次表中等级最高的情境中，并一直停留，直至焦虑、恐惧消失为止，这样的行为治疗方法叫作冲击疗法或满灌疗法。受试者面对暴露情境的刺激，通常会表现出极度恐惧和焦虑，即使没有放松过程，只要持久地让受试者暴露其中，焦虑、恐惧的反应就会减轻并逐渐消失。这种方法一旦成功，受试者的焦虑、恐惧就会迅速减轻。满灌疗法可以很有效地治疗单纯恐惧，如飞行恐惧、对特定动物的恐惧，也可以用来治疗一些与焦虑有关的障碍，如创伤后应激障碍、广场恐惧等。

持久、高强度的暴露可有效缓解受试者的焦虑、恐惧，但由于其产生的明显的焦虑、恐惧可能使受试者很不舒服，因此，一些受试者不愿接受这种治疗。在治疗之前，治疗师应认真向受试者介绍治疗原理和过程，如实告诉受试者在治疗过程中可能出现的情绪体验，并做必要的体检，严重心脑血管病患者、癫痫患者、心理素质过于脆弱的患者和妊娠期妇女都不宜接受该治疗。

四、自信心及社交技能训练（assertiveness and social skills training)

社交行为可被看作通过学习获得的技能，通过模仿、指导训练、角色扮演以及录像反馈等方法可以提高受试者的社交技能，增强自信心。这些方法主要用于社交不良的群体，以及作为慢性精神障碍患者康复训练的一部分。

自信心训练的基本假设是人有权利表达自己，目标是通过提高个体的行为技能，使其能够在特定情况下做出决定，教会个体表达自己，且不会让他人感到不悦。自信心训练是专为那些无法做出恰当决断的人设计的，对以下类型个体有一定帮助：不会表达生气和愤怒；不会说“不”；过分有礼貌，常被别人利用；不会表达爱或不会对爱做出积极反应；认为自己没有权力表达想法、信念、感情；有社会逃避倾向。在治疗中，治疗师教给受试者所需要的行为技能并做出榜样，让受试者在治疗室中练习，并在每天的生活中巩固强化。这种训练通常可以在小组内进行。治疗师可以把具有类似问题的受试者组成小组，在小组中示范，再让小组成员通过角色扮演进行练习，并给予反馈，最后让每个成员在模拟情境中继续练习直至掌握方法。

五、自我管理技术

自我管理技术（self-control techniques）用于增强个体直接控制自己行为的能力，使个体更有效地管理自己的生活。其不是通过改变认知或情绪来达到目的，而是基于操作性条件反射和社会性学习理论。自我管理技术不仅可用于治疗患者，而且可以用于日常生活。自我管理技术的基本思想是教给个体处理问题情境的应对技能，并应用到日常生活中，从而改变个体的问题行为。

自我管理技术主要包括自我监督、自我奖赏、自我契约、刺激控制和自我榜样。例如，对于神经性贪食症患者，要求其从自我监督开始，记录自己在什么时间吃了什么东西，以及进食与应激事件、情绪状态之间的联系，这种记录对自我控制有强有力的刺激作用。之后，将奖赏与行为对应，如设计一个奖赏分数系统，通过对贪食行为的控制来积累分数，赢得物质奖励，从而不断强化被监督的行为，促使行为的最终改变和固化。自我管理技术已经用于解决很多实际问题，如焦虑、抑郁、疼痛、药物滥用、自我健康管理等。

第五节　行为的认知调适

行为治疗（behavior therapy）是在20世纪50年代创立的心理治疗方法。与探究潜意识冲突的精神分析治疗不同，行为治疗是基于实验心理学的成果，帮助受试者消除不良行为和（或）建立适应行为，从而达到治疗目的的一种心理治疗方式。行为治疗的关注点是可观察到的外在行为或可具体描述的心理状态。如果受试者的心理或行为问题能被客观观察和描述，就比较适合接受行为治疗。例如，如果受试者存在害怕坐电梯、反复洗手、害怕见陌生人等比较明显的单一症状，就可尝试使用行为治疗；如果受试者觉得对生活没兴趣或不知未来去向如何等，最好接受认知治疗。

近年来，行为治疗的发展方向之一是与其他心理治疗技术结合，例如，与认知治疗结合发展成认知行为治疗，可用于治疗多种心理问题和精神障碍；与心理分析治疗结合形成辩证行为治疗，可用于治疗边缘性人格障碍等。认知治疗（cognitive therapy）是20世纪六七十年代继精神分析治疗和行为治疗之后发展起来的一种治疗体系，其创始人是贝克（Beck），理论基础是认知理论。认知治疗理论的核心是个体的情绪和行为由个体的认知决定，当个体的认知过程出现偏差，就会出现不良的情绪和不适应的行为。

与传统的精神分析治疗和行为治疗不同，认知治疗强调认知过程是作为心理行为的决定因素这一根本观点，认为个体情绪和行为的产生不是取决于外界环境的刺激，而是取决于个体对外界环境刺激所做的评价，同时，个体的评价受个人信念、假设观念等认知因素的影响。认知治疗是通过改变个体的认知过程和由这一过程中产生的观念来纠正个体适应不良的情绪和行为。因此，认知治疗的关注点不仅是适应不良的情绪和行为，还有产生不良情绪和行为的错误、失调的认知。认知治疗的目标就是找出错误、失调的认知，对其进行纠正，从而改善适应不良的情绪和行为。

一、认知歪曲

在认知治疗中，常见的认知歪曲形式有以下七种：

（1）任意的推断（arbitrary inferences），即在证据缺乏或不充分时便草率地做出结论，包括“灾难化”的思维和在大部分情境中都想到最糟糕的情况和结果。

（2）选择性概括（selective abstraction），仅根据事件的个别细节而忽略其他信息或整体背景的重要性便对整个事件做出结论。

（3）过度引申（over-generalization），指在一个事件的基础上做出关于能力、操作或价值的普遍性结论，即从一个具体事件出发引申出一般规律性结论。

（4）夸大或缩小（magnification or minimization），对客观事件的意义做出过大或过小的歪曲评价。

（5）“全或无”的思维（all or none thinking），用“全或无”或极端方式来思考和解释，要么全对，要么全错，用二分法思维把生活看成非黑即白的单色世界。

（6）强求思维（demandingness or obsession），把死板机械的个人制度、法则或需要不断强加给自己和周围的亲人或朋友。

（7）个人化（personalization），在没有根据的情况下，将一些外部事件与自己联系起来。

二、认知治疗的主要技术和方法

苏格拉底式对话和指导下的顿悟是认知治疗的核心。苏格拉底式对话是让对方说出自己的观点，然后依据对方的观点进行推理，引出谬误，使对方心服口服的一种辩论方式。根据受试者的具体情况，认知治疗的重点有所不同。例如，对于广泛性焦虑障碍的治疗重点是对特定情境和危险的再评估，以及个人处理危险的方法；惊恐障碍的治疗重点涉及受试者对躯体和心理感觉的灾难性曲解；厌食症的治疗重点是纠正受试者的个人价值观和对自我控制的信念；物质滥用的治疗重点是关于自我的消极信念，以及有关物质获得和允许给予的信念。

在实施认知治疗时，识别和检验负性自动思维以及识别和改变其潜在的功能失调性假设是关键环节。为此，贝克设计了一些具体技术和方法。

（一）认知治疗的主要技术

1. 识别负性自动思维（identifying negative automatic thoughts）

治疗中，采用ABC技术帮助受试者识别负性自动想法，A为情境或事件，B为信念或信念系统，C为情绪和行为后果。当受试者描述自己情绪抑郁时，即看成有负性自动想法存在的信号，应请受试者说明情绪不好时的情境，然后询问其情绪不好时头脑中的想法和想象，即负性自动思维。还可请受试者想象情绪不好时的情境，每天填写功能障碍性思维记录（Dysfunctional Thought Record，DTR），或采用角色扮演的方式来帮助受试者识别负性自动思维。

2. 检验负性自动思维（testing negative automatic thoughts）

认知治疗并不采取说服受试者的方法来改变其自动思维，而是采用协同检验（collaborative empiricism）的方法，即把受试者的自动思维当作一种假说，通过言语盘问法、采取行动等方式加以检验。由于受试者的负性自动思维没有得到证据支持或得到相反证据，受试者的负性思维就会改变。

3. 识别潜在的功能失调性假设（identifying dysfunctional assumptions）

功能失调性假设是受试者多年经验形成的，是其行为的潜在规则，通常不为意识察觉。治疗师可以通过认知概念化、盘问追根法、行为试验等识别功能失调性假设。例如，治疗者和受试者利用描述核心信念、中间信念及自动思维之间关系的认知概念化图表，展示受试者心理病理学的认知图，并帮助受试者将资料组织起来。盘问追根法是识别核心信念的一种常用技术，治疗师通过反复提出“假如那是真的，对您意味着什么”的问题，追索其想法背后的一般信念。

4. 挑战功能失调性假设（challenging dysfunctional assumptions）

如果受试者的功能失调性假设已被识别，则采用言语盘问法和行为试验使其发生改变。言语盘问法是通过系统且敏锐的提问引导受试者重新评估自己的思考，寻找比较积极和现实的替代想法。帮助受试者寻找合理的替代想法还可通过三栏作业法（即自动想法、认知曲解类型、合理想法）来增强治疗效果。另外，治疗师和受试者共同设计一种行为作业来检验观念的真实性，使受试者认识到其原有观念是不符合实际的，并能自觉加以改变。

（二）认知治疗的过程

认知治疗鼓励受试者积极参与到治疗中，与治疗师共同做出决定。认知治疗的重点是现在的问题和困扰受试者的某些特殊情境，而不过多探究过去的经历对目前状况的影响。认知治疗倾向于采用固定的治疗结构，治疗师会定期检查受试者的情绪，要求受试者简要回顾一周情况，共同制定治疗议程，引导其对前次治疗的反馈，复习家庭作业，讨论治疗议程中的每个问题，布置新的家庭作业，最后进行概括和反馈。

贝克和 Young 把认知治疗过程分为三期：

（1）治疗早期：主要任务是了解受试者的基本情况，建立良好的治疗关系。在这一阶段，根据病史、访谈和其他资料的收集做出诊断，评估进行认知治疗的适宜程度；识别并确定受试者的治疗目标，选择一个主要问题开始进行治疗；了解受试者的认知模式；活化受试者的行为；使受试者了解他的障碍；指导受试者识别、评估自动思维及应答方式；受试者社会化（做家庭作业，建立治疗日程表，向治疗师提供反馈）；指导受试者的应对策略。

（2）治疗中期：识别自动思维和核心信念，在现实生活中加以检验、评估和修正。治疗师要和受试者共同分析其认知概念，应用“理智的”和“情感的”技术去促进信念的修正。除此之外，治疗师还要帮助受试者系统阐述自我目标，指导其获得达到目标缺少但必需的技术。

（3）治疗后期：进一步发掘与产生自动思维有关的功能失调性假设，替换成能适应环境的认知方式，在实践中强化和巩固，准备结束治疗，与受试者讨论复发的预防。

认知治疗具有时限性，对大多数抑郁症和焦虑障碍的治疗需要 4～14 次。开始时每周 1～2 次，情况稳定后可调整为每两周 1 次，然后每月 1 次，逐渐延长时间间隔，直至治疗结束。

认知治疗与行为治疗结合发展为认知行为治疗，被广泛应用于治疗多种心理行为问题和精神障碍，如抑郁症、焦虑障碍、自杀及自杀企图、睡眠障碍、进食障碍、成瘾行为、儿童品行及情绪障碍、性功能障碍及性心理障碍、人格障碍、婚姻及家庭问题等，目前已成为适用范围最广、循证研究最多的一种心理治疗方法。

（张岚，邱昌建）